neurologie pur – das arbeitsskript

neurologie pur - das arbeitsskript

Herausgeber:

Dr. med. Sebastian v. Stuckrad-Barre
Prof. Dr. med. Helmuth Steinmetz
Prof. Dr. med. Andreas Kleinschmidt
Prof. Dr. med. Ulf Ziemann
Klinik für Neurologie, J. W. Goethe-Universität, Schleusenweg 2-16, D-60528 Frankfurt a. Main

Autoren:

Dr. med. Rüdiger Ilg — Klinik für Neurologie, TU München, Möhlstraße 28, 81675 München

Dr. med. Klemens Ruprecht — Klinik für Neurologie, Josef-Schneider Str. 11, D-97080 Würzburg

Dr. med. Frank Winkler — Klinik für Neurologie, Klinikum GH, Univ. München, Marchioninistr. 15, D-81377 München

Dr. med. Mona Pfaender — Klinik für Neurologie, München Harlaching

Dr. med. Karsten Krakow
Dr. med. Sebastian v. Stuckrad-Barre
PD Dr. med. Tobias Neumann-Haefelin
Dr. med. Frank Trostdorf
Dr. med. Daniel Sommerlad
Cand. med. Sanjay Menon
Cand. med. Christian Henke
Klinik für Neurologie, J. W. Goethe-Universität, Schleusenweg 2-16, D-60528 Frankfurt a. Main

Wissenschaftlicher Beirat:

PD Dr. med. Thomas Klopstock — Klinik für Neurologie, Klinikum GH, Univ. München, Marchioninistr. 15, D-81377 München

Redaktion:
Carla Maute

Herstellung:
Dipl.-Ing. Verlagsherst. (FH) Jaqueline Kühne-Hellmessen

Der Stand der medizinischen Wissenschaft ist durch Forschung und klinische Erfahrung ständig im Wandel. Die Autoren haben größte Mühe darauf verwendet, dass die Angaben in diesem Werk korrekt sind und dem derzeitigen Wissensstand entsprechen. Dennoch ist jeder Benutzer dazu aufgefordert, Angaben dieses Werkes gegebenenfalls durch andere Literaturquellen zu überprüfen und in eigener Verantwortung am Patienten zu handeln.

Die Deutsche Bibliothek verzeichnet diese Publikation in der Deutschen Nationalbibliografie; detaillierte bibliografische Daten sind im Internet über <http://dnb.ddb.de> abrufbar.

Nördliche Münchner Str. 28, 82031 Grünwald
www.media4u.com

1. Auflage Okt. 2004, AZ Druck und Datentechnik GmbH, Heisinger Straße 14, 87437 Kempten
ISBN: 3-89862-503-6

Vorwort

Die Faszination der Neurologie liegt neben ihrer besonderen Systematik auch und gerade in Zeiten immer stärkerer Technisierung der Zusatzdiagnostik im hohen Stellenwert von Anamnese und klinischem Befund. Diese einfachen Mittel des Gesprächs und physikalischen Untersuchens liefern unverändert die entscheidenden Bausteine des diagnostischen Prozesses, d.h. die Syndromdiagnose und die anatomische Diagnose. Idealerweise sollten diese über die apparativen Verfahren nur noch im Sinne der Bestätigung zur pathogenetischen und, wenn möglich, ätiologischen Diagnose und rationalen Therapie führen. Trotz aller Zwänge zu einer auf das Notwendige verknappten Darstellungsweise dieses Werkes haben die Autoren und Herausgeber sich bemüht, eben diesen besonderen Reiz unseres Faches den Studierenden und Ärztinnen/Ärzten in Ausbildung nahe zu bringen.

Der rein textlichen Präsentation von Lernstoff werden typische und besonders häufig gestellte Prüfungs-, Examens- und Visitenfragen untermischt. Dieser Frage-und-Antwort-Teil soll die Kommunikation der Lernenden untereinander und ihre Gedächtniskonsolidierung verstärken. Er trägt aber auch den aktuellen Entwicklungen der Approbationsordnung und vieler lokaler Prüfungsordnungen Rechnung.
Wir hoffen, dass dieses Konzept zusammen mit der innovativen Darstellungsweise Anklang findet.

Herausgeber, Autoren und Verleger — Oktober 2004

Weitere Titel dieser Reihe:

chirurgie pur - das arbeitsskript
gynäkologie pur - das arbeitsskript
innere medizin pur - das arbeitsskript
mikrobiologie/immunologie pur - das arbeitsskript
neurologie pur - das arbeitsskript

Karteikarten-Reihe:

anästhesiologie/intensivmedizin pur - die karteikarten
chirurgie pur - die karteikarten
gynäkologie pur - die karteikarten
hno, zmk pur - die karteikarten
innere medizin pur - die karteikarten
mikrobiologie/immunologie pur - die karteikarten
neurologie pur - die karteikarten
ophthalmologie pur - die karteikarten
orthopädie pur - die karteikarten
pathologie pur - die karteikarten
pharma pur - die karteikarten
psychiatrie pur - die karteikarten
urologie pur - die karteikarten

Fast-Reihe:

Anatomie fast
Biologie fast
Chirurgie fast
Psychiatrie fast

Gliederungsabkürzungen

Ät	Ätiologie
Anm	Anmerkung
DD	Differenzialdiagnose
Def	Definition
Di	Diagnose
Eint	Einteilung
Fkt	Funktion
Entw	Entwicklung
Häu	Häufigkeit
His	Histologie
KI	Kontraindikationen
Kli	Klinik
Ko	Komplikationen
Lab	Labor
Lok	Lokalisation
Pat	Pathologie
Pg	Pathogenese
Phy	Physiologie
PPh	Pathophysiologie
Prg	Prognose
Pro	Prophylaxe
Rif	Risikofaktoren
Rö	Röntgen
Stad	Stadium
Syn	Synonyma
Th	Therapie
Tu	Tumor
Üs	Übersicht
Urs	Ursachen
UW	Unerwünschte Wirkungen
Verl	Verlauf

Kap. 1

Neurologische Untersuchung und Diagnostik

R. Ilg

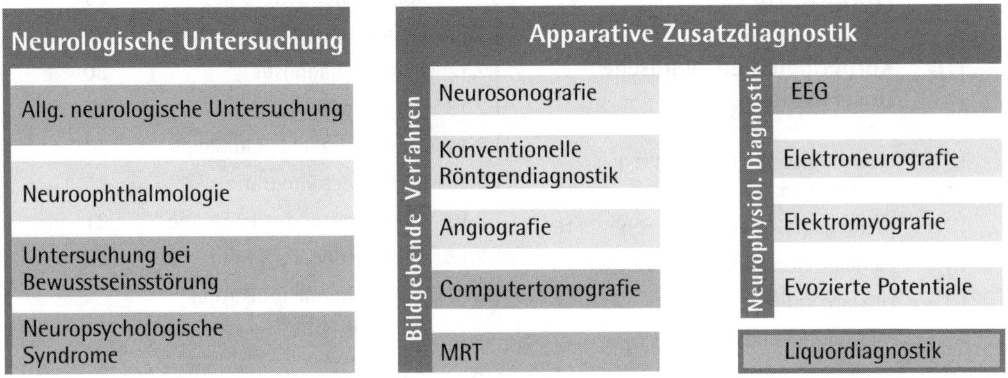

1. Neurologische Diagnostik (R. Ilg)

1.1. Körperliche neurologische Untersuchung

1.1.1 Neurologische Untersuchung im Überblick

Kopf	Beweglichkeit (aktiv/passiv), Meningismus, Klopfschmerz, Nervenaustrittspunkte
Hirnnerven	
I N. olfactorius	Geruch
II N. opticus	Visus, Gesichtsfeld, Papillen, Fundus
III, IV, VI N. oculomotorius, N.trochlearis, N. abducens	**Pupillen:** Größe, Form, Licht- und Konvergenzreaktion **Okulomotorik:** Lidspaltenweite, Augenposition, -motilität, Blickhaltefunktion, Blickfolge, Sakkaden, optokinetischer Nystagmus, vestibulookulärer Reflex (VOR)
V N. trigeminus	Sensibilität im Gesicht, Kornealreflex, Masseter-Reflex
VII N.facialis	**Gesichtsmotorik:** Mimik, Willkürmotorik, Lidschluss (Bell-Phänomen), Glabella-Reflex, Tränensekretion, Geschmack
VIII N. vestibulocochlearis	Gehör, Weber, Rinne, Fallneigung, Nystagmus
IX, X N. glossopharyngeus, N. vagus	Würgereflex, Schlucken, Heiserkeit, Dysphonie, Kulissenphänomen
XI N. accessorius	M. sternocleidomastoideus, M. trapezius
XII N. hypoglossus	**Zunge:** Motorik, Trophik, Faszikulationen
Muskulatur und Motorik	
Obere Extremität	Muskeltrophik, Tonus, Armvorhalteversuch, Kraftgrade für: M. deltoideus **C5** C6 M. triceps C6 **C7** C8 Fingerstrecker **C7** C8 Kleine Handm. **C8** Th1 M. biceps C5 **C6** Handstrecker C6 **C7** C8 Fingerbeuger **C7** C8 Th1
Untere Extremität	Muskeltrophik, Tonus, Beinvorhalteversuch, Zehen-/Fersengang, Einbeinhüpfen, Kniebeugen, Kraftgrade für: M. iliopsoas L1 **L2 L3** M. glutaei **L5** S1 Fußheber L5 M. quadriceps L2 **L3 L4** M. tib. ant. L4 L5 Fußsenker **S1** S2 Großzehenheber **L5** S1 Zehensenker L5 S1
Reflexe	BSR C5/6 PSR L2-L4 Bauchhautreflex Th6 - 12 RPR C5/6 TPR L5 Kremasterreflex L1 TSR C7/8 ASR S1/2 Analreflex S3/5 Trömner C8 Pathologische Reflexe (Babinski, Gordon, Oppenheim); Klonus und Reflexzonen
Koordination	Gang, Strich-, Blindgang, Romberg, Unterberger, Finger-Nase-, Knie-Hacken-Versuch, Feinbewegung, Diadochokinese, Rebound
Extrapyramidale Motorik	Haltung, Spontanbewegungen, Mitbewegungen, Mimik, Rigor, Tremor
Sensibilität, Psyche, Vegetativum	
Sensibilität	Berührung, Schmerz, Temperatur, Vibration, Lagesinn
Vegetativum	Schwitzen, Mastdarm, Blase, Trophik
Psyche	Vigilanz, Orientierung, Aufmerksamkeit, Affekt, Antrieb, formales und inhaltliches Denken, Verhalten
Neuropsychologie	Händigkeit, Sprache (incl. Lesen und Schreiben), Praxie, Wahrnehmung, Neglect, Gedächtnis, MMS, Uhren-Test
	Zusammenfassung zum klinischen Syndrom

1.1.2 Meningeale Reizungszeichen

PPh Dehnungsschmerz der Meningen durch Reizung bei entzündlichen oder neoplastischen Prozessen oder Subarachnoidalblutung.

Meningismus
Patient liegt entspannt mit gestreckten Beinen auf dem Rücken. Die Beugung des Kopfes nach vorne führt zu Schmerzen im Nacken und reflektorischer muskulärer Gegenspannung.

Brudzinski-Zeichen
Allein stehend, oder zusätzlich zum oben beschriebenen Meningismus, beugt der Patient die Beine im Knie- und Hüftgelenk. Auf diese Weise werden die lumbosakralen Wurzeln entlastet und so die meningeale Spannung gesenkt.

Lhermitte-Zeichen
Die Beugung des Kopfes aus der Rückenlage oder der Extremitäten nach vorne führt zu kribbelnden oder elektrisierenden Parästhesien, die in die Extremitäten und den Rücken ausstrahlen. Eher bei chronischer Myelitis (typisch bei Multipler Sklerose) und extramedullären spinalen Raumforderungen im Bereich der HWS.

1.1.3 Lumbale Nervendehnungszeichen

Häufigste Ursachen
Lumbaler Bandscheibenvorfall, seltener entzündliche Prozesse der entsprechenden Nervenabschnitte

Lasègue-Zeichen (Ischiadicus-Dehnungszeichen L5/S1)
Bei entspannter Rückenlage führt die passive Beugung des gestreckten Beines im Hüftgelenk zu ziehenden, vom Gesäß in die Oberschenkelrückseite ausstrahlenden Schmerzen
⇒ Befund: z.B. Lasègue rechts positiv bei 40°
(**CAVE:** nicht verwechseln mit häufigem Dehnungsschmerz der ischiocruralen Muskulatur ab ca. 70°, je nach „Beweglichkeit"!)

Kernig-Zeichen
Das Bein ist zunächst in Hüfte und Knie rechtwinklig gebeugt. Strecken des Knies führt zu Widerstand und Schmerzen in Gesäß und Oberschenkel analog Lasègue.

Bragard-Zeichen
Bei positivem Lasègue-Zeichen wird das Bein zunächst bis zum Nachlassen der Schmerzen abgesenkt. Die Dorsalflexion des Fußes führt zu einer Wiederzunahme der Schmerzen.

Umgekehrtes Lasègue-Zeichen (Wurzelreizung L3/L4)
Der Fuß wird in Bauch- oder Seitenlage in Richtung Gesäß geführt. Die daraus resultierende Beugung des Kniegelenkes bei Überstreckung des Hüftgelenkes führt zu einer Dehnung der ventral gelegenen Nerven und der Wurzeln L3/4.
Der Patient äußert Schmerzen und versucht typischerweise mit der Hüfte auszuweichen.

1.1.4 Unklare Vigilanzstörung

Vigilanzstörungen unklarer Genese (modifiziert nach Arnold)

Sicherung der Vitalfunktionen (Atmung, Kreislauf)

↓

Orientierende Untersuchung:
- Grad der Vigilanztrübung (GCS[1])
- Nackenbeugen und Kopfwendung (Nackensteife?)
- Augenstellung und -beweglichkeit, VOR
- Pupillengröße und -reaktion
- Schutzreflexe (Corneal-, Würgereflex)
- Motorik (Haltung, Tonus, MER, Pyramidenbahnzeichen)
- Atemmuster

→
1. Einfaches Koma (metabolisch, Intoxikation, Hypoxie)
2. Koma mit zusätzlicher Hemiparese des Gesichtes (ischämischer Insult, intrakranielle Blutung, SAB, SHT, Enzephalitis)
3. Koma mit Hirnstammbeteiligung (Basiliaristhrombose, Schädel-Hirn-Trauma, Blutung)
4. Koma mit multiplen fokalen Zeichen (multiple Insulte, Endokarditis)
5. Koma mit meningealem Reizsyndrom (Meningitis, SAB)

↓

Fremdanamnese, Blutgase, EKG

→ V.a. Hypoglykämie: BZ-Schnelltest → Glucose 40% 50-125 ml i.v.

→ V.a. drohende Herniation → Mannitol 20% 100-250 ml i.v.

↓

Blutentnahme für Akutlabor und Asservation für Toxikologie

→ Akutlabor:
Blutzucker, Blutgase und pH, Na^+, K^+, Ca^{2+}, Blutbild, Hb, Leukos, CRP, Quick, PTT, Thrombozyten, Kreatinin, Harnstoff, GPT, GOT, γ-GT, Ammoniak, CK, CK-MB, TroponinT

↓

Kraniales CT

→ Blutung? Raumforderung? Ventrikelaufstau? → Neurochirurgie

↓

Je nach Verdachtsdiagnose:

Liquorentnahme: Infektion? SAB?
Zerebrale Angiografie: Basiliaristhrombose? Sinusvenenthrombose? Zerebrale Vaskulitis?
EEG: Status epilepticus? Intoxikation? Metabolische Enzephalopathie?
Erweitertes Labor: Endokrine Störung (TSH, T_3, T_4)? Drogenscreening?Antiepileptikaspiegel?
Infektionsdiagnostik: Erregernachweis? Blutkultur?
Kraniales MRT: Hirnstammläsion? früh bei Infarzierung oder Enzephalitis

[1] Glasgow Coma Scale

Glasgow-Coma-Scale (GCS)		
Augen-öffnen	Spontan	4
	Auf Ansprache	3
	Auf Schmerzreiz	2
	Keine Reaktion	1
Verbale Antwort	Orientiert	5
	Verwirrt	4
	Unzusammenhäng. Worte	3
	Unverständliche Laute	2
	Keine	1
Motorische Reaktion	Befolgt Aufforderungen	6
	Gezielte Abwehr	5
	Zurückziehen	4
	Beugung	3
	Streckung	2
	Keine	1
Summe (GCS-Score)		3-15

GCS > 8 = Vigilanzstrübung		
> 12	Leicht	
12-9	Mittelschwer	
Somnolenz: Schläfrig, leicht erweckbar		
Sopor: Schlafähnlich, schwer erweckbar		
GCS < 8 = Bewusstlosigkeit		
8-7	Komagrad **I**	Leichtes Koma
6-5	Komagrad **II**	
4	Komagrad **III**	Schweres Koma
3	Komagrad **IV**	

Komagrad
I: Gezielte Abwehrbewegung, Tonus normal, keine Pupillen-, Augenbewegungsstörung, Vestibulo-Okulärer Reflex (VOR) positiv
II: Ungezielte Abwehrbewegung, Tonus normal bis erhöht, Anisokorie und Bulbusdivergenz möglich, Lichtreaktion erhalten
III: Ungezielte Bewegungen, Streck- und Beugesynergismen, Tonus erhöht, Pupillen variabel, eher eng, anisokor, Lichtreaktion abgeschwächt, path. VOR
IV: Keine Schmerzreaktion, Tonus schlaff, Pupillen weit und starr, VOR -, kraniokaudaler Ausfall der Hirnstammreflexe

1.1.5 Muskulatur und Motorik

Allg Die Untersuchung von Muskulatur und Motorik umfasst auch die inspektorische Beurteilung der Trophik im Seitenvergleich und die Suche nach Faszikulationen. Hier lassen sich häufig schon erste Anzeichen für Paresen erkennen.

Beurteilung der Muskelkraft

- **Orientierende Kraftprüfung der oberen Extremität:** Armvorhalteversuch (AVV), Schulterheben, Armbeugen, Armstrecken, Handbeugen und -strecken, Fingerbeugen, -strecken und -spreizen
- **Orientierende Kraftprüfung der unteren Extremität:** Beinvorhalteversuch (BVV), Beugen, Strecken und Adduktion in der Hüfte, Beugen und Strecken im Knie, Heben und Senken von Fuß und Zehen, Zehengang, Fersengang.

AVV Bei geschlossenen Augen werden die Arme mindestens 10s gestreckt vorgehalten. Handflächen nach oben, Finger gespreizt. Man achtet vor allem auf eine Pronation und ein Absinken des paretischen Armes. Zusätzlich sollte gefragt werden, ob sich ein Arm schwerer anfühlt.

BVV In Rückenlage werden die Beine bei geschlossenen Augen im Knie- und Hüftgelenk um 90° gebeugt und in dieser Stellung gehalten. Man achtet vor allem auf das Absinken eines Beines, bei diskreter Parese wird eventuell nur ein Schweregefühl berichtet.

Schematische Beurteilung der Muskelkraft		
MRCS[1]	**PG[2]**	**Befund**
0	0	Keinerlei Muskelaktivität (Plegie = Lähmung)
1	1	Sichtbare Kontraktionen ohne Bewegungseffekt
2	2	Bewegung nur unter Ausschaltung der Eigenschwere möglich
3	3	Bewegung auch gegen die Eigenschwere möglich
4	4	Bewegung gegen mäßigen Widerstand möglich
4 - 5	5	Bewegung gegen deutlichen Widerstand möglich
5	6	Normale Muskelkraft

[1]**MRCS** = Medical research council scale
[2]**PG** = Paresegrad (besser wäre eigentlich „Kraftgrad", dann würde 0 auch „0 Kraft" bedeuten)

Allg Zur Beurteilung des Ruhetonus eignen sich auch der Arm- und Beinpendeltest im Seitenvergleich.

Spastik Bei passiver Bewegung zunächst zunehmender deutlicher Widerstand, der plötzlich nachgibt („Taschenmesserphänomen"), typisch bei zentraler Lähmung.

Rigor „Wächserner", während der gesamten Bewegung gleichbleibend zäher Widerstand, typisch bei Basalganglienerkrankungen vom hypokinetisch-rigiden Typ (z.B. M. Parkinson).

Zahnradphänomen
„Ruckelndes" Nachgeben während der passiven Bewegung durch Überlagerung von Rigor und Tremor bei Parkinson-Syndromen, meist tremorsynchron.

1.1.6 Muskeleigenreflexe und physiologische Fremdreflexe

Eint Unterschieden werden generell:
- **Monosynaptische Muskeleigenreflexe** (Reizort und Erfolgsorgan identisch)
- **Polysynaptische Fremdreflexe** (Reizort/Erfolgsorgan verschieden, z.B. Haut ⇒ Muskel). Die Beurteilung erfolgt grundsätzlich im Seitenvergleich.

Die wichtigsten Muskeleigenreflexe finden Sie in der Übersichtstabelle zur Neurologischen Untersuchung (→ 15)

Die wichtigsten physiologischen Fremdreflexe		
	Auslösung ⇒ Effekt	**Segmentale Zuordnung**
Pupillenreflex	Belichtung des Auges ⇒ Verengung der Pupille	N. opticus ⇒ N. oculomotorius
Kornealreflex	Betupfen der Kornea ⇒ Lidschluss	N. trigeminus ⇒ N. facialis
Würgereflex	Berührung der Rachenhinterwand ⇒ Hochziehen des Gaumens, Rachenkontraktion	N. glossopharyngeus ⇒ N. vagus
Bauchhautreflex	Rasches Streichen von lateral nach medial ⇒ Kontraktion der ipsilateralen Bauchmuskulatur	Dermatom Th6 - Th12 über Nn. intercostales, hypogastrici, ilioinguinales
Kremasterreflex	Bestreichen der Oberschenkelinnenseite ⇒ Hochziehen des ipsilateralen Hodens	Dermatom L2 - L3 über R. genitalis des N. genitofemoralis
Analreflex	Bestreichen der perianalen Haut ⇒ Kontraktion des M. sphincter ani externus	Dermatom S3 - S5 über N. pudendus

1.1.7 Pathologische Fremdreflexe

Die wichtigsten pathologischen Fremdreflexe		
Reflex	**Auslösung ⇒ Effekt**	**Läsion, Bedeutung**
Okulozephaler R.	Passive Drehung des Kopfes ⇒ Zurückbleiben der Bulbi (Puppenaugenphänomen)	Diffuse Hirnschädigung
Orbicularis-oculi-Reflex (= Glabella-Reflex)	Schlag auf die Glabella, N. facialis ⇒ Kontraktion des M. orbicularis oculi	Kortikopontine Bahnen, extrapyramidales System (nur bei Enthemmung)
Orbicularis-oris-Reflex (Schnauzreflex)	Perkussion der perioralen Muskulatur ⇒ Kontraktion des M. orbicularis oris	Kortikopontine Bahnen, extrapyramidales System
Saugreflex	Bestreichen der Mundspalte ⇒ Saug- und Schluckbewegungen	Diffuse Hirnschädigung
Palmomental-Reflex	Bestreichen der Handinnenfläche ⇒ Kontraktion der ipsilateralen Kinnmuskulatur	Diffuse Hirnschädigung, Erkrankungen des extrapyramidalen Systems

Pyramidenbahnzeichen	
Babinski	Bestreichen der lateralen Fußsohle ⇒ tonische Dorsalextension der Großzehe
Gordon	Kräftiges Kneten der Wade ⇒ wie Babinski
Oppenheim	Festes Streichen der Tibiakante von proximal nach distal ⇒ wie Babinski
Chaddock	Bestreichen des lat. Fußrückens (bes. nützlich bei empfindlichen Patienten!) ⇒ wie Babinski
Strümpell-Zeichen	Beim aktiven Hochziehen des Knies gg. Widerstand des Untersuchers kommt es zu einer Dorsalextension der Großzehe, die als patholog. Mitbewegung zu verstehen ist.
Klonus	Eine Folge von Eigenreflexen, die sich in einem monosynapt. Reflexbogen selbst unterhalten. Typischerweise Patellar- oder Fußklonus. Nur path. bei Seitendifferenz oder Unerschöpflichkeit.

1.1.8 Klinisch wichtige Muskeln mit Innervation

Klinisch wichtige Muskeln und ihre Innervation (n. Stöhr, Riffel)			
Obere Extremität (Plexus brachialis C5–Th1)			
Muskeln	**Myotome**	**Nerv(en)**	**Prüfung**
Mm. supra- und infraspinatus	C4–C6	N. suprascapularis	Oberarmaussenrotation
M. serratus anterior	C5–C7	N. thoracicus longus	Armausstrecken nach vorne
M. pectoralis major	C5–Th1	Nn. pectorales	Zusammendrücken der Hände vor dem Körper
M. deltoideus	C5–C6	N. axillaris	Oberarmabduktion
Mm. biceps und brachialis	C5–C6	N. musculocutaneous	Armbeugung in Supination
M. brachioradialis	C5–C6	N. radialis	Armbeugung in Mittelstellung
M. triceps brachii	C6–C8	N. radialis	Armstreckung
M. ext. carpi radialis u. ulnaris	C6–C8	N. radialis	Handstreckung (Dorsalflexion)
M. ext. digitorum communis	C6–C8	N. radialis	Fingerstreckung in allen Gelenken
Mm. ext. poll., abd. poll. long.	C7–C8	N. radialis	Daumenstreckung und -abduktion
M. pronator teres	C6–C7	N. medianus	Pronation bei gebeugtem Arm
M. flexor carpi radialis	C6–C7	N. medianus	Palmarflexion und Radialabduktion

M. flexor digitorum superficialis	C7-C8	N. medianus	Fingerbeugung im Grund- u. Mittelgelenk
M. flexor pollicis u. digitorum II, III, prof.	C7-C8	N. medianus	Beugung der Finger I-III im Endgelenk
M. abductor pollicis brevis	C7-C8	N. medianus	Ungenügendes Abspreizen beim Flaschenzeichen
M. opponens pollicis	C7/C8	N. medianus	Daumenopposition gegen Kleinfinger
M. flexor carpi ulnaris	C7-Th1	N. ulnaris	Palmarflexion und Ulnarabduktion
M. flexor digitorum IV, V. prof.	C7-Th1	N. ulnaris	Beugung Dig. IV, V im Endgelenk
Mm. interossei	C8-Th1	N. ulnaris	Fingerspreizen und -adduzieren
M. adductor pollicis	C8-Th1	N. ulnaris	Daumenadduktion (Froment-Zeichen)
Hypothenar (Mm. abductor, oppon., flex. brev. digiti quinti)	C8-Th1	N. ulnaris	Kleinfingerbeugung,- opposition und - abduktion im Grundgelenk
Mm. lumbricales (Dig. I-II) (Dig. III-IV)	C7-Th1	N. medianus N. ulnaris	Fingerbeugung im Grundgelenk und Streckung im Mittel- und Endgelenk
Untere Extremität (Plexus lumbosacralis L1-S3)			
M. iliopsoas	L1-L4	N. femoralis	Hüftbeugung
M. quadriceps femoris	L2-L4	N. femoralis	Kniestreckung
M. adductor longus, magnus, brevis und M. gracilis (Adduktoren)	L2-L4	N. obturatorius	Beinadduktion
Mm. gluteus medius und minimus	L4-S1	N. glut. superior	Oberschenkelabduktion (Trendelenburg-Zeichen)
M. glutaeus maximus	L5-S2	N. glut. inferior	Hüftstreckung
M. biceps femoris	L5-S2	N. isch. (Ca. long.) N. peron. (Ca. brev.)	Kniebeugung
Mm. semitendinosus u. semimembranosus	L4-S2	N. ischiadicus	Kniebeugung
M. tibialis anterior	L4-L5	N. peronaeus prof.	Fusshebung (Dorsalflexion)
M. ext. hallucis longus	L5	N. peronaeus prof.	Grosszehenhebung
M. ext. digitorum longus	L5-S1	N. peronaeus prof.	Zehenhebung (Dig. II-V)
Mm. peronei	L5-S1	N. peron. superfic.	Heben des lateralen Fussrandes
M. ext. digitum brevis	L5-S1	N. peronaeus prof. (ggf. N. accessorius)	Zehenhebung

***Flaschenzeichen**: Beim Umfassen einer Flasche, kommt es zu keinem Anliegen der Hautfalte zwischen Daumen und Zeigefinger wegen der ungenügenden Abspreizung des Daumens durch den paretischen M. abductor pollicis brevis.

****Froment-Zeichen:** Bei der Läsion des N. ulnaris kommt es zu einer Parese de M. adductor pollicis. Soll der Patient ein Blatt Papier zwischen Daumen und Zeigefinger greifen, kommt es zu einer Flexion des Daumenendgliedes um die mangelnde Adduktion auszugleichen.

*****Trendelenburg-Zeichen**: Absinken der gesunden Beckenseite beim Stehen auf dem kranken Bein durch Parese des M. glutaeus medius und minimus (N. glut. superior L4 – S1).

1.1.9 Sensibilitätsprüfung

Allg Umfasst die Empfindung von **Berührung** (epikritische Sensibilität = Ästhesie), **Schmerz** (Algesie), **Temperatur** (Thermästhesie), **Vibration** (Palllästhesie) und **Lagesinn** (Propriozeption)

Sensibilitätsstörungen	
Hypästhesie- oder Anästhesie	Vermindertes oder fehlendes Berührungsempfinden
Dysästhesie	Durch Berührung ausgelöste Missempfindungen
Parästhesie	Ohne Berührung empfundene Missempfindungen (Brennen, Kribbeln)
Hyp- oder Analgesie	Vermindertes oder fehlendes Schmerzempfinden
Hyperalgesie	Herabgesetzte Schmerzschwelle
Hyperpathie	Schmerzen durch einfache Berührung
Allodynie	Wiederholte, kurzdauernde Berührungen führen zu Schmerzen, konstante Berührung nicht
Kausalgie	Dumpfer, wellenförmig an- und ab-schwellender Brennschmerz bei sympathischer Reflexdystrophie (**c**omplex **r**egional **p**ain **s**yndrome CRPS Typ I = M. Sudeck → **209**) und Kausalgie (CRPS Typ II) → **210**

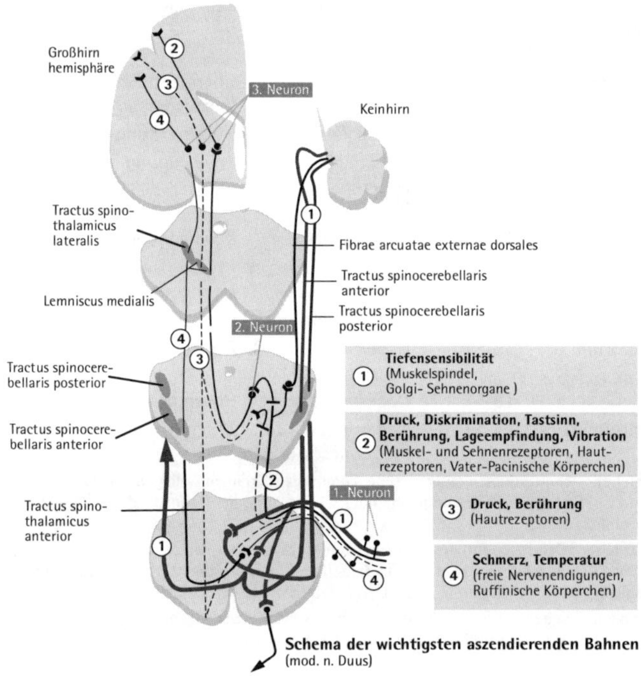

Schema der wichtigsten aszendierenden Bahnen
(mod. n. Duus)

1.1.10 Hautnerven und Dermatome

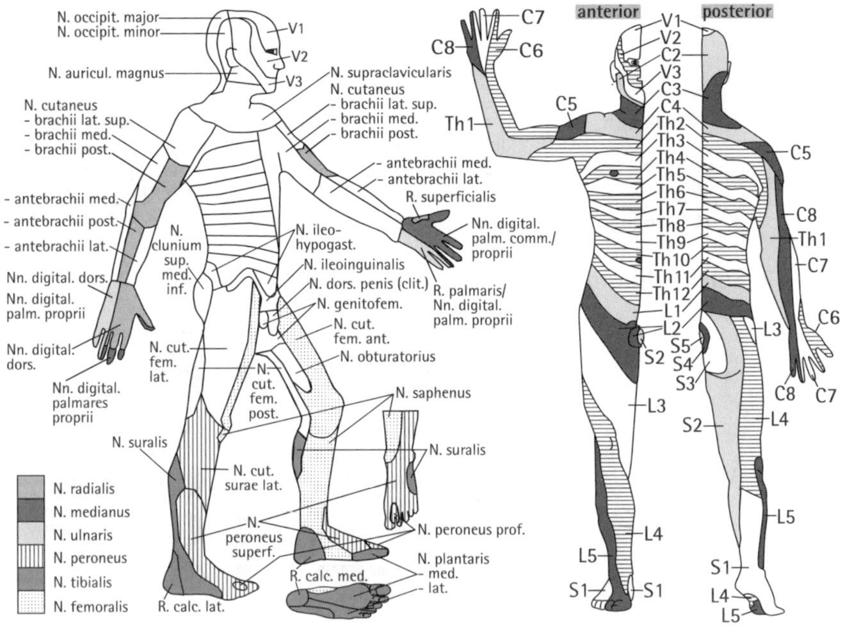

1.1.11 Koordinationsprüfung

Prüfung	Wie?	Pathologie
Standprüfung	**Romberg-Stehversuch:** Vergleich der Standsicherheit bei offenen und geschlossenen Augen	Pos.: starke Zunahme schwankender Bewegungen (Standataxie) bei geschlossenen Augen, v.a. bei afferenter Ataxie (z.B. Friedreich-Ataxie → **98**)
	Unterberger-Tretversuch: Pat. tritt mit geschlossenen Augen ca. 1 Min. lang auf der Stelle	Path. bei Richtungsabweichung (Drehung) > 45°
	Einbeinhüpfen	
Gangprüfung	Gehen: Beurteilung von Bewegungsfluss, Haltung, Mitbewegung der Arme (Parkinsonismus!), Strichgang, Blindgang	
Rebound-Phänomen	Patient drückt mit ganzer Kraft gegen den Widerstand des Untersuchers. Dann plötzliches Nachlassen des Untersuchers	Schnellende, ungebremste Bewegung der Arme nach oben, ohne dass eine Abfederung erfolgt (normalerweise vom Kleinhirn koordiniert)
Finger-Nase-Versuch (FNV)	Finger bei geschlossenen Augen in weitem Bogen zur Nase führen	Unsicher? dysmetrisch? ataktisch? Tremor?
Knie-Hacken-Versuch (KHV)	Patient soll bei geschlossenen Augen die Ferse auf die Patella des anderen Beines setzen und an der Tibiakante herunterfahren	Beurteilung wie FNV

Prüfung	Wie?	Pathologie
Bárány-Zeige-Versuch	Patient soll bei geöffneten Augen alternierend mit Finger II - V den Daumen berühren und mit ausgestrecktem Arm den vorgehaltenen Finger des Untersuchers treffen, danach Wiederholung mit geschlossenen Augen	Abweichen deutet auf eine ipsilaterale peripher-vestibuläre Störung hin
Diadochokinese	Schnelle alternierende Bewegungen, z.B. „Gühbirneneinschrauben", „gegensinniges Klatschen"	Bradydiadochokinese (langsam) Dysdiadochokinese (ungeschickt)
Feinbewegungen	Klavierspielen, Schreibmaschineschreiben	

1.1.12 Sehstrahlung

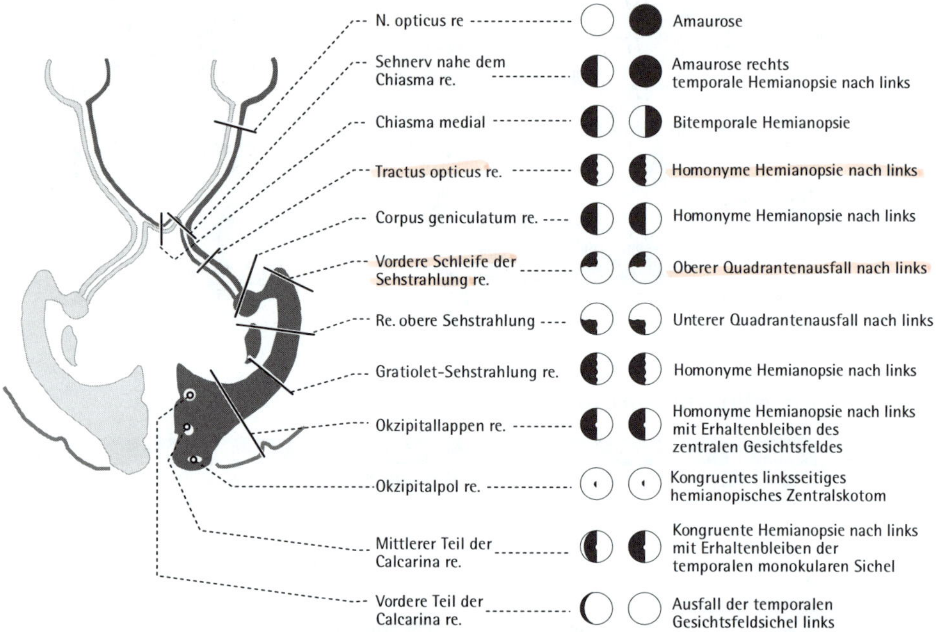

1.1.13 Neuroophthalmologische Untersuchung

Okulomotorikprüfung

- **Spontane Augenstellung:** normale konjugierte Primärposition? Blickdeviation? Diskonjugierte und monokuläre Fehlstellungen? Strabismus?
- **Spontane Augenbewegungen:** Spontannystagmus ohne/mit Frenzel-Brille
- **Willkürmotorik:** Augenfolgebewegungen, Blickhaltefunktion und Sakkaden[1]
- **Reflexaugenbewegungen:** vestibulookulärer Reflex (VOR), optokinetischer Nystagmus

[1] Schnelle Einstellungsbewegungen

Wichtige neuro-ophthalmologische Syndrome	
Internukleäre Ophthalmoplegie (INO)	
Def	Störung des konjugierten Seitenblickes mit Adduktionshemmung des nach nasal bewegten Auges bei erhaltener Konvergenzreaktion und dissoz. Nystagmus mit größerer Amplitude des abduzierten Auges
Ät	Läsion im Fasciculus longitudinalis medialis (verbindet das Abduzens- und Okulomotoriuskerngebiet mit der pontomesenzephalen Haube)
Vork	Bei multipler Sklerose , Hirnstamminfarkten, Wernicke Enzephalopathie
Anm	Häufigste supranukleäre Ophthalmoplegie
Eineinhalbsyndrom	
Def	Kombination aus INO und horizontaler Blickparese
Kli	Blickparese zur Herdseite und INO zur Gegenseite
Vork	Siehe internukleäre Ophthalmoplegie (INO)

Merke	Horizontale Blickparesen entstehen bei Läsionen der paramedianen pontinen Formatio reticularis, vertikale Blickparesen durch Mittelhirnläsionen

Augenmuskelnerven, äußere Augenmuskeln und Befunde bei Doppelbildern/Paresen[1]

Nerv	Muskel	Hauptfunktion	Primäre Abweichung des paretischen Bulbus	Maximum der Doppelbilder bei Blick nach	Stellung und Art der Doppelbilder
N. III	M. rectus med.	Adduktion	Temporal	Nasal	Nebeneinander, gekreuzt
	M. rectus sup.	Elevation (v. a. bei Abduktion)	Unten + temporal	Oben + temporal	Schräg
	M. rectus inf.	Senkung (v. a. bei Abduktion)	Oben + temporal	Unten + temporal	Schräg
	M. obliquus inf.	Elevation (v. a. bei Adduktion)	Unten + nasal	Oben + nasal	Schräg
N. IV	M. obliquus sup.	Senkung (v. a. bei Adduktion)	Oben + nasal	Unten + nasal	Schräg
N. VI	M. rectus lat.	Abduktion	Nasal	Temporal	Nebeneinander, ungekreuzt

Merke Maximum der Doppelbilder bei Blick in Richtung des paretischen Muskels

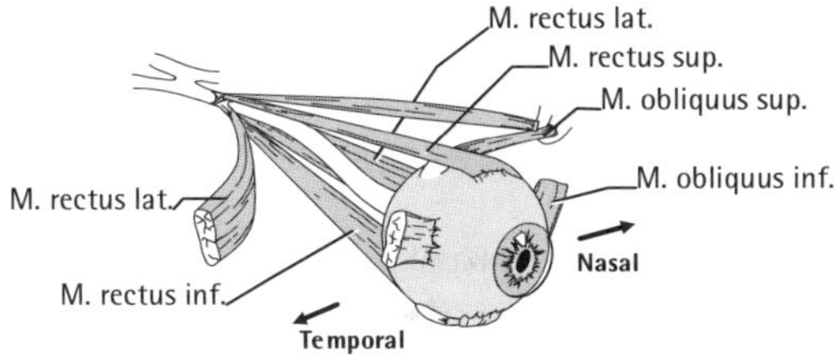

Augenmuskeln

[1]Nach Mummenthaler

1.2. Neuropsychologischer Befund

■■ 1.2.1 Grundlagen

Üs Die orientierende neuropsychologische Befunderhebung umfasst die Beurteilung von:
- **Orientierung:** zur Person, zur Zeit, zum Ort und den Umständen ⇒ diffuse kognitive Funktionsstörung bei Bewusstseinstrübung, Demenz, Trauma, Verwirrtheitszustand.
- **Sprache:** Sprachproduktion, Sprachverständnis, Lesen, Artikulation
- **Praxie**
- Neglect → 26
- Agnosie → 26
- Gedächtnisleistung und Merkfähigkeit → 27

■■ 1.2.2 Apraxie

Def Störung der Ausführung willkürlicher, zielgerichteter, geordneter Bewegungen und der Benutzung von Werkzeugen bei intakter primärmotorischer Funktion.

Eint
- **Ideomotorische Apraxie** (Störung einzelner Bewegungen)
- **Ideatorische Apraxie** (Störungen komplexer Handlungsabläufe)
- **Konstruktive Apraxie** (Störung von zeichnerischen oder konstruktiven Tätigkeiten)

Läsion Fast immer linksseitig bis auf konstruktive Apraxie (mehr rechts), vor allem inferiorer parietaler Cortex (Gyrus angularis und supramarginalis), Basalganglien und verbindende subkortikale Bahnen (Marklager)

■ 1.2.3 Agnosie

Def Spezifisches Nichterkennen best. „Objekteigenschaften" bei erhaltener sensorischer Grundfunktion

Form
- **Visuelle Agnosie** (Form-, Objekt-, Farbagnosie, Prosopagnosie = Störung des Erkennens von Gesichtern) ⇒ Läsion im visuellen Assoziationskortex und basal temporookzipital
- **Taktile Agnosie** ⇒ Läsion des kontralateralen Parietallappens

Sondf **Anosognosie** (Nichterkennen der eigenen Krankheit) ⇒ Läsion meist rechts parietal

■ 1.2.4 Neglect

Def Bezeichung für eine halbseitige Vernachlässigung von Reizen oder Aktionen auf der Gegenseite der Läsion bei intakter sensorischer Wahrnehmung bzw. motorischer Leistungsfähigkeit

Form **Motorischer** oder **sensibler** Neglect für eine Extremität oder ganze Körperseite, **visueller** Neglect, **auditorischer** Neglect

Läsion Rechts temporoparietal, seltener Thalamus-, Basalganglien- oder Frontalhirnläsionen rechts, selten parietal links mit Neglect nach rechts

■ 1.2.5 Amnesie

Anm Form der quantitativen Gedächnisstörung

Eint
- **Anterograde Amnesie:** Störung des Neugedächtnisses (= Kurzzeit- und Langzeitgedächtnis), d.h. Geschehnisse nach Eintritt der Läsion können nicht mehr erinnert werden
- **Retrograde Amnesie:** Störung des Altgedächtnis, d.h. Geschehnisse vor Eintritt der Läsion können nicht mehr erinnert werden

Ät
- **Akut persistierend** ⇒ posttraumatisch, ischämisch, Blutung
- **Akut transient** ⇒ Commotio cerebri, transitorische globale Amnesie (TGA), Temporallappenanfall
- **Subakut persistierend** ⇒ Enzephalitis (v.a. HSV), Wernicke-Korsakow-Syndrom
- **Langsam progredient** ⇒ Demenzen, zerebrale Raumforderung

■■■ 1.2.6 Aphasien

Def Zentrale Sprachstörungen mit gestörter Sprachproduktion und/oder Sprachrezeption (Störung der verbalen Kommunikation)

Anm Von den Sprachstörungen abzugrenzen sind die Störungen des Sprechens, d.h. der Artikulation (**Dysarthrie** = Sprechstörung) und der Lautbildung (**Dysphonie**), sowie des Schreibens (**Dysgrafie**) und Lesens (**Dyslexie**).

Beurteilung
Wie sind Spontanaussprache, Sprachverständnis, Nachsprechen, Lesen und Schreiben?

Sympt
- **Paragrammatismus:** Bildung grammatikalisch fehlerhafter Sätze
- **Agrammatismus:** Telegrammstil ohne Konjugationen, Deklinationen, Funktionswörter
- **Dysprosodie:** Störung der Sprachmelodie (Prosodie)
- **Anomie/Dysnomie:** Worfindungsstörung, Benennungsstörung
- **Neologismen:** Wortneuschöpfungen
- **Phonematische Paraphasie:** fehlerhafter, aber noch zu erkennender Wortlaut
- **Semantische Paraphasie:** falsches, aber verwandtes Wort
- **Jargonaphasie:** kaum verständlich, verschiedenste Fehler
- **Logorrhoe:** übermäßiger Redefluss, Redseligkeit
- **Echolalie:** Wiederholen von Sätzen oder Satzteilen des Gesprächspartners
- **Sprechapraxie:** zentrale Störung der Artikulation und Sprachmelodie (Prosodie) bei weitgehend intakter Sprache, oft mit oro-bucco-facialer Apraxie
- **Anarthrie:** Unfähigkeit zu Sprechen, Spracharrest

■■ 1.2.7 Sprechstörungen (Dysarthrie)

Läsion Peripheres (bulbär) oder zentrales (pseudobulbär) motorisches Neuron

Kli
- **Logoklonie:** unkontrolliertes Wiederholen von Wörtern und Silben
- **Palilalie:** mehrfache, unwillkürliche Wiederholung von Satzteilen, typisch mit leiser, monotoner und schlecht modulierter Sprache bei Stammganglienaffektionen vom hypokinetisch-rigiden Typ
- **Iterationen:** wie Palilalie, jedoch auf ganze Sätze bezogen
- **Skandierende Sprache:** abgehacktes, stoßweises Aneinanderreihen von Satzteilen ⇒ bei Kleinhirnläsionen
- **Explosive Sprache:** stoßweise, disharmonisch, unregelmäßig laut ⇒ bei Kleinhirnläsionen

1.2.8 Phonationsstörungen

Kli
- **Dysphonie:** gestörte Lautgebung der lautgebenden Organe, v.a. des Kehlkopfes
- **Näseln:** beim Sprechen entweicht Luft durch die Nase ⇒ abnormer Abschluss des Epipharynx
- **Sigmatismus:** Lispeln, Fehlbildung des S-Lautes und anderer Zischlaute
- **Dyslalie:** Störung oder Ersetzen besitmmter Laute oder Lautverbindungen

1.2.9 Die wichtigsten aphasischen Syndrome

	Broca-Aphasie	Wernicke-Aphasie
Historisch	**„Motorische" Aphasie**	**„Sensorische" Aphasie**
Versorgungsgebiet	A. praerolandica, Gyrus frontalis inf.	A. temporalis posterior, auditiver Assoziationskortex, Gyrus angularis, Gyrus supramarginalis
Sprachproduktion	Angestrengt, verlangsamter gestörter Sprachfluss	Flüssig
Sprachverständnis	Leicht gestört	Schwer gestört
Artikulation	Schlecht, oft dysarthrisch	Gut, meist ungestört
Prosodie	Dysprosodisch, nivelliert	Meist erhalten
Satzbau	Agrammatismus → **27**	Paragrammatismus → **27**
Wortwahl	Enges Vokabular, kaum semantische Paraphasien	Viele semantische Paraphasien, Neologismen, im Extremfall ⇒ semantischer Jargon
Lautstruktur	Viele phonematische Paraphasien	Viele phonematische Paraphasien, bis zum phonematischen Jargon
Schreiben, Lesen	Möglich mit Einschränkungen	Äquivalent gestört

Globale Aphasie

Bei Läsionen der gesamten Sprachregion (Hauptstamm A. cerebri media), stark gestörte Sprachproduktion und -rezeption, Automatismen, Stereotypien, Perseverationen, Neologismen, häufig mit oraler Apraxie/Dysarthrie

Amnestische Aphasie (Läsion überwiegend temporoparietal)

Vornehmlich Wortfindungsstörungen mit Ausweichstrategien (Floskeln, Umschreibungen, Perseverationen, Abbruch), semantischen, kaum phonematischen Paraphasien. Sprache flüssig und gut artikuliert. Gutes Sprachverständnis.

Leitungsaphasie (Läsion im Fasciculus arcuatus)

Starke Störung des Nachsprechens (auch Schreiben nach Diktat), phonematische Paraphasien, sonst weitgehend unauffällig

Transkortikale Aphasien

Starke Störung der Spontansprache und/oder des Sprachverständnisses bei sehr gut erhaltenem Nachsprechen. Formen:

- **Transkortikal-motorisch** (Läsion: dorsal/rostral Broca-Areal): stark reduzierte Spontansprache, Sprechbeginn erschwert, „Aufwärmeffekt", ungestörtes Nachsprechen
- **Transkortikal-sensorisch** (Läsion: Gyrus angularis): Sprachproduktion flüssig, zahlreiche semantische und phonematische Paraphasien bis zum Jargon, Nachsprechen nicht gestört

1.2.10 Differenzialdiagnose aphasischer Syndrome

Tabelle

Spontansprache	Verständnis	Nachsprechen	Diagnose	Assoziierte Symptome	Lokalisation
Nicht flüssig	Erhalten	Gestört	Broca-Aphasie	Hemiparese rechts	Gyrus frontalis inferior
		Intakt	Transkortikale motorische Aphasie	-	Rostral und kranial der Broca-Region, evtl. z.T. Broca-Region
	Gestört	Gestört	Globale Aphasie	Hemiparese rechts	Versorgungsbereich der A.cerebri media
Flüssig	Erhalten	Intakt	Anomische Aphasie	-	Geringe lokalisatorische Bedeutung
		Gestört	Leitungsaphasie	Evtl. faziobrachial betontes sensibles ocermotorisches Hemisyncrom	Fasciculus arcuatus
	Gestört	Intakt	Transkortiale sensorische Aphasie	-	Posterior oder inferior zu Wernicke-Gegend
		Gestört	Wernicke-Aphasie	Keine Parese; emotionale Störungen, Angst, Agitation, Paranoia	Auditiver Assoziationskortex, oft auch Gyrus angularis und supramarginalis

1.2.11 Doppler - und Duplexsonografie

Prinzip Durch einen Ultraschall mit einer Frequenz von 2-10 MHz wird der Blutfluss unter Ausnutzung des Dopplereffektes hörbar gemacht und Gewebe und Gefäße im Ultraschall-Bild dargestellt (sog. B-Bild im Duplex).

Form Extrakranielle Doppler-/Duplexsonografie - transkranielle Dopplersonografie (TCD)

Vort Atraumatisch, beliebig oft durchfühbar, gutes „bedside"-Verfahren in Notfallsituation

Nacht Hoher Trainingsaufwand

Ind

Notfallmäßig	• TIA, akuter Hirninfarkt, SAB
Subakut	• Strömungsgeräusch der Karotiden, V.a. Subclavian-Steal-Syndrom, pulssynchrones Ohrgeräusch • Detektion von Vasospasmen nach SAB (TCD)
Elektiv	• Ausschluss einer Makroangiopathie • Verlaufsuntersuchung bei mittelgradigen Stenosen • Kontrolle bei Z.n. Karotisendarteriektomie • Prophylaktische Untersuchung bei positivem Gefäßrisikoprofil • Auschluss intrakranieller Stenosen vor Karotis-OP (TCD)

Befundungskriterien

Strömungsprofil, Frequenzspektrum, Gefäßstenosen, -verschlüsse, Plaques, Wandbeschaffenheit

Sondf
- **Nachweis eines Rechts-Links-Shunts** (z. B. offenes Foramen ovale)**:** TCD + Echovist
- **Embolie-Detektion:** mittels TCD, z.B. hochgradige, symptom. Karotisstenosen
- **Bestimmung der funktionellen Reservekapazität:** mit TCD + CO_2/Acetazolamid (Diamox), z.B. bei hochgradigen extrakraniellen Stenosen

1.2.12 Konventionelle Röntgendiagnostik

Def Die konventionelle Röntgendiagnostik mit Röntgenstrahlen in Summationsabbildung umfasst die **Röntgenuntersuchung, Myelografie** und **Angiografie**

Rö Immer in zwei Ebenen!

Indikation: in erster Linie knöcherne Läsionen des Schädels und der Wirbelsäule

- **Primäre Läsionen:** Trauma (z.B. Schädelbasisfraktur, Orbitabodenfraktur), Anomalien/Fehlbildungen (z.B. Atlasassimilation, Chiari-Fehlbildungen des Foramen magnum, u.a.), degenerative Prozesse, Fehlstellungen
- **Sekundäre Läsionen:** Tumoren, Metastasen und andere destruierende Prozesse

Außerdem Methode der Wahl zur Lagekontrolle von Ventrikelkathetern und Shuntventilen.

Myelografie

- **Def:** lumbale, intrathekale KM-Injektion zur „negativen" Darstellung des Myelon, der Nervenwurzeln und der Wurzeltaschen, Injektion in Höhe L3, 10-15 ml
- **Indikation:** weitgehend durch CT und MRT verdrängt, in der Regel wenn diese nicht durchführbar (z.B. wegen Metallimplantaten kein MRT) oder nicht aussagekräftig (z.B. wegen starker Skoliose oder Artefakten), angewandt bei Verdacht auf spinale Raumforderung mit Kompression von Myelon oder Nervenwurzeln.
  Auch zur Eingrenzung der „Zielsegmente" vor CT oder MRT.

1.2.13 Angiografie

Prinzip Gefäßdarstellung durch intravasale Applikation von jodhaltigem Kontrastmittel (**CAVE:** KI!). In der Regel als **digitale Subtraktionsangiografie (DSA):** Nativaufnahme (ohne KM) wird von den KM-Bildern substrahiert, so dass eine isolierte Darstellung der Gefäße resultiert.

Zugang In der Regel transfemoral oder transkubital in die Aorta asc., dort Übersichtsaufnahme. Je nach Fragestellung „selektive" Sondierung der A. carotis ext., int. oder A. vertebralis oder „superselektive" Sondierung intrakranieller Gefäße, z.B. bei interventioneller (= therapeutischer) Zielsetzung.

Ind Lokalisation und Beurteilung von Gefäßstenosen und -verschlüssen, Hirnvenen- und Sinusvenenthrombosen, Gefäßmalformationen und Aneurysmen (vor allem bei SAB), Vaskulitiden der großen und mittleren Gefäße und malignen Raumforderungen (Vaskularisation, path. Gefäße). **CAVE:** Eine selektive Kontrastdarstellung der supraaortalen Gefäße ist nur indiziert, wenn keine nicht-invasive Alternativen, wie **Kernspinangiografie (MRA)** und CT-Angiografie (CTA) oder gleichwertige verfügbar sind.

1.2.14 Interventionelle Radiologie

Prinzip Therapeutische endovaskuläre Eingriffe unter Durchleuchtung mit dem Ziel der:

- **Rekanalisation:** intraarterielle Lyse (z.B. bei Basilaristhrombose); lokale i.v. Lyse (z.B. bei Sinusthrombosen); Angioplastie (Ballondilatation + evtl. Stentimplantation)
- **Gefäßobliteration:** bei Aneurysmen, Angiomen, Fisteln, Tumoren (Devaskularisation, Ausschaltung von „Tumorfeldern"), unstillbaren Blutungen (z.B. bei Aneurysmen Coiling mit Platinspiralen)
- **Embolisation:** (flüssig oder partikulär) z.B. bei AV-Malformationen

1.2.15 Computertomografie

Prinzip
- Aus den Absorptionswerten von durch den Körper "rotierenden" Röntgenstrahlenbündeln werden digitale Schnittbilder rekonstruiert. Die Durchstrahlung erfolgt „scheibchenweise" (konventionelles CT) oder "spiralförmig" (Spiral-CT), sowie mit oder ohne Kontrastmittel (jodhaltig!).
- Die Dichte des Gewebes wird in sog. Hounsfield-Einheiten* (HE) gemessen:

Gewebe	Luft	Fett	Wasser	Liquor	Hirn	Blut	Knochen
HE	-1000	-120-80	0	+10	30-40	40-100	500-3000

*Sir Geoffrey Hounsfield, Erfinder der Computertomografie

Die Darstellung erfolgt in Graustufen, dabei werden die Bilder entsprechend des interessierenden Gewebes „gefenstert" (Angabe von Fensterzentrum und -breite in HE), z.B. „Weichteilfenster", „Knochenfenster", „Orbitafenster"

Befund Die Beurteilung erfolgt immer in Bezug auf ein zum Vergleich herangezogenes „Referenzgewebe" (z.B. Raumforderung im Vergleich zum Gehirn). Man spricht von iso, -hypo, und hyper**dens** (nach Gewebedichte = **Densität**).

Ind Akutes Schädelhirntrauma, frische intrakranielle oder spinale Blutung, akutes neurologisches Defizit (DD: Ischämie – Blutung), DD: Raumforderungen (Tumoren, Metastasen, Gefäßmalformationen ⇒ immer mit KM, MRT besser!), Missbildungen, Staging, Verlaufskontrolle, evtl. SVT

CAVE Strahlenbelastung [v.a. Gonaden (LWS der Frau!) und Augenlinse]
Kontrastmittel-KI (v.a. Hyperthyreose, eingeschränkte Nierenfunktion, KM-Allergie)

1.2.16 Magnetresonanztomografie (MRT)

Prinzip In einem starken Magnetfeld (Röhre) werden die rotierenden H_2-Atome des Körpers (Kernspins) gleichgerichtet und durch einen Hochfrequenzimpuls (Spule) synchronisiert. Danach schaltet die Spule auf Empfang und registriert die Intensität der beim „Zurückschwingen" der Kerne ausgesandten Radiowellen. Dabei beschreibt die Zeitkonstante **T1 (longitudinale Relaxationszeit)** die Wiederzunahme der Longitudinalmagnetisierung durch das Zurückkippen der rotierenden Spins, die **transversale Relaxationszeit T2** die Abnahme der transversalen Magnetisierung durch die Desynchronisation der Kerne. Die verschiedenen Gewebe haben unterschiedliche Zeitkonstanten T1 und T2 und „strahlen" somit mit verschiedener Intensität. Die Intensitätswerte der einzelnen Volumeneinheiten werden analog dem CT dreidimensional rekonstruiert und als Schnittbild gezeigt.

	T1w (TR↑, TE↑)	T2w (TR↓, TE↓)	PDw (TR↑, TE↓)
Fett (Myelin)	Sehr hell	Mäßig hell	Mäßig dunkel
Liquor	Dunkel	Sehr hell	Mäßig hell

Durch die Aufnahmeparameter TR (time to repeat) und TE (time to echo) werden die Bilder nach dem T1-, T2-Effekt (T1w/T2w) oder der Protonendichte (PDw) gewichtet und somit verschiedene Gewebekontraste dargestellt. Bei den T1-Aufnahmen besteht zusätzlich die Möglichkeit zur Kontrastverstärkung mit Gadolinium-DTPA.

Befund Analog dem CT spricht man von hypo-, iso-, oder hyper**intens** (Signal**intensität**)

Spezialsequenzen

- **Diffusionsgewichtung** (DWI) ⇒ v.a. zum Nachweis frischer Ischämien mit Berechnung der „apparentdiffusion coefficient" (ADC)
- **Kernspinangiografie** ⇒ dreidimensional, nichtinvasive Gefäßdarstellung ohne KM (!), auch venös
- **Perfusionsgewichtung** ⇒ Messung d. Hirndurchblutung mit u. ohne KM, Messung des zerebralen Blutvolumens (CBV), der regionalen Hirndurchblutung (CBF) und des „Time to peak" (TTP)
- **Signalunterdrückung** ⇒ z.B. Fettunterdrückung (Orbita), Flüssigkeitsunterdrückung (FLAIR) zur Darstellung ventrikelnaher Strukturen
- **Inversion Recovery (IR)** ⇒ gezielte Darstellung der grauen Substanz, u.a. zur Darstellung kortikaler Dysplasien (z.B. bei Epilepsie)

■ 1.2.17 Bildgebende Verfahren

Magnetresonanztomografie (MRT)			Computertomografie (CT)

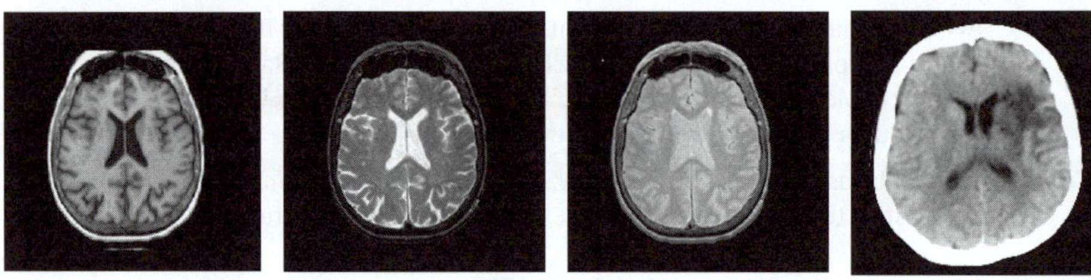

T1	T2	PDw	CT
Liquor dunkel	Liquor hell	Liquor mäßig hell Fett mäßig dunkel	

■■ 1.2.18 Vergleichende Indikation von CT und MRT

MRT Die Stärke der MRT liegt in der besseren Auflösung und Differenzierung von Gewebetypen, v.a. bei raumfordernden Prozessen und weichteilspezifischen Fragestellungen.

Üs

Fragestellung	Am besten geeignete Methode
Schädelhirntrauma?	**CT** (V.a. Fraktur, Blutung)
Schlaganfall?	**CT** (DD Ischämie – Blutung)
Intrazerebrale Blutung?	**CT** (neuerdings auch spez. blutungssensitive MRT-Sequenzen)
SAB?	CT
Sinusvenenthrombose?	**MRT** (ggf. MR-Phlebografie)
Aneurysma? Art.-ven.-Malformation?	MRT, MR-Angio, CT-Angio, DSA
Ischämie?	**DWI**- und Perfusions-**MRT**
Knöcherner Prozess?	Konventionelles Röntgen/**CT**
Raumforderung? Neoplasie?	**MRT,** bei großen Prozessen u. zur Verlaufsbeurteilung evtl. KM-CT ausreichend
Entzündung? Infektion? Degen. Veränd.?	MRT
Bandscheibenvorfall?	MRT

Üs

Darstellung von Blut im MRT			
Zeitpunkt	**T1**	**T2**	**Status des Hämoglobins**
Perakut	**Iso**intens	Hell	Oxyhämoglobin **intra**zellulär
Akut (bis 6 Stunden)	**Iso**intens	Dunkel	Deoxyhämoglobin **intra**zellulär
Subakut früh (6 – 48 Stunden)	Hell	Dunkel	Deoxyhämoglobin **extra**zellulär
Subakut spät (2 Tage – 2 Wochen)	Hell	Hell	Methämoglobin **extra**zellulär
Chronisch (> 3 Wochen)	Dunkel	Dunkel	Hämosiderin

1.3. Apparative Diagnostik: EEG

1.3.1 Elektroenzephalografie (EEG)

Prinzip Messung von elektrischen Potentialschwankungen, die mit dem Summationspotential oberflächennaher kortikaler dendritischer Synapsen korrelieren.

Frequenz

- **α-Wellen** (8-13 Hz) ⇒ normaler Grundrhythmus, occipital betont
- **β-Wellen** (14-40 Hz) ⇒ vor allem frontal-zentral, häufig auch medikamenteninduziert
- **ϕ-Wellen** (4-7 Hz, Zwischenwellen) ⇒ fronto-temp. mit niedriger Amplitude phys.
- **δ-Wellen** (0,5-3,5 Hz) ⇒ ab Schlafstadium 3, im Wachzustand pathologisch

Beschreibung

Grundrhythmus, Frequenz, Amplitude (niedrig <20 µVolt, mittel ~ 50 µVolt, hoch >100 µVolt; bei Alphawellen gilt 20-60 µVolt als mittelhoch, >60 µVolt als hoch), Potentialform (mono-, polymorph, bi-, tri-, polyphasisch), Ausprägung (gut > 80%, mäßig um 50%, schlecht <30%), Modultation, Symmetrie, Reagibilität (visuelle Blockadereaktion, „photic driving"), besondere Wellenformen (vor allem epilepsietypische Transienten und schlaftypische Elemente wie Vertexwellen und K-Komplexe), Herdbefunde.

Normales EEG

Alpha-Grundrhythmus (Alpha-Typ), typischer, normaler Grundrhythmus aus vorherrschenden α-Wellen, parietooccipital betont, Blockierung beim Öffnen der Augen (α-Blockierung durch **„Arousal-Reaktion"**)

Varianten

- **Beta-Typ:** vorherrschende α-Wellen, diffus oder fronto-praezentral betont, Blockierung beim Öffnen der Augen
- **4-5 Hz Grundrhythmus-Variante** („slow alpha variant"): unter Entspannung Übergang von α-Rhythmus in regelmäß. 4-5/s-Wellen, occipital u. temporal betont
- **Unregelmäßiges EEG:** Schwankungsbreite des α-Grundrhythmus um 2-3 Hz

CAVE Von den pathol. Veränderungen sind die Grundrhythmus-Normvarianten zu unterscheiden. Diese sind in der Regel occipital betont, nehmen unter Hyperventilation zu, bei Vigilanzminderung ab und werden durch visuelle Reize blockiert.

1.3.2 Pathologisches EEG

Allgemeinveränderungen (AV) = pathologische Verlangsamung des Grundrhythmus		
AV	**Morphologie**	**Klinisches Korrelat**
Leicht	Verlangsamte α-Wellen und eingestreute ϕ-Wellen	Psychoorganisches Syndrom?
Mittelschwer	ϕ-Wellen, frontal u. temp. auch niedrige δ-Wellen	Somnolenz
Schwer	Meist δ-Wellen, z.T. von schnellen Wellen überlagert	Koma
Diffuse Dysrhythmie	Frequenzschwankung des α-Rhythmus um 2-4 Hz, δ-Wellen, ϕ-Wellen, steile Wellen	Unspez., z.B. bei Migräne, Niereninsuffizienz, entz. Veränderungen

Üs Einige typische **pathologische Wellenformen:**

- Epilepsietypische Potentiale:
  - **Spikes:** kurze, bi- oder triphasische, meist negative Potentialschwankungen < 70 ms
  - **Sharp waves:** steil ansteigend, flach abfallend, meist biphasisch, epilepsietypisch(70-200 ms)
  - **Spike-wave Komplex:** steiler Spike mit langsamer Nachschwankung (meist 3-4/s)
- **PLED:** periodische lateralisierte epileptische Entladungen
- **IRDA:** intermittierende rhytmisierte Delta Aktivität, bei Erwachsenen frontal (FIRDA), bei Kindern okzipital (OIRDA) lokalisiert.

Pathologische Herdbefunde

(„Je langsamer die Frequenz, desto schwerer der Herdbefund")

- Fokale Dysrhythmie ⇒ unspezifisch, Entzündung, Tumor, Migraine accompagnée
- Fokale Alpha-Aktivierung ⇒ vaskuläre Läsionen, Kontusionen, Rückbildungsstadium
- Fokale Alphaverminderung ⇒ Kontusionen, Raumforderungen, Arachnoidalzyste
- Fokale Abflachung ⇒ perifokales Ödem bei Tumoren, Ischämien, Blutung, etc.
- Delta-Fokus/Theta-Fokus ⇒ perifokales Ödem bei Tumoren, Ischämien, etc.

Ind Epilepsiediagnostik (**CAVE:** bei 30% unauffällig), diffuse Hirnschädigungen, Enzephalititis, Stoffwechsel-Kh., Intoxikationen und DD komatöser Zustände.

1.3.3 Wichtige EEG Veränderungen im Vergleich

Tabelle

EEG-Veränderungen	Klinische Bedeutung
Allgemeinveränderungen	Unspezifischer Befund bei diffusen Hirnschädigungen (z.B. Enzephalopathien, Enzephalitis, SHT)
Epilepsietypische Potentiale	Hinweis auf erhöhte zerebrale Erregbarkeit, jedoch nicht unbedingt mit einer Epilepsie verbunden (z.B. auch bei Migräne und bei Kindern)
„Burst-suppression Muster"	Schwere bilaterale Funktionsstörung (u.a. Barbituratintoxikation, Hypoxie, SHT, Enzephalitis)
Isoelektrisches EEG	Bei Ausschluss reversibler Funktionsstörungen Hinweis auf Funktionsausfall der Großhirnrinde im Sinne eines Hirntodes
Synchronisierte Deltawellen	Tiefer liegende, subhemisphärielle Funktionsstörung (z.B. Hirnstammlesion)
Intermittierend rhythmische Deltaaktivität (IRDA)	Subkortikale Hirnfunktionsstörung mit Einbeziehung mittelliniennaher Strukturen oft in Kombination mit Allgemeinveränderungen

Periodische triphasische Wellen	Diffuse Störung subkortikaler und kortikaler Areale, z.B. bei Creuzfeldt-Jakob-Erkrankung, metabolischen/hypoxischen Störungen oder Enzephalitis
Polymorpher Deltaherd	Hinweis auf kortexnahen Herd im Rahmen einer substanziellen Hirnschädigung, z.B. bei zerebraler Blutung, Insult, Enzephalitis oder Kontusion
Periodische lateralisierte epileptiforme Entladungen (PLEDs)	Hinweis auf strukturelle hemisphärische Läsion, in bis zu 70% mit epileptischen Anfällen verbunden

Nach Stöhr M, Kraus R. Einführung in die klinische Neurophysiologie. Darmstadt: Steinkopf (2002)

1.4. Apparative Diagnostik: ENG/EMG

1.4.1 Elektroneurografie (ENG)

Prinzip Messung der motorischen und sensiblen Nervenleitgeschwindigkeit (NLG).
Mit einem überschwelligen Reiz wird ein Aktionspotential ausgelöst, das sowohl orthodrom, d.h. in Richtung der physiologischen Leitung, als auch antidrom, d.h. entgegengesetzt, weitergeleitet wird. Krankhafte Veränderungen der Markscheiden beeinflussen die NLG besonders stark (NLG↓), wohingegen primär axonale Schädigungen zu einer Erniedrigung der Amplitude führen und keine, oder nur geringe Änderungen der NLG zur Folge haben. Bestimmt werden die:

- **Motorische** und **sensible Nervenleitgeschwindigkeit (NLG)**
- **Muskelsummenaktionspotentiale (MSAP)** und **distale motorische Latenz (DML)**
- Sensiblen Nervenaktionspotentiale (SNAP)
- **F-Wellen-Latenz:** Die F-Welle kommt nach dem MSAP. Sie entsteht durch die antidrome Erregung efferenter motorischer Fasern, die zu den motorischen Vorderhornzellen „zurückgeleitet" und dort reflektiert wird („**F**", weil zuerst am Fußmuskel abgeleitet). Davon zu unterscheiden ist der sog. **H-Reflex** (Hoffman-Reflex): elektrisch ausgelöster Eigenreflex über die orthodrome Erregung der afferenten Ia-Fasern von den Muskelspindeln über die Hinterwurzel auf das α-Motoneuron. I.d.R. durch Reizung des N. tibialis ⇒ Antwort M. triceps surae.

Ind
- **Allgemein:** Nachweis einer Nervenschädigung (Art, Schwere u. Verteilungsmuster)
- **Speziell:** Polyneuropathie-Diag., traum. Läsionen, Engpasssynd., Verlaufskontrolle

Anm Typischerweise weden N. medianus, ulnaris, radialis an den oberen Extremitäten, sowie N. peroneus, tibialis und suralis an den unteren Extremitäten gemessen.
Die entsprechenden Normwerte werden größenspezifischen Tabellen entnommen.

1.4.2 Elektromyografie (EMG)

Prinzip Registrierung der elektrischen Muskelaktivität mit einer konzentrischen Nadelelektrode, die direkt in den Muskel eingestochen wird. Erfasst werden die Potentiale motorischer Einheiten (PmE) im Radius von 1-2 mm.

Ind Differenzierung neurogener und myogener Muskelatrophie. Differenzierung zwischen neurogener Parese, Inaktivitätsatrophie, mech. Behinderung, psychogener Lähmung und reflektorischer Ruhigstellung. Beurteilung der Ausbreitung und des Verteilungsmusters der neurogenen Veränderungen, Beurteilung von Ausmaß und Reinnervation nach neurogenen Läsionen.

Beurteilung von	Normalbefund (PmE's)	Neurogene Läsionen	Myogene Läsionen
Entladungsfrequenz	2 – 4 Hz		
Dauer	5 – 20 ms	**Verlängert**	**Verkürzt**
Phasen	2 – 4 Phasen (Polyphasierate eines Muskels < 15%)	PmE polyphasisch (> 4 Phasen)	PmE polyphasisch (> 4 Phasen)
Interferenzmuster	Bei max. Innervation dicht	Lichtung	Dicht, **niedrig**
Amplitude	Amplitude 200 – 1000 µV	**Amplitudenerhöhung** der verbleibenden Potentiale	Vorzeitige Rekrutierung aller ME bei geringer Kraftentfaltung
Pathologische Spontanaktivität		⇒ Fibrillationen, pos. scharfe Wellen[1]	

1.4.3 ENG- und EMG Befunde bei neuronalen Läsionen

ENG- und EMG-Befunde bei axonalen und demyelinisierenden Läsionen		
Neurografie	**Axonopathie**	**Chronische Demyelinisierung**
NLG	n/↓	↓↓
MSAP-Amplitude	↓↓	n/↓
MSAP-Dauer	n/↓/↑	↑
MSAP-Konfiguration	n	Aufgesplittert, verbreitert
F-Wellen-Latenz	↑/-	↑↑/-
Myografie	**Axonopathie**	**Chronische Demyelinisierung**
Pathologische Spontanaktivität	++	-
Einzelpotential-Konfiguration	Pathologisch	Normal
Interferenzbild	stark gelichtet	Dicht

1.5. Evozierte Potentiale

1.5.1 Evozierte Potentiale

Def Ableiten der Reizantwort des ZNS auf verschiedenartige Reizung und deren Beurteilung.

Prinzip Während die elektrische Antwort bei einmaliger sensorischer Stimulation im „Rauschen" des EEG untergeht, lässt sich bei einer mehrfachen repetitiven Reizung durch Mittelwertbildung eine spezifische Potentialantwort ableiten.
Zur klinischen Anwendung kommen:

- **Visuell evozierte Potentiale (VEP)** durch visuelle Reizung mit Schachbrettmustern
- **Akustisch evozierte Potentiale (AEP)** durch akustische Reizung mit Klicklauten
- **Somatosensibel evozierte Potentiale (SSEP)** durch elektrische Reizung der entsprechenden Nerven, oder Nervenstämme (z.B. Medianus- oder Tibialis-SEP)

Peak Definitionsgemäß ist das Koordinatensystem so geeicht, dass ein Ausschlag (Peak) nach oben einem negativen, ein Ausschlag nach unten, einem positiven Potential entspricht (z.B. N_{75} oder P_{100}). Die Peaks lassen sich den beteiligten neuronalen „Schaltstrukturen" zuordnen. Durch Beurteilung der Amplituden und Latenzen zwischen den einzelnen Peaks können so Hinweise auf die Lokalisation und Art einer Schädigung gewonnen werden.

[1]**CAVE:** mit pathologischer Spontanaktivität ist **frühestens 10-14 Tage** nach Läsion zu rechnen

Pot.	Potential-antwort	Beurteilung von	Indikation und Fragestellung
VEP	**N 75** **P 100**	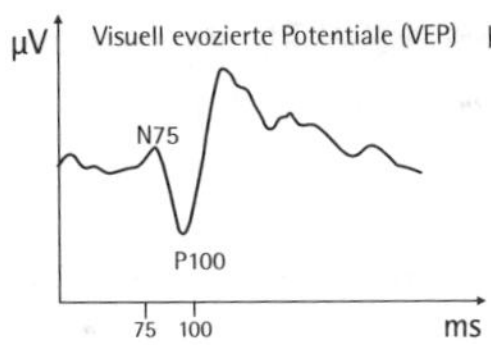 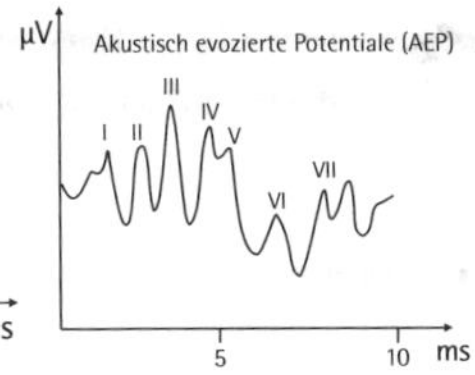	• Erkrankungen des Auges (Katarakt, Retinaerkrankungen, Glaukom etc.) - Bei Stauungspapille ⇒ normal • Erkrankungen des N. opticus (Papillitis, Retrobulbärneuritis): - Kompression des N. opticus oder Chiasma opticum ⇒ Amplitude ↓ - Multiple Sklerose ⇒ akut: Amplitude ↓ + Peakverbreiterung; abgelaufen: Latenz P100 ↑ - Ischäm. Optikopathie ⇒ fovealer Peak ausgefallen
AEP	**I** **II**	Cochlea N. acusticus	Hörnerv- und Hirnstamm-Diagnostik: • Toxische Innenohrschädigung • Zusatzdiagnostik bei der MS • Nervenkompression, z.B. durch Akustikusneurinom • Kleinhirnbrückenwinkeltumoren ⇒ I und II erhalten, Interpeaklatenz ↑ • Hirnstammtumoren • Vaskuläre Hirnstammläsionen ⇒ Hirnstamm-TIA • Olivopontozerebelläre Atrophie • Koma- und Hirntoddiagnostik
	III	Hirnstamm (Oliva sup., Ncl. cochlearis)	
	IV	Obere Brücke	
	V	Ponto-mesenzephal	
	VI	Colliculus inferior	
	VII	Hörstrahlung	

Potential	Typ. Potential-antwort	Indikation und Fragestellung
Medianus-SSEP	**N 10** **N 13** **N 14** **N 20**	• Zuordnung ⇒ Läsionen distal oder proximal des Spinalganglions? • Zervikale Myelopathie • Spinale Tumoren • Syringomyelie
Tibialis-SSEP	**N 33** **P 40**	• Zervikale Myelopathie • Funikuläre Myelose • Spinale Tumoren • Traumatische Rückenmarksläsionen • Querschnittsmyelitis • Spinalis-anterior Syndrom ⇒ normal

N = Negativer Peak (nach oben!); P = Positiver Peak (nach unten!)

1.6. Liquordiagnostik

1.6.1 Liquordiagnostik

Phy Bildung im Plexus choroideus als Filtrat aus zirkulierendem Blut, Resorption an den Pacchioni-Granulationen des Subarachnoidalraumes. Gesamtmenge ca. 150 ml, Turnover ca. 25 ml/h

Messgrößen:

- **Obligat**: Zellzahl, Lactat, Albuminquotient (Beurteilung der Schrankenfunktion)
- **Optional**: Liquoreröffnungsdruck, Immunglobuline in Liquor u. Serum, oligoklonale Banden (qualitativer Nachweis einer intrathekalen IgG-Synthese,hirnspezifische Proteine (S-100, NSE, β-trace u.a.)

Messgrößen	Wichtig für
Zellzahl	Identifizierung akut entzündlicher Prozesse
Zytologie	Differenzierung akut entzündlicher Prozesse (viral vs. bakteriell), Nachweis von Tumorzellen
Lactat	Bildung durch Neutrophile und maligne Zellen, auch erhöht bei Schrankenstörung
Albuminquotient (Q_{Alb})	Beurteilung der Blut-Liquor-Schrankenfunktion
Intrathekale γ-Globuline (IgG, IgA, IgM)	Beurteilung der humoralen Immunantwort im Liquor
Isoelektrische Fokussierung	Qualitativer Nachweis von intrathekal gebildetem oligoklonalem IgG, sensitiver als Quotientendiagramm
Lokal gebildete Proteine des Gehirns: z. B. β-trace, S100, Prot. 14-3-3, β-Amyloid, Tau-protein	Prozessmarker zerebraler Erkrankungen (Ischämien, Traumata), neurodegener. Erkr.

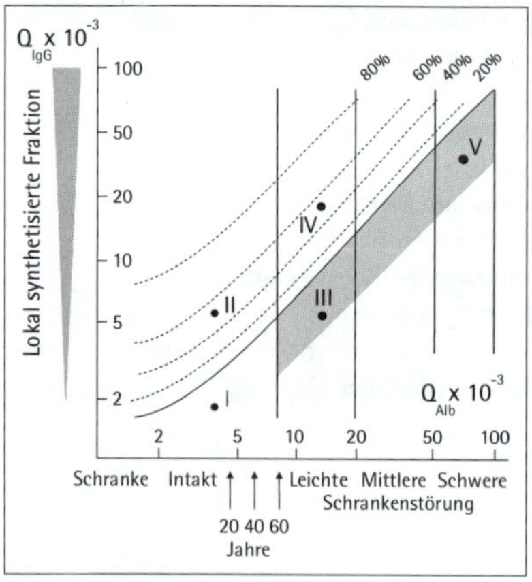

Quotientendiagramm zur Darstellung der humoralen Immunantwort im Liquor in Abhängigkeit von der Blut-Liquor-Schrankenfunktion;
mod. n. Felgenhauer u. Beuche (Thieme, 1999) Labordiag. neur. Erkrank.

- I Normalbefund
- II Intrathekale IgG-Synthese bei intakter Blut-Liquor-Schranke (BLS)
- III Leichte Schrankenstörung (z.B. Virusmeningitis)
- IV Intrathekale IgG-Synthese (50%) bei leicht gestörter BLS
- V Schwere Schrankenstörung (z.B. eitrige Meningitis)

Häufige Liquorbefunde → 62

Anm Darstellung von Albuminquotient und Immunglobulinquotient (IgG, IgA, IgM) in doppelt logarithmischem Diagramm (nach Reiber)

Ind
- Meningitisches Syndrom
- Enzephalitisches Syndrom
- Unklare Bewusstseinsstörung
- Unklares Psychosyndrom
- GBS
- Subarachnoidalblutung (falls Bildgebung negativ)

Durchf Punktion zwischen 4. u. 5. (Verbindung zwischen beiden Beckenkämmen) oder 3. u. 4. LWK
Diagnostische Entnahme bis ca. 20ml möglich

Kompl Postpunktioneller Kopfschmerz (abhängig von Durchmesser der verwendeten Nadel)

Kap. 2

Zerebrovaskuläre Erkrankungen

T. Neumann-Haefelin

Zerebrale Ischämien
- Territoriale Infarkte
- Maligne Mediainfarkte
- Lakunäre Infarkte
- Basiliaristhrombose
- Karotisstenose
- Seltene Ursachen und „stroke in the young"
  - Dissektionen
  - Vaskulitiden

Sinus-Venen-Thrombose
- Blande SVT
- Septische SVT

Intrakranielle Blutungen
- Intrazerebrale Blutungen
- Subarachnoidale Blutungen
- Subdurale/Epidurale Blutungen

Gefäßmissbildungen
- Aneurysmata
- Arteriovenöse Malformationen

Vaskuläre Erkrankungen des Rückenmarks
- Spinale Durchblutungsstörungen
- Spinale Blutungen und Fehlbildungen

2. Neurovaskuläre Erkrankungen (T. Neumann-Haefelin)

2.1. Anatomische und physiologische Grundlagen der Hirndurchblutung

2.1.1 Anatomie der hirnversorgenden Gefäße

Üs Das Gehirn wird über die beiden Aa. carotides internae (vordere Zirkulation) und Aa. vertebrales (hintere Zirkulation) versorgt.

Vordere Zirkulation (Aa. carotides internae):

- **Intrakraniell:** Abgang der A. ophthalmica (funktionell relevante Kollaterale zum Externastromgebiet) ⇒ Abgang der A. choroidea anterior ⇒ Abgang der A. communicans posterior ⇒ Aufteilung an der sog. T-Gabel in die Aa. cerebri media und anterior:
  - **A. cerebri media**: Abgang mehrerer kleiner Endäste (lentikulostriäre Art.) zur Versorgung der Stammganglien ⇒ anschließend Aufzweigung in mehrere große Äste
  - **A. cerebri anterior:** Versorgung der vorderen medialen Anteile des Gehirns (inklusive Mantelkante)

Hintere Zirkulation (Aa. vertebrales)

- **Intrakraniell** Abgang der A. cerebelli inferior posterior aus der A. vertebralis ⇒ Vereinigung beider Vertebralarterien zur A. basilaris ⇒ Aufteilung in die beiden Aa. cerebri posteriores
- **Versorgungsgebiet:** Hirnstamm[1], Kleinhirn, große Anteile des Thalamus, Okzipitallappen, medialer Temporallappen

Circulus arteriosus Willisii: Verbindung der Hauptarterien an der Schädelbasis über die Aa. communicans anterior und posterior

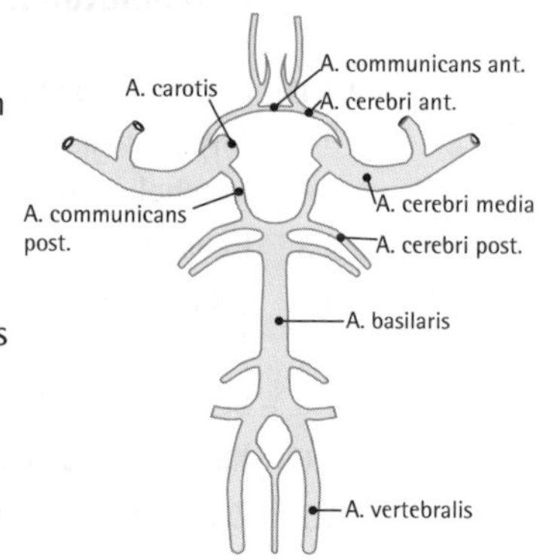

Circulus arteriosus Willisii

2.1.2 Versorgungsgebiete und Segmenteinteilung der Hirnarterien

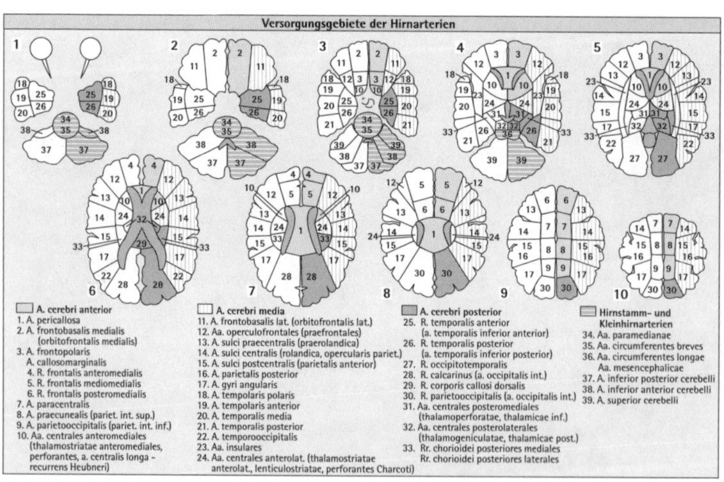

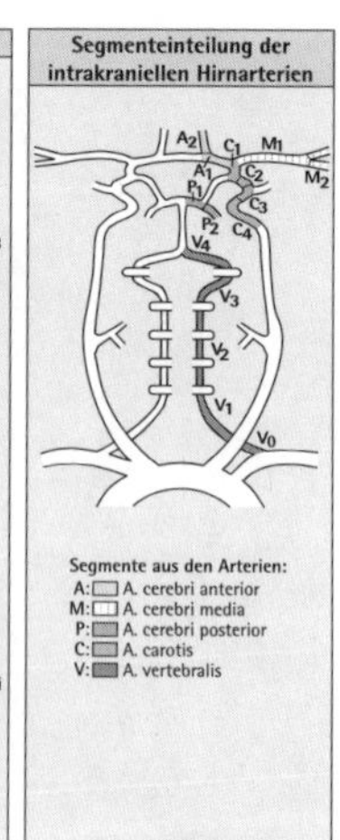

[1] Der Hirnstamm wird durch kleine Arterien aus der A. basilaris versorgt, die in paramediane, kurze und lange zirkumferente Arterien eingeteilt werden

2.1.3 Physiologie

Phy Das Gehirn ist im Gegensatz zu den meisten anderen Organen auf die kontinuierliche Zufuhr von Glukose und Sauerstoff angewiesen, da es über keine relevanten Glykogen- oder Sauerstoffspeicher verfügt.
Ein konstanter zerebraler Blutfluss wird durch folgende Mechanismen aufrechterhalten:

- **Zerebrale Autoregulation:** durch Regulation des Arteriolendurchmessers wird auch bei Schwankungen des arteriellen Blutdrucks ein konstanter zerebraler Blutfluss gewährleistet[1]
- **Zusätzlich** physiologische Perfusion weit oberhalb der Infarktschwelle und zahlreiche Kollateralen (unter anderem Circulus arteriosus Willisii)

Def **Blut-Hirn-Schranke:** Trennung des Intravasalraumes vom Hirnparenchym durch Kapillarendothelien mit „tight junctions" ⇒ dadurch Abschottung des Hirnparenchyms, lediglich Transport niedermolekularer Substanzen möglich

2.2. Zerebrale Durchblutungsstörungen

2.2.1 Pathophysiologie der Ischämie

Globale Ischämie

Def Minderdurchblutung des gesamten Gehirns durch vollständige Unterbrechung der Blutzufuhr, z.B. bei Herz-Kreislauf-Stillstand

Folgen
- Bewusstlosigkeit nach 10-12 s
- Erste irreversible zerebrale Schäden nach 4-5 Minuten
- Irreversibler Funktionsausfall des Gehirns nach 8-10 Minuten

Anm Bei inkomplettem Kreislaufstillstand bzw. bei frühzeitigem Reanimationsbeginn unter Umständen längeres Zeitfenster

Fokale Ischämie

Def Relevante Minderdurchblutung in einem Teilbereich des Gehirns

Folgen
- Rasche Infarzierung (irreversible Schädigung) der ischämischen Kernregion
- Entwicklung des definitiven Infarktareals erst über Stunden durch Ausdehnung der Kernregion in das zunächst nur minderperfundierte, aber noch nicht irreversibel geschädigte Gewebe („Penumbra" = griechisch für Halbschatten).

Anm Die Einbeziehung der Penumbra in den definitiven Infarkt kann durch frühzeitige Wiederherstellung einer ausreichenden Perfusion verhindert werden!

2.2.2 Terminologie der zerebralen Durchblutungsstörung

Schlaganfall Syn.: Apoplex, apoplektischer Insult	Akutes Ereignis mit neurologischer Ausfallsymptomatik, dem eine zerebrale Ischämie oder Blutung zugrunde liegt
TIA Transitorisch ischämische Attacke	Siehe Schlaganfall, aber rasch rückläufige Symptomatik; vollständige Rückbildung definitionsgemäß innerhalb von 24 h, meist schon nach <30-60 min

[1] Grenzen: mittlerer arterieller Druck ca. 70-160 mmHg. Bei Hypertonikern: höhere Grenzen!

PRIND Prolongiertes reversibles ischämisches neurol. Defizit	Siehe TIA, aber Rückbildung innerhalb > 24 h mittlerweile unüblicher Begriff, da in der Regel trotz Rückbildung der klin. Symptomatik ein Hirninfarkt vorliegt
Amaurosis fugax	Transiente monokuläre Sehstörung meist ischämischer Genese
Ischämie	Funktionell relevante zerebrale Minderdurchblutung
Oligämie	Weniger ausgeprägte Minderdurchblutung ohne klinische Relevanz
Hirninfarkt	Irreversibel geschädigtes Hirngewebe als Folge bzw. Endzustand einer zerebralen Ischämie

2.2.3 Ischämie

Def Zerebrale Durchblutungsstörung, die mit einer relevanten Minderdurchblutung von Hirngewebe einhergeht

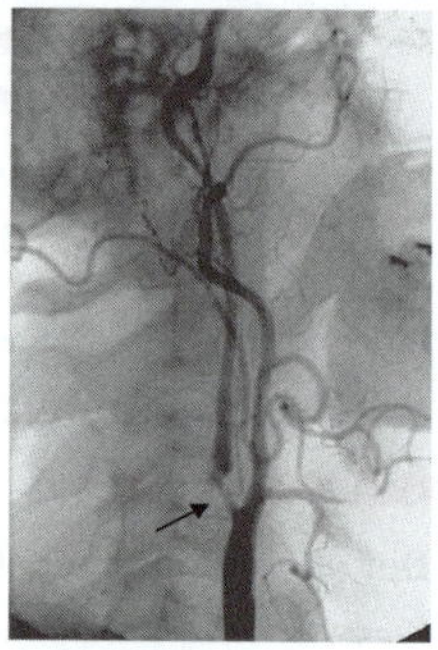

Stenose der A. carotis interna [IMPP-Prüfungsabbildung]

Pg
- **Meist embolisch oder lokal thrombotisch bedingter Gefäßverschluss**
  - In aller Regel intrakranielle Gefäßverschlüsse, da extrakranielle Verschlüsse über Kollateralen des Circulus arteriosus Willisii kompensiert werden
  - Typische Emboliequellen: kardiale Erkrankung, Karotisstenose
- **Seltener rein hämodyn. bedingte Infarkte** bei extrakran. Gefäßverschlüssen ohne arterio-arterielle Embolien

Eint
- Nach dem zeitlichen Verlauf
  - TIA → 43
  - PRIND → 44
  - Progredienter Infarkt, vollendeter oder kompletter Infarkt → 43
- Nach der Infarktmorphologie
  - **Territorialinfarkte:** meist embolisch bedingter Verschluss einer größeren hirnversorgenden Arterie, Infarktareal > 1,5 cm Durchmesser, häufig auch kortikale Regionen betroffen
  - **Lakunäre Infarkte:** lokaler Verschluss einer tiefen Perforans-Arterie, Infarktareal < 1,5 cm ø; Lok. im subkortik. Marklager, in den Stammganglien od. im Hirnstamm; häufig auch ältere Läsion als Ausdruck einer zerebralen Mikroangiopathie
  - **Endstrom- bzw. Grenzzoneninfarkte** (selten): Infarkte zwischen den Versorgungsgebieten zweier Endstromarterien ("letzte Wiese")

Ät

Häufige Ursachen	Seltene Ursachen
• **Kardiale Embolie:** häufig absolute Arrhythmie bei Vorhofflimmern • **Arterioarterielle Embolie bei Makroangiopathie** (= z.B. der extrakraniellen A. carotis interna) • Zerebrale Mikroangiopathie 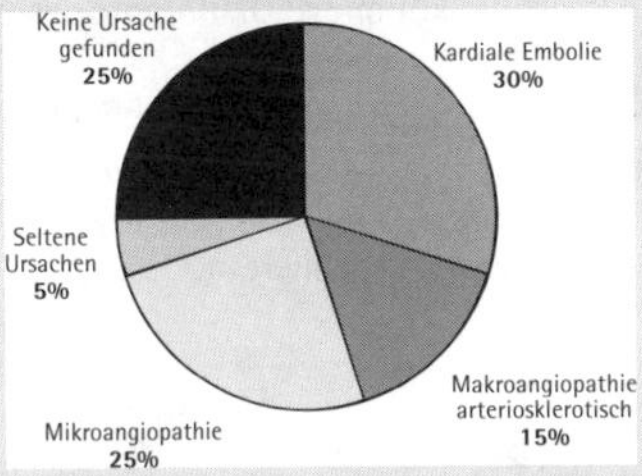 Quelle: Kolomonsky-Rabas PLet al., Stroke. 2001 Dec 1;32(12):2735-40	• **Arteriosklerotische Gefäßprozesse** an ungewöhnlichen Stellen (intrakraniell, Aortenbogen) • **Dissektion:** spontan oder traumatisch, insbesondere bei jüngeren Schlaganfallpatienten • **Paradoxe oder kardiale Embolie** bei offenem Foramen ovale (OFO), insbesondere bei gleichzeitigem Vorliegen eines Vorhofseptumaneurysmas (ASA) • **Vaskulitiden:** primär (z.B. Riesenzellarteriitis), bei Kollagenosen, bei Infektionskrankheiten • **Thrombophilie** ohne Nachweis einer Gefäß- oder Herzerkrankung: - Lupus-Antikoagulans, Anti-Phospholipid-AK, Hyperhomocysteinämie • Andere sehr seltene Ursachen

Rif Neben dem relativen Risiko ist die Prävalenz eines RF von Interesse.

Üs

Beeinflussbare RF, geordnet nach relativem Risiko (RR)[1]

Risikofaktor	RR	Prävalenz
Vorhofflimmern[2]	4	0,5-8%
Arterielle Hypertonie[2]	1-4	20-60%
Diabetes mellitus	2	4-20%
Hypercholesterinämie	2	30%
Rauchen	2	20-40%

Anm
- Neben diesen für die Prävention besonders wichtigen und modifizierbaren Risikofaktoren gibt es einige andere RF: Übergewicht, männliches Geschlecht, Alter, positive Familienanamnese, chronischer Alkoholmissbrauch
- Das relative Risiko der einzelnen RF ist anders als bei der koronaren Herzerkrankung, bei der z.B. Fettstoffwechselstörungen einen deutlich höheren Stellenwert haben

Kli
- Akute neurologische Ausfallsympt. (s.u.), max. Ausprägung nach kurzer Zeit (Min.)
- Differenzierung Ischämie vs. Blutung klinisch nicht sicher möglich

Kardinalsymptom des Hirninfarktes: akute Hemiparese in verschiedenen Ausprägungen

Üs

Gefäßverschluss	Neurologische Ausfallsymptomatik
A. cerebri media, MCA (häufig)	**Brachiofazial betonte Hemiparese, mit variablen Zusatzsymptomen:** • Halbseitige Sensibilitätsstörung • Neuropsychologisches Defizit: Aphasie, Neglect, Kopf- und Blickwendung (zur Läsionsseite)
A. cerebri ant., ACA	**Beinbetonte Hemiparese,** evtl. Psychosyndrom (Verwirrtheit, Antriebsstörung), Blasenstörung
A. cerebri post., PCA	**Homonyme Hemianopsie**

[1] Modifiziert nach: AHA Guidelines 2001, Stroke 2001, Vol. 32: 280-299, [2] stark altersabhängig

A. cerebelli inferior posterior	**Wallenberg-Syndrom** (dorsolaterales Medulla-oblongata-Syndrom): • Ausfall der Nerven V (Hypästhesie der ipsilat. Gesichtshälfte), IX und X (Gaumensegel- und Stimmbandparese) • Ipsilaterales Horner-Syndrom (Miosis, Ptosis, Enophthalmus) • Ipsilaterale Hemiataxie • Kontralat. dissoz. Sensibilitätsstrg. (Läsion d. Tractus spinocerebellaris), keine Paresen
A. basilaris	• Progrediente Vigilanzstörung, komplexe Okulomotorikstörung, Dysarthrie • **Variable Zusatzsymptome:** z.B. Übelkeit, Erbrechen, Schwindel, Doppelbilder, Tetraparese, Babinski-Zeichen, Verwirrtheit
Alle „klassischen", mit Eigennamen belegten Hirnstammsyndrome außer dem Wallenberg-Syndrom (z.B. Weber-, Benedikt-Syndrom) sind selten und nur von historischem Interesse.	

Akutdiagnostik ⇒ Bildgebung:

CCT (kraniale Computertomografie)

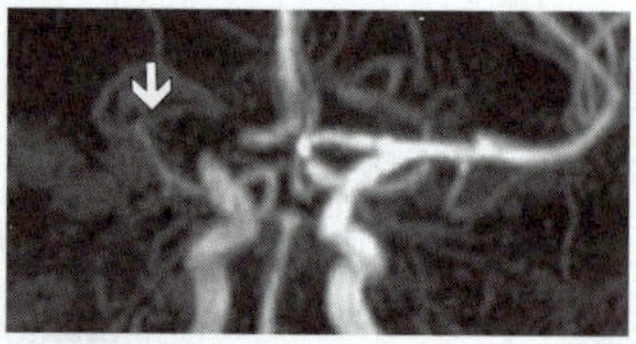

- Überwiegend eingesetzte Standardmethode
- Sicherer Nachweis (oder Ausschluss) intrakranieller Blutungen
- In den ersten Stunden evtl. Nachweis sog. Infarktfrühzeichen: z.B. hypodense Areale, hyperdenses Mediazeichen
- Zuverlässiger Infarktnachweis, jedoch häufig erst nach > 24 Std. oder später
- **CT-Angiografie/CT-Perfusion:** neue Methoden, die Gefäßverschlüsse und Perfusionsausfälle zuverlässig nachweisen, KM-Gabe notwendig

CMRT (kraniale Magnetresonanztomografie)

- Bisher noch auf wenige Zentren beschränkt
- Durch spezielle Sequenzen (diffusions- und perfusionsgewichtete Bildgebung, MR-Angio) gute Beurteilung der PPh in den 1. Infarkt-Std. möglich
- Diffusionsstörung entspricht (in etwa) dem irreveversibel geschädigten Infarktkern
- Perfusionsdefizit häufig deutlich größer als Diffusionsstörung: „Mismatch ≡ tissue at risk"
- Nachw. intrakranieller Blutungen mit T2-gewichteten Gradienten-Echo-Sequenzen
- **Nachteil gg. CCT:** längerer Zeitbedarf (15-30 Min.), schwierige Überwachung

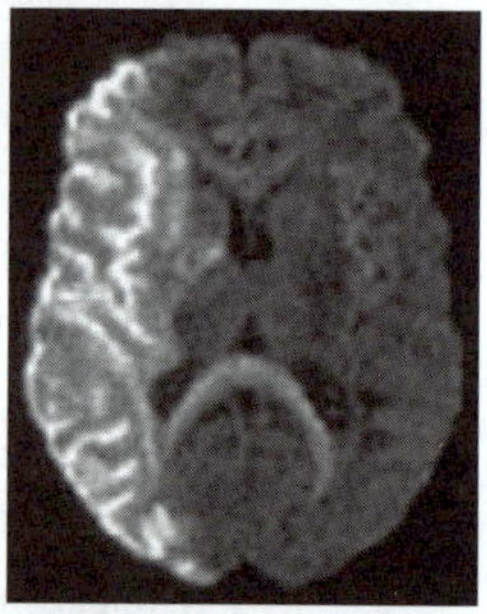

Zerebrale Ischämie (MRT)
Ausgedehnte Diffusionsstörung und fehlende A. cerebri media re. (Pfeil) ca. 5 Stunden nach Symptombeginn

Anm Bildgeb. Di ist bei Schlaganfallpatienten in d. Akutsituation dringlich

Di Die Abklärung der Ursachen einer zerebralen Ischämie erfolgt sinnvollerweise in mehreren Schritten:

Zunächst Abklärung häufiger Ursachen:	Falls Routinediagnostik unergiebig oder bei gezielt. Verdacht ⇒ Erweiterung der Diagn.
Kardiale Embolie ⇒ • EKG • Langzeit-EKG bzw. Monitorüberwachung auf Stroke-Unit • Transthorakale (evtl. transösophageale) Echokardiografie	• **Dissektion** ⇒ MRT (Gefäßwandhämatom?), evtl. Angiografie • **Paradoxe Embolie** (b. off. Foramen ovale) ⇒ TEE[2] mit Echovist[3] zum Nachweis eines atrialen Rechts-Links-Shunts; alternativ TCD[4] mit Echovist i.v. (indirekter Nachweis), Duplexsono der Beinvenen

Arterioarterielle Embolie ⇒ • Extra- u. transkranielle Doppler-Sonografie • Ergänzende farbkodierte Duplex-Sonografie • MR-Angiografie, DSA[1]	• **Vaskulitis:** ⇒ „Vaskulitisparameter": u.a. ANA, c- und p-ANCA, Rheumafaktoren, Komplementfaktoren • **Erregerbedingte Vakulitiden** ⇒ HIV, Borreliose, Lues etc.
Zerebrale Mikroangiopathie ⇒ • Bei typischer Lakune in der Bildgebung eingeschränkte Diagnostik ausreichend: EKG, extrakranieller Doppler, Routinelabor und Suche nach Gefäßrisikofaktoren (arterielle Hypertonie? Diabetes mellitus?)	• **Thrombophilie:** ⇒ Anti-Phospholipid-AK; Blutentnahme möglichst vor Beginn einer Th. mit gerinnungsaktiven Substanzen (Heparin!) und evtl. einfrieren, da einige Faktoren durch Heparin beeinflusst werden • **Andere**, überwiegend sehr seltene Ursachen

[1] Digitale Subtraktionsangiogr[2] transösophageale Echokardiografie [3]nicht lungengängiges Ultraschallkontrastmittel [4]transkranielle Doppler-Sono.

Merke Der ischämische Hirninfarkt ist ein Notfall!

Akut-Th **Basismaßnahmen:** Sie sind wichtig und zu einem großen Teil für die besseren Th.-Ergebnisse von „Stroke-Units" verantwortlich. Zu den Basismaßnahmen zählen:

- Behandlung auf einer spezialisierten Station („stroke unit")
- **Überwachung:** Atemfunktion (Pulsoxymetrie), EKG, RR, BZ, Fieber
  - **RR:** erhöhte Werte in der Akutphase häufig, Senkung nur bei Werten >200/110-120 mmHg, niedrige Blutdruckwerte verschlechtern die Perfusion im Infarktrandbereich
  - **BZ:** Ziel <200 mg/dl, Altinsulin, wenn höher, anfangs z.B. 4 IE (**Cave:** Hypoglykämie)
  - **Fieber:** Ziel <38°C (z.B. Wadenwickel, Paracetamol); Antibiose bei Infekt
- **Thromboseprophylaxe** (low-dose Heparin, Stützstrümpfe)
- Krankengymnastik, Logopädie

Spezifische Th

- **Lysetherapie** → 47
- **Vollheparinisierung** [(PTT 1,5-2 x verlängert (50-60 s)]: umstritten, bisher kein Effekt in großen Studien nachgew.; „typische" Indikation bei folgenden Hirndurchblutungsstörungen:
  - Hochgradige extra- oder intrakranielle Stenosen hirnversorgender Arterien
  - Dissektionen
  - Nachgewiesene oder sehr wahrscheinliche kardiale Emboliequelle
  - **Cave:** keine Indikation bei sehr großen Infarkten, da erhöhte Einblutungsgefahr!
- **Thrombozytenaggregationshemmer** z.B. ASS 100 mg/d, v.a. bei Makroangiopathie
- **Neuroprotektiva:** beim Menschen bisher nicht erfolgreich
- Therapie des malignen Mediainfarktes → 50

Akuttherapie (Lyse)

Ind Akute zerebrale Ischämie (nach Ausschluss einer Blutung) + funktionell relevantes neurologisches Defizit + Beginn der Symptomatik < 3 h bzw. < 6 h (s.u.)

KI
- Intrazerebrale Blutung!
- Erhöhtes Blutungsrisiko
  - Schlaganfall oder Schädel-Hirn-Trauma < 3 Monate
  - OP < 3 Wochen, Z.n. gastrointestinaler oder urogenitaler Blutung
- Therapie mit Antikoagulantien (Marcumar, Vollheparinisierung)
- Diverse andere seltene Kontraindikationen

Ergebnis Pflegebedürftigkeit wird bei jedem 7. behandelten Patienten verhindert

Ko
- V.a. symptomatische intrakranielle Blutung (~ 6%)
- Ggf. weitere Blutung

Proc

Prähospitalphase
• Sicherstellung der Vitalfunktionen • Keine ASS- oder Heparingabe • Keine i.m. Injektionen • Rascher Transport in Schlaganfalleinheit („time is brain")

Hospitalphase	
Vor Therapiebeginn	
• Prüfung Ind und KI • CCT (oder MRT) • Routinelabor (Gerinnung)	
Therapie je nach Beginn der Symptomatik	
< 3 h	• Und keine KI ⇒ **i.v. Lyse mit rt-PA**[1]: 0,9 mg/kg KG über 1 Std., max. 90 mg, initial 10% Bolus
3-6 h	• **Keine routinemäßige i.v. Lyse nach 3 h!** • Intraarterielle (lokale) Lyse mit Urokinase oder rt-PA[1] nur bei angiographischem Nachweis eines intrakraniellen Gefäßverschlusses und nur in spezialisierten Zentren

[1] recombinant tissue plasminogen activator = Gewebeplasminogen-Aktivator

2.2.4 Sekundärprävention nach TIA und Schlaganfall

Risiko Schlaganfallrisiko nach TIA/Schlaganfall (Faustregel): ca. 10% im 1. Jahr, dann 5%/J
Cave: Myokardinfarkt = häufigste Todesursache in diesem Patientenkollektiv!

Maßnahmen der Sekundärprävention
Kontrolle der Risikofaktoren
• Behandlung einer arteriellen Hypertonie • Konsequente Diabeteseinstellung • Behandlung einer Fettstoffwechselstrg.: bevorzugt Statine zur Cholesterinsenkung • Nikotinkarenz
Medikamentöse Sekundärprophylaxe
• **Antikoagulation** mit Phenprocoumon[1] (Ziel-INR 2-3); indiziert bei: - Nachgewiesener kardialer Emboliequelle - Dissektion (Antikoagulation meist über 3-6 Monate) - Evtl. bei offenem Foramen ovale, Thrombophilie etc. • **Thrombozytenaggregationshemmer:** - Z.B. ASS 100-300 mg bei allen anderen Patienten, bei Ausschluss einer Blutung, außerhalb des Lyseflusses oder der Lyse-Kontraindikationen - Alternativ/bei „ASS-Versagern" Clopidogrel 75 mg/d[2] oder ASS + Dipyridamol[3] (auch primär möglich) oder ASS + Clopidogrel - **Ind:** Makroangiopathie
Operative/neuroradiologisch-interventionelle Sekundärprävention
Bei Patienten mit Stenosen der hirnversorgenden Gefäße

[1]Marcumar®, [2]Plavix®, Iscover®, [3]Aggrenox®

2.2.5 Stenosen und Verschlüsse der hirnversorgenden Arterien

Pg
- Meist arteriosklerotisch bedingt, Prädilektionsstellen an Gefäßgabelungen;
- Von großer praktischer Relevanz sind Stenosen/Verschlüsse der A. carotis interna

Eint

Nach Symptomatik	• Symptomatisch (= TIA, Amaurosis fugax, Schlaganfall in den letzten 6 Mo) • Asymptomatisch
Nach Stenosegrad	• Gering- (≤ 40%), mittel- (50 bis < 70%), hochgradig (>/= 70%)

PPH Symptomatik meist durch arterioarterielle Embolie bedingt; hämodynamisch bedingte Symptomatik selten; Kompensation über Kollateralen (C. Willisii) möglich

Di
- Doppler-, farbkodierte Duplexsonografie, Angiografie (bei unklarem Doppler Goldstandard)

Th

Medik.	Thrombozytenaggregationshemmer (→ **48**)
Operativ / interventionell	• **Karotisdesobliteration**[1]**:** - Ind: hochgradige, symptomatische Stenosen (Standardverfahren); mittelgradige, symptomatische Stenosen bei günstigem individuellem OP-Risiko - Ko: in 6-7% d.F. ipsilateraler Insult; Tod - Anm: bei komplettem Verschluss keine Möglichkeit einer Karotisdesobliteration • **PTA**[2] **mit Stentimplantation:** Alternative, v.a. bei OP-Hochrisikopatienten

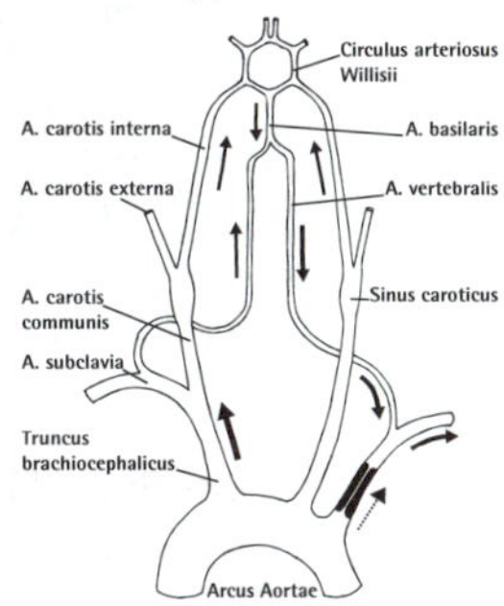

Subclavian-Steal-Syndrom

Anm
- **Subclavian-Steal-Syndrom:** Hirnstammsymptomatik bei hochgradiger proximaler Stenose (Verschluss) der A. subclavia mit Versorgung des ipsilateralen Arms über retrograd durchflossene A. vertebralis (zu Lasten der A. basilaris), Provokation durch Armbew.
- **Subclavian-Steal-Phänomen:** gleiche Strömungsverhältnisse ohne klin. Sympt.

2.2.6 Kardiale Emboliequellen

Epi Ca. 30% aller ischäm. Schlaganfälle/TIA's sind durch kardiale Embolien bedingt

Anm Eine kardiale Embolie als Ursache eines Schlaganfalls ist wahrscheinlich bei kardialen Erkrankungen mit hoher Embolierate und beim Nachweis intrakardialer Thromben

Kardiale Erkrankungen mit hoher Embolierate
- **Vorhofflimmern** (ca. 60% aller kardial-embolischen Schlaganfälle)
- Kürzlich abgelaufener Myokardinfarkt (+/- Ventrikelaneurysma)
- Dilatative Kardiomyopathie
- Intrakardiale Tumoren (z.B. Vorhofmyxom)
- Infektiöse Endokarditis
- Offenes Foramen ovale mit Vorhofseptumaneurysma
- Künstliche Herzklappe (bei insuffizienter Marcumarisierung)

Di EKG, Langzeit-EKG, transthorakale bzw. transösophageale Echokardiografie

Th
- **Vorhofflimmern:**
- Evtl. medikamentöse oder elektrische Kardioversion
- Orale Antikogulation (z.B. Marcumar) → **48**
- Antikoagulation zur Primär- und Sekundärprophylaxe sinnvoll
- Ausnahme: „lone atrial fibrillation" = VHF ohne kardiale Erkrankung oder

[1]Thrombendarteriektomie der A. carotis interna; [2]Perkutane transluminale Angioplastie

- Begleitende Risikofaktoren bei jungen Patienten (< 65 Jahre)
- **Andere kardiale Erkrankungen** mit erhöhtem Embolierisiko: meist orale Antikoagulation indiziert

2.2.7 Zerebrale Mikroangiopathie

Def Erkr. der kleinen zerebralen Perforans-Arterien/Arteriolen[1] mit der Folge kleiner lakunärer Infarkte und/oder diffuse, periventrikulär betonte Marklagerschädigung

Form	Lakunäre Infarkte	M. Binswanger[2]
Lok	Stammganglien-, Marklagerbereich, Pons	Subkortikal
Kli	Häufig sog. „lakunäre" Syndrome, z.B.: • Rein sensible oder • Rein motorische Hemisymptomatik ohne neuropsychologische Ausfälle	• Progrediente, vaskulär bedingte Demenz • Häufig schubweise Verschlechterung • Häufig motorische Auffälligkeiten im neurolog. Befund (z.B. Gangstrg., Babinski-Zeichen pos.)
Epi	Ca. 25% aller ischämischen Schlaganfälle	Nach Alzheimer-Demenz häufigste Demenzform

RF U.a. arterielle Hypertonie und Diabetes mellitus

Pat Lipohyalinose der Arteriolen

Lok Häufig sind lentikulostriäre Arterien betroffen

Di Klinik plus cCT oder (besser) cMRT

Th
- Optimale Therapie der Risikofaktoren
- Kausale Therapie nicht bekannt

Anm Beim sog. **Status lacunaris**, der neben den Stammganglien und dem Marklager auch den Hirnstamm betreffen kann, liegen multiple lakunäre Infarkte beidseits vor

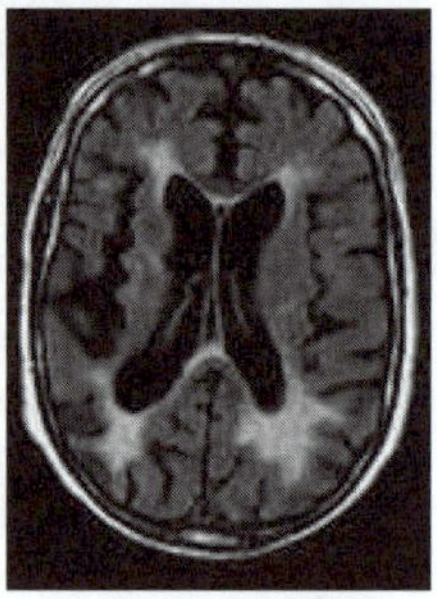

Zerebrale Mikroangiopathie (MRT)
Periventrikuläre Marklagerläsionen, typisch für zerebrale Mikroangiopathie

2.2.8 Maligner Mediainfarkt

Def Ischämischer Hirninfarkt im Versorgungsgebiet der A. cerebri media mit progredientem Hirnödem u. drohender (transtentorieller) Einklemmung[3]

Pg Verschluss des Mediahauptstammes oder der T-Gabel → **42**

Cave Maximale Ausprägung des Hirnödems erst nach 2-5 Tagen!

Kli
- **Schweres Defizit:** kontralaterale Hemiplegie, Hemihypästhesie, Kopf- und Blickwendung zur Herdseite, Aphasie oder Neglect
- Progrediente Bewusstseinsstörung
- Spätzeichen: transtentorielle Einklemmung

Di Klinik, Bildgebung

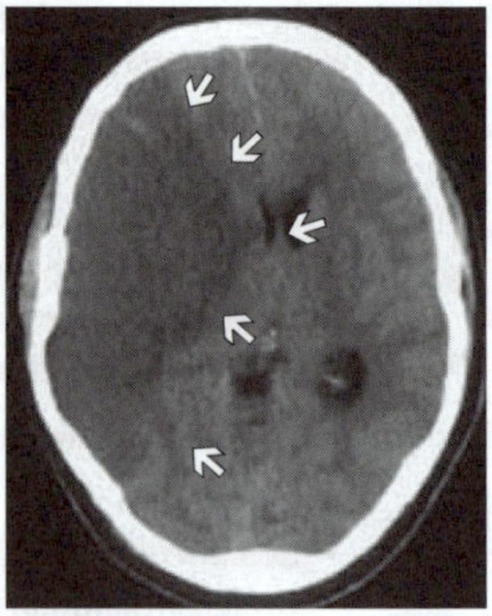

Mediainfarkt (CCT)
Ausgedehnter Mediainfarkt (Pfeile) mit Mittellinienverlagerung

[1] z.B. Aa. lenticulostriatae, Rr. ad pontem, [2] Syn: Subkortikale arteriosklerotische Enzephalopathie
[3] Herniation von Anteilen des medialen Temporallappens über das Tentorium nach infratentoriell mit Kompression des Mittelhirns; Initialsymptom: ipsilateral erweiterte, nicht lichtreagible Pupille!

Th
- Intensivstation
- **Konservative Hirndrucktherapie:**
  Oberkörperhochlagerung (30°), Osmotherapie mit Mannit (20%) oder alternativ Glycerol, kontrollierte Beatmung und Hyperventilation (art. $pCO_2 \downarrow \Rightarrow$ intrakranieller Druck $\downarrow$), Barbituratnarkose
- **Dekompressionsoperation** (Hemikraniektomie):
  - Teilweise Entfernung der Schädelkalotte über der betroffenen Hemisphäre
  - Möglichst frühzeitige OP (z.B. nach ca. 24 h); bei Einklemmungszeichen keine Indikation mehr.

Pro Unbehandelt bei komplettem Mediainfarkt sehr schlecht (Mortalität: 50-80%)

2.2.9 Akuter Verschluss der A. basilaris

Merke Ein akuter A.-basilaris-Verschluss ist ein Notfall, der unbehandelt meist letal endet

Ät
- Lokal thrombotisch (bei Arteriosklerose der A. basilaris)
- Embolisch (z.B. kardial-embolisch)

Kli
- Meist abrupter Beginn, dann progrediente „stotternde" Symptomatik, schließlich zunehmende Bewusstseinsstörung, Koma, Tod
- Charakteristische Hirnstammsymptome in der Frühphase: Schwindel, Übelkeit, Erbrechen, Dysarthrie (bis Anarthrie), Okulomotorikstörung, schwere Ataxie mit Steh- und Gehunfähigkeit, Hemi-, Tetraparese mit positiven Pyramidenbahnzeichen

Sondf **„Top-of-the-basilar"-Syndrom**, meist embolisch bedingter Verschluss der distalen A. basilaris mit Verwirrtheit, Seh- und Okulomotorikstörung, ggf. frühe Bewusstseinsstörung, keine oder nur leichtgradige Paresen

Di
- CCT: in den ersten Stunden meist keine Infarktdemarkierung
- Ausschluss Blutung, evtl. „dichte Basilaris"[1]
- Nachweis des Basilarisverschlusses außer durch Angiografie möglich durch: CT-Angio und cMRT (weniger zuverlässig: transkranielle Duplexsonografie)

Th **Lokale, intraarterielle Thrombolyse mit Urokinase / rt-PA:** innerhalb von 6 Std. meist unproblematisch, danach individuelle Abwägung; je früher, desto besser; nicht mehr sinnvoll bei mehrstündigem tiefem Koma (> 6 Std.) mit Verlust der Hirnstammreflexe und bereits ausgedehnten Infarktzeichen im cCT, da Prg auch mit Therapie infaust

2.2.10 Dissektionen

Def Einblutung in die Gefäßwand mit Ausbildung eines Gefäßwandhämatoms

Epi Relativ häufige Schlaganfallursache bei jungen Patienten

Ät
- Spontan oder traumatisch, manchmal nur Bagatelltraumen (ca. 50%)
- Selten assoziierte Bindegewebserkrankungen: z.B. fibromuskuläre Dysplasie, Marfan-Syndrom

Anm Die Einblutung kann subintimal, in der Media oder Adventitia liegen. Subintimale Einblutungen führen häufig akut zu einer deutlichen Lumeneinengung, Blutungen in die Adventitia führen zu einer Schwächung der Gefäßwand ggf. mit Pseudoaneurysmen (mögliche Emboliequelle)

Lok
- **Häufig:** A. carotis interna (extrakraniell), häufig langstreckig betroffen
- **Seltener:** A. vertebralis, intrakranielle Dissektionen sehr selten

---

[1] Im Vergleich zu den anderen Gefäßen signalangehobene A. basilaris

Kli **Typische Trias:**
- Zerebrale Ischämie (nicht selten rezidivierend)
- Lateralisierte Hals-, Nacken oder Kopfschmerzen
- Horner-Syn. (Befall: A. carotis interna), ggf. Ausfall anderer kaudaler Hirnnerven

Di
- **Doppler- / Duplexsonografie:** Stenose oder Verschluss der betroffenen Arterie, evtl. Nachweis eines doppelten Lumens, charakteristisch: sog. „Schwappphänomen"
- **MRT und MR-Angiografie:** Nachweis eines Gefäßwandhämatoms beweisend
- **Katheter-Angiografie:** Nachweis des typischen „string signs"

Th Antikoagulation, initial Vollheparinisierung, anschließend Marcumarisierung für 3-6 Monate, in Ausnahmefällen auch länger

Pro In der Mehrzahl der Fälle Heilung innerhalb von 6 Monaten

2.2.11 Zerebrale Vaskulitiden

Def Entzündliche Erkrankung hirnversorgender Arterien mit der Folge zerebraler Ischämien (selten auch intrazerebraler Blutungen)

Epi Seltene Ursache zerebraler Insulte, in der Relation bei jungen Patienten häufiger

Eint

Primär		Sekundär	
Große Gefäße	Riesenzellarteriitis • Arteriitis temporalis • Takayasu-Arteriitis	**Bei Kollagenosen**	• SLE • Sjörgen-Syndrom
Mittelgroße Gefäße	• „Klassische" Panarteriitis nodosa • Isolierte Angiitis des ZNS	**Bei Infektions-erkrankungen**	Meningitis (typ. bei Pneumokokken) TBC, Neurolues, Borreliose, VZV (nach Zoster ophthalm.), HIV
Kleine Gefäße	• U.a. Wegenersche Granulomatose • Churg-Strauss-Syndrom • Purpura Schoenlein-Henoch	**Andere**	• U.a. Sarkoidose • Paraneoplastisch • Toxine, z.B. Kokain
Weitere Vaskulitiden	• M. Behçet		

Kli Meist keine spezifische Klinik, evtl. wegweisend: Kopfschmerzen, Mitbeteiligung anderer Organe, entzündliche Laborveränderungen

Riesenzellarteriitis	Polyarteriitis nodosa	Wegener-Granulomat.	M. Behçet	Isolierte Angiitis (ZNS)
• Ältere Patienten • Schläfenkopf-schmerz, verdickte A. temp. • Assoziation mit Polymyalgia rheumatica • Sturzsenkung • Erblindungsgefahr	• Häufig schwere Polyneuropathie • Assoziiert mit viraler Hepatitis • Erst relativ spät zerebrale Insulte	• Granulomatöse Entzündung • Respirationstrakt und Nieren häufig befallen • c-ANCA +	• Orale und genitale Ulzera • Augenbeteiligung • Überwiegend Pat. aus den östlichen Mittelmeer-ländern	• Ausschluss-diagnose • Kopfschmerzen • Multifokale Ausfälle 6 Monate • Angio: segmentale Stenosen • Gefäßabbrüche

Labor
- **Allgemeine Entzündungsparameter:** BSG, CRP, Leukozyten
- **Antikörper:** u.a. ANA, c- und p-ANCA, Rheumafaktoren, Komplementfaktoren C3, C4, C3d, CH50, Immunkomplexe

- **Liquor:** Pleozytose?
- **Mikrobiologie:** Hepatitisserologie, VZV, HIV, bakterielle Diagnostik

Di Klinik, Labor, Schnittbildgebung, Katheterangiografie, Biopsie (aus befallenem Organ, bei isolierter Angiitis des ZNS: leptomeningeale Biopsie)

Th Bei nichtinfektiösen Vaskulitiden Steroide und Immunsuppressiva (Cyclophosphamid, Azathioprin, Methotrexat, Ciclosporin); unterschiedliche Behandlungsschemata

Prg Häufig von extrazerebraler (insbesondere renaler) Beteiligung bestimmt

2.2.12 Sinus-Venen-Thrombose

Def Venöse Thrombose eines intrakraniellen Sinus (meist des Sinus sagittalis superior)

Eint

Nach der Infektiosität	Aseptisch versus septisch bei Gesichtsinfektionen oder Infektionen am Ohr
Nach der Lokalisation	• Sinus sagittalis superior (klinisch größte Relevanz), transversus oder sigmoideus • selten: Thrombosen des Sinus cavernosus & rectus und der inneren Hirnvenen

Sondf Kortikale Venenthrombose (nur kleines Areal betroffen, keine Beteiligung des Sinus)

Rif
- Schwangerschaft und postpartal
- Kontrazeptiva (+ Rauchen)
- Thrombophilie
- Lokale Infektionen im HNO-Bereich

Pg Abflussstörung ⇒ Stase ⇒ venöse Infarkte ⇒ sekundäre Einblutung (häufig)

Kli

Aseptische Thrombose (Sinus sagittalis sup.)	Septische Thrombose
• Kopfschmerzen (intrakranielle Druckerhöhung) + epileptische Anfälle + fokale Ausfälle • Verwirrtheit • Später zunehmende Bewusstseinsstörung, Stauungspapillen	• Zusätzlich Lokalzeichen im HNO-Bereich plus allgemeine Entzündungszeichen • Häufiger Thrombose des Sinus cavernosus (Sinus-cavernosus-Syndrom[1]) oder des Sinus transversus bzw. sigmoideus • Kaum betroffen: Sinus sagittalis

Di
- **CCT ohne und mit KM:** ⇒
  - Empty-triangle-Zeichen: in der Kontrastmittelsequenz Aussparung im hinteren Sinus sagittalis superior (thrombotisches Material)
  - Zusätzlich: Hirnödem, venöse Infarkte und Blutungen
- **MRT + venöse MR-Angiografie** (spezielle MRT-Sequenz zur Darstellung venöser Gefäße) ⇒ direkter Thrombusnachweis (MRT), fehlendes Flusssignal in der venösen MRA
- **Angiografie:** bei zweifelhaften Befunden von CCT und MRT

Th
- **PTT-wirksame Vollheparinisierung** Ziel: PTT auf den zweifachen Ausgangswert anheben (60-90s); zerebrale Einblutungen sind keine Kontraindikation
- **Im Anschluss: Marcumarisierung** (KI: u.a. Schwangerschaft), zunächst für 6 Mo, bei Thrombophilie lebenslang
- **Bei septischer Sinusvenenthrombose:** operative Herdsanierung, Antibiose, i.d.R. Antikoagulation

[1] Augenmuskellähmungen, Ptose, Sensibilitätsstörungen im Gesicht, evtl. Exophthalmus infolge Drucklähmung des N. oculomotorius, N. trochlearis, N. trigeminus, N. abducens

Anm SVT ist eine der wesentlichen Differentialdiagnosen des idiopathischen Pseudotumor cerebri (pathog. ungeklärte Erkrankung mit Liquordrucksteigerung und Stauungspapillen ohne Nachweis einer intrakraniellen Raumforderung, häufig bei jungen, übergewichtigen Frauen. Ko: progr. Optikusschädigung bis Visusverlust)

2.3. Intrakranielle Blutungen

■■■ 2.3.1 Übersicht (intrakranielle Blutungen)

Üs

Form	Epiduralblutung	Subduralblutung	Subarachnoidalblutung	Intrazerebrale Blutung
Lok	Zwischen Schädelknochen und Dura	Zwischen Dura und Arachnoidea	Zwischen Arachnoidea und Gehirnbasis	Meist zwischen Stammganglien
Ät	Ruptur der A. meningea media	Ruptur von Brückenvenen	Aneurysmaruptur (meist am C. Willisii)	Hypertonie, Arteriosklerose
Epi	20. - 45. LJ/ m:w = 5:1		30. - 60. LJ	5. - 70. LJ
Kli	Freies Intervall	Initial Bewusstlosigkeit	Vernichtungskopfschmerz	Halbseiten-symptomatik
Di/CT	Konvexe, hyperdense Raumforderung	Konkave, sichelförmige Raumfoderung	Blutiger Liquor	

■■ 2.3.2 Spontane intrazerebrale Blutungen

Def Spontane Blutung in das Hirnparenchym mit oder ohne Ventrikeleinbruch

Epi 10-15% aller Schlaganfälle

Eint

Nach Ätiologie	Häufigste Ursache nach Altersgruppen
• Hypertensive Massenblutung: meist im Linsenkern, Thalamus, Pons, Stammganglienbereich („loco typico") • Gefäßfehlbildungen: Aneurysma, AV-Malformation, Durafistel, Kavernome MM • Sekundär bei Sinus-Venen-Thrombose • Einblutung in intrakranielle Tumore oder ischämische Infarkte • Amyloidangiopathie (= kongophile Angiopathie, meist atypische Blutungslokalisation, zusätzlich Nachweis älterer Blutungen, häufige Ursache bei Pat. > 65 J., sicherer Nachweis nur pathologisch) • Gerinnungsstörungen: Hämophilie, Marcumartherapie • Seltene andere Ursachen (z.B. bei Vaskulitis, Drogenabusus)	• **<40 Jahre:** Gefäßfehlbildung • **40-70 Jahre:** hypertensive Massenblutung (insgesamt am häufigsten über alle Altersgruppen) • **>70 Jahre:** Amyloidangiopathie, hypertensive Massenblutung

Pg/Path Degenerative Veränderungen (Lipohyalinose MM und Mikroaneurysmen) der kleinen und kleinsten Gefäße bei hypertensiver Genese

Kli Klinisch-neurologisch nicht von ischämischen Insulten zu differenzieren, tendenziell häufiger Kopfschmerzen und Vigilanzstörung

Di

- **CCT:** sicherer Nachweis akuter Blutungen (Goldstandard)
- **MRT:** sensitiver bei älteren Blutungen
- **Angiografie:** sinnvoll bei jungen Pat. und atypisch lokalisierter Blutung (Fragen: Gefäßfehlbildung, Sinus-Venen-Thrombose, pathologische Gefäße, Tumor?)

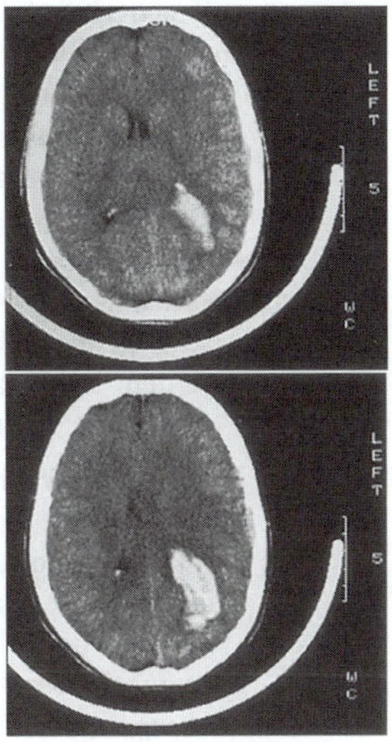
Intrazerebrale Blutung, CT
IMPP-Prüfungsabbildung

Th

- **Konservative Therapie:** Blutdruckkontrolle, Anfallsprophylaxe (nach erstmaligem Auftreten eines Anfalls), Hirndrucktherapie und evtl. intensivmedizinische Behandlung
- **Operative Verfahren** (nur bei ausgewählten Patienten sinnvoll):
  - Externe Ventrikeldrainage bei sekundärem Hydrozephalus
  - Offene Hämatomausräumung (Indikation umstritten, am ehesten bei großen Blutungen mit mäßiger Bewusstseinsstörung)
  - Stereotaktisches Absaugen nach einigen Tagen, Alternative zum direkten offenen Ausräumen, ggf. schnellere Regeneration bei ausgewählten Patienten

Prg

- Mortalität ca. 30-50%
- Von Größe und Lokalisation der Blutung abhängig
- Ungünstigere Prognose bei Ventrikeleinbruch
- Bei Überleben manchmal erstaunlich gute Rückbildung des neurologischen Defizites

2.3.3 Subarachnoidalblutung

Epi Deutlich seltener als spontane intrazerebrale Blutungen

Eint

Nach der Ursache	Nach der World Federation of Neurological Surgeons (WFNS, Teasdale et al., 1988)			Nach dem klinischen Schweregrad (nach Hunt und Hess)	
• Blutung aus einem Aneurysma (80%) • Andere Gefäßmissbildungen • Dissektion • Schädel-Hirn-Trauma • Insbesondere bei perimesenzephaler Blutungslokalisation keine Blutungsquelle nachweisbar (ca. 15%)	Grad	Glasgow Coma Scale	Hemiparese Aphasie	Gebräuchlich (und therapierelevant) ist die Einteilung nach Hunt und Hess	
	I	15	nein	I	Asymptomatisch oder kaum Beschwerden
	II	14-13	nein	II	Mäßiger bis schwerer Kopfschmerz, Nackensteife, Hirnnervenausfälle
	III	14-13	ja	III	Somnolenz, Verwirrtheit, leichtes fokales Defizit
	IV	12-7	ja/nein	IV	Sopor, fokale Zeichen
	V	6-3	ja/nein	V	Koma, Dezerebrationszeichen

Kli

- **Leitsymptom:** in 90% d.F. schwerster, plötzlich auftretender Kopfschmerz („Kopfschmerz wie noch nie")
- Klinisch-neurologischer Leitbefund: Nackensteife (DD: Meningitis)
- Zusätzlich: Übelkeit, Erbrechen, evtl. Bewusstseinsstörung (ca. 50%), seltener: Hirnnervenausfälle, fokale Zeichen

Anm Gelegentlich geht dem Hauptereignis Tage zuvor ein Ereignis mit weniger ausgeprägter Symptomatik voraus (sog. Warnblutung)

Di

- **CCT** sichert die Di (Sensitivität: am 1. Tag ca. 95%, am 3. T. ca. 75%, am 7. T. ca. 50%)
- Lumbalpunktion:
  - Bei dringendem klinischen Verdacht und negativem CCT immer indiziert
  - Befunde: blutiger Liquor, Xanthochromie (Gelbfärbung des Liquors; nach spätestens 12 Stunden bis ca. 2 Wo. nachweisbar), Ferritin und Siderophagen (noch nach Wochen nachweisbar)
- **Angiografie:**
  - Nachweis oder Ausschluss eines Aneurysmas oder einer anderen Blutungsquelle
  - Bei fehlendem Nachweis einer Blutungsquelle kann eine Reangiografie erwogen werden, sofern keine Vasospasmen vorliegen (Ausnahme: perimesenzephale Blutung, keine Re-Angiografie notwendig)

Th

- **Therapie der Wahl** bei Nachweis eines Aneurysmas (Ziel: Ausschaltung der Blutungsquelle, Reduktion des Nachblutungsrisikos)
  - Neuroradiologisch-interventionelle Therapie: sog. „Coiling" mit Platinspiralen; nach aktueller Datenlage der operativen Therapie (bisher Standard) in der Mehrzahl der Fälle überlegen (Kathetertechnik: A. wird mit Platinspiralen gefüllt)
  - Alternative → 55: Früh-OP (< 72 Stunden): sog. „Clipping", sofern keine Vasospasmen vorliegen
- Bei klinisch schwer betroffenen Patienten (Hunt und Hess IV und V) individuelle Abwägung notwendig, bei insgesamt sehr schlechter Prognose keine generelle Interventions- bzw. OP-Indikation, bei Zeichen der Liquorzirkulationsstörung: Frühzeitige Anlage einer externen Ventrikeldrainage
- **Konservative Therapie:**
  - Nimotop 1-2 mg/h i.v. bzw. 6 x 60 mg p.o. für 14-21 d zur Pro von Vasospasmen
  - Verlegung auf Intensivstation, RR auf hochnormale Werte einstellen, Analgesie

Ko **Relativ häufig u. typisch:** Rezidivblutung, Hydrozephalus, Vasospasmen → 56; **Seltener:** epileptische Anfälle, Hyponatriämie, EKG-Veränderungen

2.3.4 Subarachnoidalblutung - Komplikationen

Rezidivblutung	
Häu	Nichtausgeschaltetes Aneurysma in den ersten 6 Mo ca. 50%; in den ersten 2 Wo ca. 20%
Pro	Früh-OP oder Coiling! (Mortalität der Rezidivblutung: 50%)
Gefäßspasmen	
Häu	Ca. 70% der SAB-Patienten, hiervon aber nur ein Teil klinisch manifest
Verl	Beginn nach ca. 3 d, Maximum nach 4-14 d (keine OP in der Spasmusphase)
Ät	Gefäßverengung bzw. Gefäßwandproliferation durch Einwirkung von Blutabbauprodukten
Kli	Progrediente Vigilanzminderung, fokale Ausfälle (Infarkt durch Minderperfusion)
Di	• **Transkranielle Doppler-Sonografie** (Screening und Verlaufsbeobachtung; mittlere Flussgeschwindigkeit > 120 cm / s = Spasmus) • **Angiografie**, aber Risiko für Vasospasmen ↑ ⇒ nur bei therapeut. Konsequenz
Th	• **Nimodipin** 1-2 mg / h i.v. od. 6 x 60 mg p.o. • **Triple-H-Therapie: h**ypertensive **h**ypervolämische **H**ämodilution („viel Flüssigkeit + Katecholamine"), nur unter intensivmed. Th + geklipptem A. • **Angioplastie:** bei umschriebenen Spasmen in spezialisierten Zentren
Hydrocephalus communicans	
Häu	Innerhalb der ersten 3 Wochen bei 15-20%, kann bereits initial vorliegen
Ät	Verklebung der Ventrikelaustrittsstellen oder der Pacchioni-Granulationen
Di	CCT
Th	Akut: externe Liquordrainage, bei Persistenz (ca. 30%) Shunt

2.3.5 Subdurale und epidurale Blutungen

Form	Epiduralhämatom	Subduralhämatom
Ät	Meist erhebliches Trauma, häufig mit Kalottenfraktur 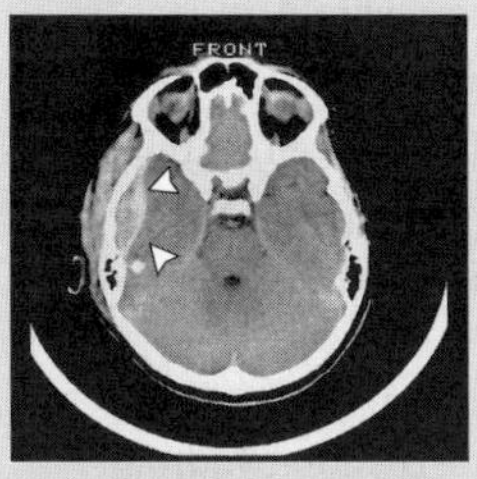 **Akutes Epiduralhämatom, CCT** sichelförmige Raumforderung; IMPP-Abb.	• **Akutes SDH:** meist erhebliches Trauma, häufig mit Kalottenfraktur • **Chronisches SDH:** meist nur Bagatelltraumen; disponierende Faktoren: Alter, Alkoholismus, Hirnatrophie, Gerinnungsstörungen
Pg	Verletzung einer Arterie (häufig A. meningea media)	Verletzung von Venen (z. B. Brückenvenen)
Kli	Kopfschmerzen, Halbseitensymptomatik, Pupillenstörung (als Zeichen der Raumforderung), Bewusstseinsstörung	
	Freies Intervall (bis zu einigen Stunden) zw. Trauma und neurologischen Ausfällen	• **Akutes SDH:** selten freies Intervall • **Chronisches SDH:** häufig Latenz von mehreren Wochen zwischen Trauma und klinischer Manifestation

Form	Epiduralhämatom	Subduralhämatom
Di	**CCT:** Bikonvexe Raumforderung 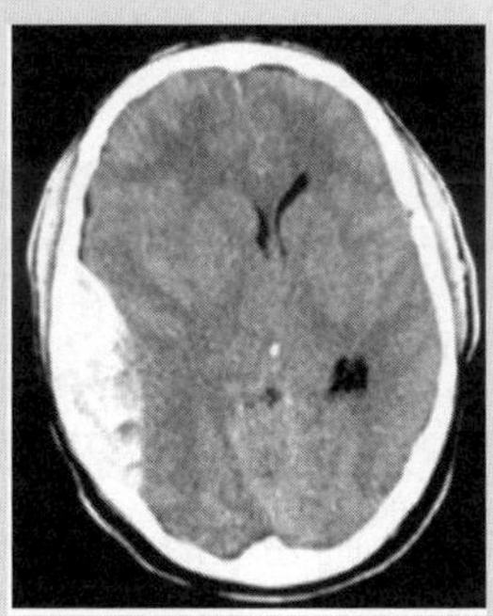 **Akutes Epiduralhämatom, CCT** sichelförmige Raumforderung, erhebliche Mittellinienverlagerung	• **CCT:** Sichelförmige Raumforderung 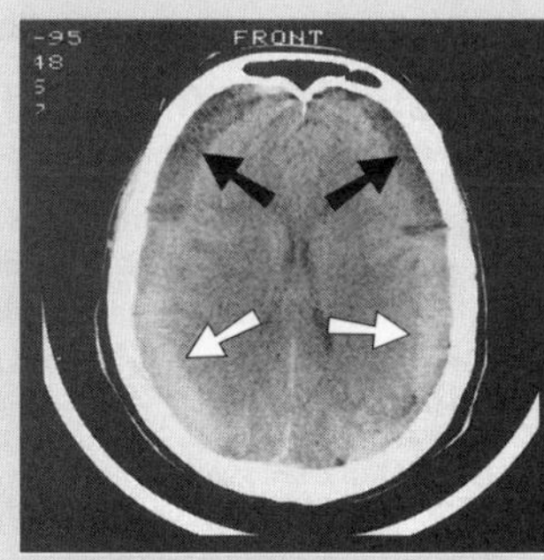 **Subduralhämatome:** akute (weiße Pfeile) und chronische (schwarze Pfeile) Hämatome; (IMPP-Abb.) • **Cave:** Kleine SDH werden leicht über-sehen, wenn nicht gezielt gesucht wird!
Th	• Operative Entlastung • Nur bei chronischem SDH konservatives Management, falls Hämatom < Kalottenbreite (Faustregel), ansonsten operativ	

Anm Bewusstseinsgestörte, unkooperative oder alkoholisierte Patienten mit bekanntem oder fraglichem Sturzereignis ⇒ Ausschluss subdurale Blutung mittels CCT

2.4. Zerebrale Gefäßmissbildungen

2.4.1 Intrakranielle Aneurysmen

Def Umschriebene Aussackung der Gefäßwand intrakranieller Arterien

Epi
- Prävalenz nicht rupturierter Aneurysmen: ca. 2-6%
- Blutungsrisiko nicht rupturierter Aneurysmen (umstritten): 0,05 - 2% / Jahr; Risiko erhöht bei Aneurysmen >0,7 cm, vorausgegangener SAB

Ät
- Meist spontan, ggf. genetische Disposition, selten sekundär bei Arteriosklerose, entzündliche Gefäßkrankheiten
- Assoziierte Krankheiten: polyzystische Nierenerkrankung, Bindegewebserkrankungen (z.B. Marfan-, Ehlers-Danlos-Syndrom)

Eint
- Rupturiert - nicht rupturiert, sackförmig - fusiform
- Nach der Größe: klein <0,7 cm; mittel: bis 2,5 cm; groß: >2,5 cm

Lok A. communicans anterior (ca. 36%), A. carotis interna (ca. 33%), A. cerebri anterior und media (je ca. 10%), A. basilaris / vertebralis (6%)

Kli Zwei Manifestationsformen:
- Bei Ruptur: Subarachnoidalblutung (SAB)
- Symptomatik durch lokale Rf: Kopfschmerzen, Kompression von Hirnnerven etc.

Di Digitale Subtraktionsangiografie (Goldstandard); MR- bzw. CT-Angiografie

Th
- **Operativ:** OP-Indikation bei unrupturiertem Aneurysma umstritten (Faktoren für eine OP: junges Alter, Aneurysma > 0,7 - 1 cm), Lage im hinteren C. Willisii; individuelle Entscheidung
- **Alternativ:** interventionelle Embolisation durch Platin-Coils

2.4.2 Sonstige Gefäßmissbildungen

Arteriovenöses Angiom (AV-Angiom)	
Def	Kurzschlussverbindung zwischen hirnversorgenden Arterien und Venen mit erweiterten arteriellen und venösen Gefäßen (sog. Nidus)
Kli	Blutung (2-4% / Jahr), epileptische Anfälle
Th	OP, Embolisation, Bestrahlung (je nach Größe und Lokalisation)
Arteriovenöse Durafistel	
Def	Kurzschlussverbindung zwischen duraversorgenden Arterien (aus A. carotis ext.) und intraduralem venösem System; häufig mit umschriebenen Venenthrombosen assoziert
Pg	Erweiterung (physiologischer) Mikrofisteln
Kli	Variable Sympt. (je nach Lokalisation), u.a. pulsierender Tinnitus, Sinus-cavernosus-Syndrom[1], Blutung, Anfälle
Th	Embolisation + evtl. OP
Kavernom	
Def	Umschriebene „beerenartige" Ansammlung dilatierter Gefäße ohne glatte Muskulatur oder zwischenliegendes Nervengewebe
Di	MRT (typisches Bild), angiographisch i.d.R. nicht darstellbar
Häu	Relativ häufig, aber nur geringes Blutungsrisiko 0,1-0,7% / Jahr
Th	OP nur nach vorausgegangener Blutung oder bei Anfällen
Venöses Angiom („Developmental venous anomaly")	
Def	Transkortikal drainierende Sammelvene, auf die Venen radiär zulaufen („caput medusae"); Anm: häufige Anomalie, meist Zufallsbefund ohne klinische Relevanz, sehr geringes Blutungsrisiko

[1] Augenmuskellähmungen, Ptose, Sensibilitätsstrg. im Gesicht, Exophthalmus infolge Drucklähmung des N. III, IV, V, VI

2.5. Vaskuläre Erkrankungen des Rückenmarks

2.5.1 Spinale Durchblutungsstörungen und Gefäßfehlbildungen

Ana

- Arterielle Versorgung des RM durch 3 längsverlaufende Arterien und deren Äste:
  - A. spinalis anterior (1)
  - A. spinalis posterior (2)
- Zuflüsse aus den Aa. vertebrales, dem Truncus thyreocervicalis und aus den Rr. spinales der Aa. intercostales, lumbales und sacrales
  - Abnahme der Anzahl zuführender Arterien nach der Fetalzeit zugunsten einzelner (3-8) kaliberstarker Arterien; meist kräftiger Zufluss aus der A. vertebralis sowie aus der sog. A. radicularis magna (Adamkiewicz), Abgang Höhe Th 10 - L1

Spinale Durchblutungsstörungen	
Epi	Sehr viel seltener als zerebrale Durchblutungsstörungen
Ät	Arteriosklerose der Aorta, Aortenaneurysma, Komplikation bei Aorten-OP's
Kli	Typisch Spinalis-anterior-Syndrom: inkomplette Querschnittssymptomatik mit Paresen, dissoziierter Sensibilitätsstörung und Blasenmastdarmstörung
Epi-, subdurale Blutungen	
Kli; Th	Akute Querschnittssymptomatik, spinaler Notfall! OP
AV-Malformation	
Eint	Intramedulläre Angiome - perimedulläre Fisteln -Durafisteln
Epi	Selten
Kli	Progrediente Querschnittssympt. mit Verschlechterung und part. Remissionen
Di	cMRT und spinale Angiografie (schwierige Diagnose)
DD	MS, Tumoren, Bandscheibenvorfälle

Neuroinfektiologie

F. Winkler

- **Bakterielle Infektionen**
  - Bakterielle Meningitis
  - Hirnabszess
  - Tuberkulöse Meningitis
  - Weitere bakterielle Erkrankungen
    - Neuroborreliose
    - Neurosyphillis
    - Weitere seltene Erkr.
- **Virale Infektionen**
  - Meningitis / Enzephalitis
    - HSV
    - FSME
  - Erkrank. bei HIV-Infektionen
- **Pilzinfektionen**
- **Prionerkrankungen**

3. ZNS-Infektionen, Neuroinfektiologie 62

3. ZNS-Infektionen, Neuroinfektiologie (F. Winkler)

3.1. Bakterielle Infektionen

3.1.1 Differenzialdiagnose des Liquorbefundes

Erkrankung	Liquorzellzahl (Zellen/µl)	Albuminquotient (x 10^{-3})	Laktat (mmol/l)	Bemerkung
Norm	Bis 5	4+ (Alter/15) altersabhängig	Bis 2,1 mmol/l	
Akute eitrige (bakterielle) Meningitis	• **Granulozytäre Pleozytose: 1000 - 6000**[1], auch mehr • < 1000 zu Erkrankungsbeginn	>25	>3,5mmol/l	Oft trüb (Proteingehalt, Zellzahl ↑)
Virale Meningitis	• **Lymphozytäre Pleozytose: bis 1000**, selten mehr • Anfangs meist granuloz. Pleoz.!	8-25	<3,5mmol/l	Klarer Liquor
Tuberkulöse Meningitis	• **Lymphozytäre Pleozytose: 25-500**, selten mehr • In früher Krankheitsphase granulozytäre Pleozytose	>25	>3,5mmol/l	„Spinnengewebsgerinnsel" (durch hohen Eiweißgehalt)
Neuroborreliose	• **Lymphomonozytäre Pleozytose: bis 1000** • (Lymph. Reizformen und Plasmazellen!)	8-25, selten >25	Normal bis leicht erhöht	Borrelien-Liquor/Serum-Quotient bestimmen!
Meningealkarzinose	• **Mononukleäre Pleozytose** (einige 100), atypische Zellen	8-25	>3,5mmol/l	Nach atyp. Zellen suchen!
Multiple Sklerose	Zellzahl <40/µl; isoel. Fokussierung, intrathekale Immunglobulinsynthese mit IgG-Prävalenz, oligoklonale Banden bei >90%	Normal	Normal	

[1]Beachte: 1000 „ganze" Zellen = 3000/3 Zellen (letztere Angabe ist in der deutschen Klinik noch üblich)

Anm Bei Infektionen und Autoimmunprozessen des zentralen Nervensystems kommt es zur spezifischen Anitkörper-Produktion im Liquor; diese Ak kann man als oligoklonale Banden elektrophoretisch auftrennen

3.1.2 Bakterielle Meningitis

Ät
- Infektion in der Nachbarschaft („Durchwanderungsmeningitis", z.B. bei Otitis, Sinusitis, Mastoiditis)
- Hämatogen durch Bakteriämie
- Postoperativ, iatrogen, posttraumatisch (offenes Schädeltrauma, Liquorfistel)

Kli
- Typische Trias:
  - **Kopfschmerzen** (erhöhter Hirndruck)
  - **Meningismus:** schmerzhafte Nackenbeugung mit Schmerzausstrahlung entlang der Wirbelsäule und muskulärem Hartspann; auf Zeichen nach Kernig → 16 und Brudzinski → 16 achten!
  - **Fieber** (oft über 40°C)

(Trias fast immer komplett vorhanden)

- Weiterhin Übelkeit, Erbrechen, Lichtscheu, Verwirrtheit
- Fokal neurologische Symptome (z.B. Paresen) bei Zerebritis, Abszess oder Ischämie
- Epileptische Anfälle

Cave Exanthem (Petechien/Purpura)
⇒ V.a. Meningokokken-Meningitis!

Spez Err

Err (ggf. Gram-Färbung)	Häu (Erw.)	Kli, Verlauf	Th
Pneumokokken – **grampos. Diplokokken**	• Ca. 55% • Häufig bei Sinusitis, Otitis • Häufiger bei älteren Pat.	• Oft schwerer Verlauf • Letalität ca. 20-30% • Häufig Residualstrg. (Hörstrg., fokal-neurol. Defizite)	• Penicillin G oder • Cephalosporine der 3. Generation (bei Resistenz: Meropenem)
Meningokokken – **gramneg. Diplokokken**	• Etwa 10% • Eher jüngere Pat. • Häufigster Erreger bei Jugendlichen	• Letalität 5-10% • Charakt. Exanthem (Petechien, Purpura), • **Cave:** Verbrauchs-koagulopathie!	• Penicillin G oder • Cephalosporine der 3. Generation
Listeria monocytogenes – **grampositives Stäbchen**	• Etwa 6% • Inzidenz steigend • Häufiger bei älteren Patienten, Diabetikern, Alkoholikern	• Hohe Letalität (30%) • Oft grippeähnliches Prodromalstadium • Neben Meningitis, z.T. Hirnstamm-enzephalitis • Oft fokalneurol. Defizite	• Ampicillin plus Gentamicin
B-Streptokokken	• Häufigster Keim bei Neugeborenen!	• Meningitisches Syndrom • Bei Neugeborenen oft uncharakteristisch (evtl. Hypothermie!)	• Penicillin G plus Gentamicin

Anm Die Meningitis durch Haemophilus influenzae ist nach Einführung der Schutzimpfung in Deutschland fast ausgestorben (Achtung: ggf. noch falsche Zahlen in alten Lehrbüchern!).

Vorgehen bei Verdacht auf eitrige Meningitis

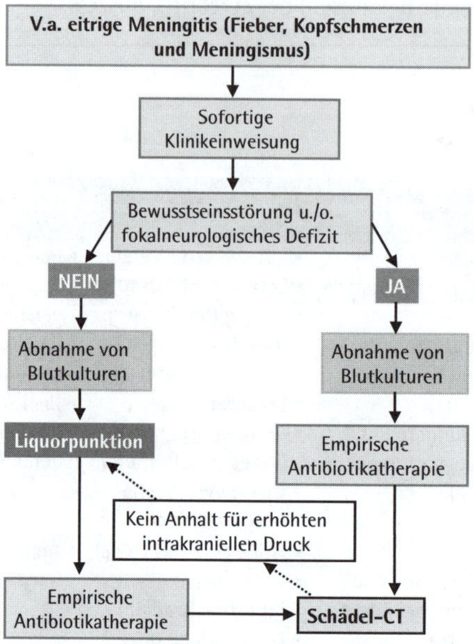

Th So schnell wie möglich Antibiotikatherapie

- Initiale Antibiotikatherapie bei unbekanntem Erreger („Blindtherapie"):
  - **Erwachsene:** Cephalosporine der Gruppe 3 + Ampicillin[1]
  - **Kinder:** Cephalosporine der Gruppe 3[2]
  - **Immunschwäche, OP, HNO-Inf.:** Ceftazidim[3] (oder Meropenem[4]) plus Vancomycin[5]/Ampicillin[6]
- **Allgemeines Vorgehen:** siehe obige Grafik

Pro

- **Haemophilus-Impfung:**
  - vorgeschrieben für Neugeborene in den ersten Lebensmonaten, vor Splenektomie
- **Pneumokokken-Impfung:**
  - Gegen 23 Serotypen wirksam
  - Für Risikopersonen (abwehrgeschwächte ältere Patienten, vor Splenektomie) empfohlen
  - Impfschutz oft nicht befriedigend
- **Meningokokken-Impfung:** z. Zt. noch kein Impfschutz für Serogruppe B, die in Deutschland für die Mehrzahl der Erkrankungen verantwortlich ist.
  ⇒ Daher v.a. Reiseimpfung vor Reise in Endemiegebiete („Meningitisgürtel" in Afrika!)

Ko

- Häufig und ursächlich für die hohe Letalität und Morbidität der Erkrankung!
  Mögliche Komplikationen:
- Hirnödem mit Erhöhung des Hirndruckes
- Zerebrale Gefäßbeteiligung:
  - Arteriell: Vaskulitis mit Infarkt
  - Venös: Sinusvenenthrombose
- Hydrozephalus durch Entzündungen im Ventrikelbereich (visköser Liquor), Verwachsungen

---

[1]CeftazidM.®, [2]Rocephin®, [3]Fortum®, [4]Meronem®, [5]z.B. Vanco®, [6]z.B. Binotal®

- Zerebritis, Hirnabszess, subdurales Empyem
- Hirnnervenläsionen (nach Häufigkeit: III., VI., VII., VIII. Hirnnerv), bleibende Hörstrg.
- Extrakranielle Ko (für etwa die Hälfte der Todesfälle verantwortlich!):
  - Septischer Schock, Verbrauchskoagulopathie, ARDS, Elektrolytstörungen

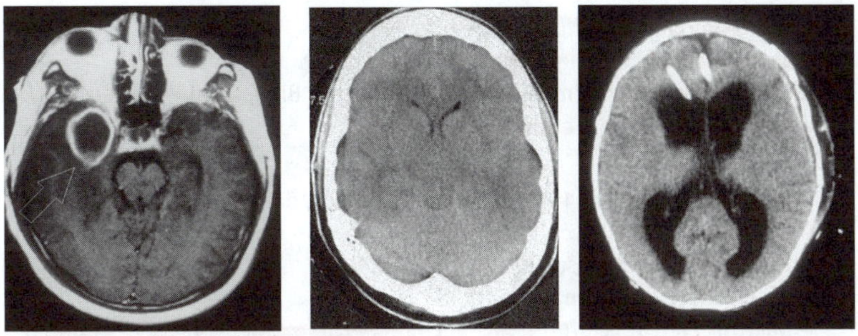

Komplikationen nach bakterieller Meningitis:
Hirnabszess (Pfeil), Hirnödem, Hydrocephalus

3.1.3 Hirnabszess

Err
- **Häufig** Streptokokken und Anaerobier
- **Seltener** Staphylokokken, Enterobakterien, Bacteroides sp., Pseudomonas

Ät
- **Fortgeleitet** (50%) bei intrakraniellen Infektionen (Sinusitis, Otitis, Mastoiditis)
- **Hämatogen** (30-40%);
  - Bei Endokarditis, Pneumonie und anderen schweren bakt. Infektionen
  - Begünstigt bei Immunsuppression

Kli
- **Hirndrucksymptomatik:** Kopfschmerzen, Übelkeit, Erbrechen
- **Neurologische Herdzeichen** (= fokalneurologische Defizite): abhängig von der Abszesslokalisation
- Evtl. epileptische Anfälle, Meningismus, Fieber

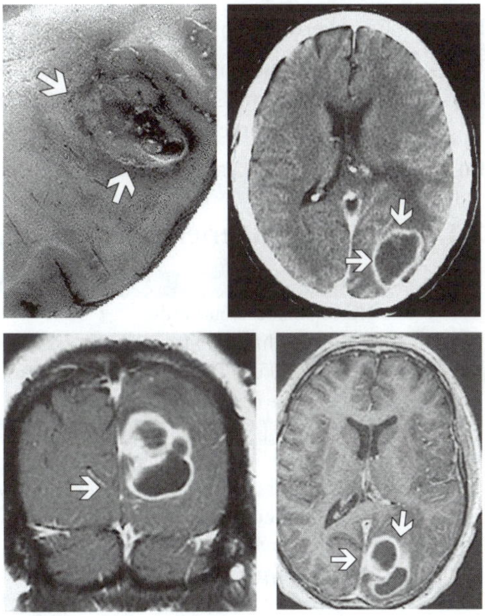

Hirnabszess
Oben: Makroskopie und CT; unten: MR

Di
- **CT/MRT:** solitäre oder multiple Ringstrukturen, nach Gabe von Kontrastmittel Anfärbung des Randsaumes, Umgebungsödem
- **Liquor:** variable Pleozytose (bis 1000 Zellen/µl), ggf. auch normal, oft kein Erreger-Nachweis

Th
- Antibiose
- Stereotaktische Punktion (Drainage)/Abszessexzision

3.1.4 Tuberkulöse Meningitis

Epi
- Alle Altersstufen
- V. a. bei Abwehrschwäche, z.B. Mangelernährung, Alkoholismus, Leberzirrhose, Diabetes mellitus

Kli
Subakuter Verlauf (meist über Tage bis wenige Wochen) mit:
- Kopfschmerzen, Meningismus
- Bewusstseinstrübung (meningoenzephalitisches Bild), fokalneurologische Defizite
- Hirnnervenausfälle (v. a. Hirnnerven III, VI)

Di
- **Liquorbefund:**
  - Pleozytose: mehrere 100 Zellen; erst granulo-, dann lymphomonozytär
  - Eiweiß ↑
  - Liquor-Serum-Glukose-Quotient ↓ (< 0,4)
- **Ggf. direkter Erregernachweis:**
  - Mikrosk. Nachw. säurefester Stäbchen im Liquor (Ziehl-Neelsen-Färbung)
  - Kultureller Nachw. der Mykobakterien im Löwenstein-Jensen-Medium
  - Mittels PCR (Nachweis von Mykobakterien DNS im Liquor)
- **CT/MRT:** evtl. Nachweis von Tuberkulomen, basaler Meningitis, Komplikationen

Lok
Typischerweise basale Meningitis (d.h. im Bereich von Schädelbasis und Hirnstamm)

Th
- **Viererkombination:** Isoniazid (INH), Rifampicin, Pyrazinamid, Streptomycin/Ethambutol (über mindestens 6 Monate)
- **Zusatztherapie:** bei Vaskulitis/Hirnödem ggf. zusätzlich Steroide, zu PNP-Pro Vit. B_6

Ko
Hydrozephalus, Vaskulitis, SIADH, Abszess, Tuberkulom, Rückenmarksbeteiligung

3.1.5 Seltene bakterielle Erkrankungen

Q-Fieber		
	Err	Coxiella burnettii
	Kli	hochfieberhafte Allg.-Erkrankung mit Kopfschmerz, Pneumonie, meningit. Syndrom
	Di	BSG und CRP stark erhöht; Antikörpernachweis im Blut
	Th	Doxycyclin
Zerebraler Morbus Whipple		
	Err	Tropheryma whippellii
	Kli	• **Gastrointest. Beschwerden:** Gewichtsverlust, Bauchschmerzen, Steatorrhoe + • **Neurologische Symptome:** Demenz, okulomastikatorische Myorhythmien [1], supranukleäre Ophthalmoplegie, Epilepsie, Myoklonien, Ataxie
	Di	• **Typische diagnostische Kriterien:** typische Myorhythmien oder positive Gewebsbiopsie (Dünndarm oder Gehirn) oder positive PCR • **Liquor:** evtl. PAS-positive Makrophagen
	Th	Cotrimoxazol (Jahre)
Botulismus		
	Err	Clostridium botulinum
	Kli	• Toxinbedingte Hemmung der Azetylcholinfreisetzung, dadurch Augenmuskel-, Fazialis-, Kaumuskelparesen, Schlucklähmung • Proximal betonte Tetraparese, Mydriasis, Mundtrockenheit, Tachykardie, Bewusstseinstrübung
	Di	Neurografie (Inkrement in der 30-Hz-Serienreizung), Toxinnachweis

[1] unwillkürliche Bewegungen der pharyngealen und okulären Muskulatur

3.1.6 Neuroborreliose

Err Borrelia burgdorferi, B. garinii, B. afzelii, B. japonica

Kli
- Stadienhafter Verlauf:
  - **Stadium I** (mehrere Tage bis Wochen nach Zeckenbiss): zentral abblassendes Ringerythem (Erythema chronicum migrans) nach Zeckenbiss (Anamnese!)
  - **Stadium II** (gleichzeitig oder Wo-Mo später): Neuroborreliose (Bannwarth-Syndrom), daneben auch Beteiligung von Haut, Gelenken, Herz, Allgemeinsymptomen, Lk-Schwellung
  - **Stadium III:** chronische B. mit Arthritiden, Hautmanifestation als chronisch atrophe Hautentzündung v.a. an den Akren (Acrodermatitis chronica atrophicans), selten chronische Neuroborreliose
- **Akute Neuroborreliose** (Symptome < 6 Monate):
  - **Radikulitis:** mit heftigem beinbetontem Schmerz, v.a. nachts, im Verlauf Paresen
  - **Hirnnervenausfälle** (Polyneuritis cranialis): am häufigsten N. facialis (auch beidseits!), okulomotorische Hirnnerven, Optikusneuritis, Hörminderung
  - Seltener meningitisches/enzephalitisches Syndrom
- **Chronische Neuroborreliose** (selten): verschiedene klin. Krankheitsbilder, z.B. axonale Polyneuropathie, Hirnnervenparesen, Myelitis

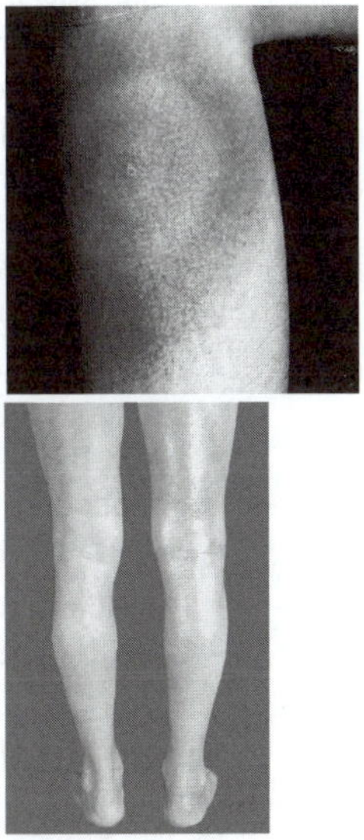

Borreliose
Erythema chronicum migrans (oben); Pergamenthaut (unten); entnommen aus Derma pocket

Anm **„Neuroborreliose"** ist zur Zeit sicherlich eine zu häufige Di, vor allem bei unspezifischen Beschwerden; AK-Index obligat!

Di
- **Liquoruntersuchung** für die Di einer Neuroborreliose obligat:
  - Pleozytose (lymphomonozytär mit lymphoiden Zellen)
  - Eiweiß ↑
- **Liquor/Serum-Ak-Index:** für Anti-Borrelien-IgG, -IgM; in > 90% d. F. erhöht (> 2,0)[1]
- **Liquor-PCR** (nur in etwa ¼ d.F. pos.)
- **cMRT, Angiografie** bei ZNS-Manifestation

Th
- Ceftriaxon oder Cefotaxim für 14-21 Tage
- Alternativ:
  - **Stadium I:** 2 x 100 mg/d Doxycyclin p.o. für 14 - 21 Tage
  - **Stadium II/III:** Doxycyclin 2 x 100 mg/d über 14 Tage (Stad. II) + 21 Tage (Stad. III)

3.1.7 Neurosyphilis

Err Treponema pallidum

Kli
- **Frühsyphilitische Meningoenzephalitis:** mit entz. Liquorsyndrom, Kopfschmerz, epileptischen Anfällen, Hirnnervenausfall
- **Meningovaskuläre Syphilis:** tritt ggf. erst Jahre nach der eigentlichen Infektion auf, Arteriitis mit multiplen fokalen neurol. Symptomen aufgrund zerebraler Ischämien

[1] Nur eine liquorspezifische AK-Produktion erlaubt die Diagnose, im Serum finden sich oft positive Antikörpertiter ohne Krankheitswert!

- Progressive Paralyse:
  - Tritt mit einer Latenz von 15-20 Jahren auf
  - Syndrom mit Demenz, Spastik, Dysarthrie, Myoklonien, Pupillenstörungen
- **Tabes dorsalis**
  - Tritt mit einer Latenz von 15-20 Jahren auf
  - Befall der Hinterstränge im RM mit einschießenden („lanzierenden") Schmerzen, Ataxie; Blasenstrg., Visusverlust, Ophthalmoplegie, Ptosis, viszeralen Krisen
- **Weitere Formen:** chronische syphilitische Meningoenzephalitis

Di
- **Liquorbefund:** lymphozytäre Pleozytose bis 3000/3 Zellen, mäßiggradige Eiweißerhöhung (100 mg/dl) und normale Glukosewerte
- **Tests:** TPHA-Suchtest (Treponema-pallidum-Hämagglutinationstest), FTA-ABS-Bestätigungstest (Fluoreszenz-Treponemen-Antikörper-Absorptionstest), Aktivitätstest mit Cardiolipin-Reaktion

Th
- Penicillin G 3 x 10 Mega/Tag i.v. für 14 Tage
- **Cave:** Herxheimer-Reaktion[1]

3.2. Virale Infektionen des ZNS

3.2.1 Akute virale Meningitis

Err Vor allem Enteroviren, Herpesviren (HSV-2)

Häu Häufigste infektiöse Erkrankung des ZNS

Kli
- Meist leichte Symptomatik mit frontalen/retroorbitalen Kopfschmerzen, Lichtempfindlichkeit, Myalgien, Übelkeit, Erbrechen
- Meningismus meist nur schwach ausgeprägt
- Vigilanzstörungen und fokalneurologische Defizite sprechen gg. virale Meningitis!
- **Bei Enterovirusinfektion:** evtl. Hauteffloreszenzen
- **Bei viraler Meningoenzephalitis:** zusätzlich epileptische Anfälle und Vigilanzminderung möglich

Di
- **Liquor:** lymphozytäre Pleozytose bis 1000 Zellen/µl, initial oft granulozytäre Pleozytose
- **Liquoreiweiß:** normal oder gering erhöht
- **Liquorglukose:** normal (Ausnahme: Mumpsvirus, lymphozytäres Choriomeningitisvirus)
- **Spez. Virusdiagnostik** mittels Antikörperindices und/oder PCR (gelingt meist nicht)

Th Keine kausale Therapie, Analgesie, Flüssigkeitssubstitution, Bettruhe

Sondf **Mollaret-Meningitis:**
- Wahrscheinlich durch HSV-2 hervorgerufen
- Kurze rezidivierende Meningitisepisoden mit symptomfreien Intervallen
- Im Liquor große mononukleäre Zellen mit irregulärem, unscharfem Rand

[1] Massiver Erregerzerfall nach initialer Antibiotikatherapie innerhalb der ersten 12-14 Std.

3.2.2 Herpes-simplex-Enzephalitis

Err
- HSV Typ 1
- (Typ 2: meist Meningitiden)

Lok Mesiotemporal betonte hämorrhagische Enzephalitis

Kli
- Fieber, Kopfschmerzen, Erbrechen
- Bewusstseinstrübung, Wesensänderung
- epileptische Anfälle
- Aphasie
- Seltener Hemiparesen

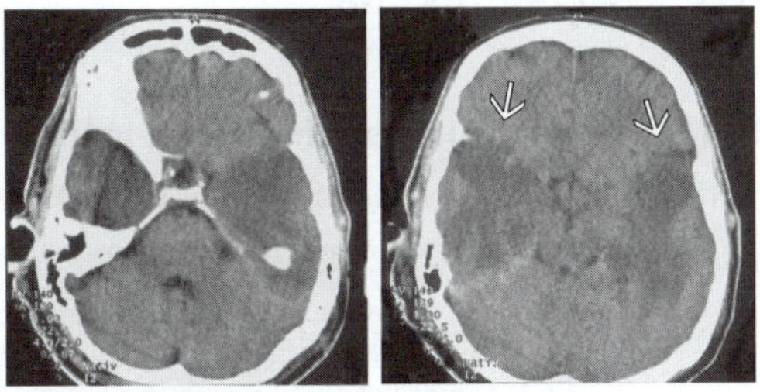

Herpes-simplex-Enzephalitis

Di
- **Liquor:** lymphozytäre (initial auch granulozytäre) Pleozytose bis 500 Zellen/µl
- Ggf. Erythrozyten (hämorrhagische Enzephalitis)
- **HSV-PCR** aus Liquor (nach 5 Tagen Nachweisrate fallend)
- **HSV-AK-Index** (Liquor/Serum)
- **CT, besser MRT:** uni- oder bilaterale temporofrontal betonte Veränderungen, limbische Strukturen bevorzugt, evtl. mit diffusen Einblutungen (siehe Abbildung)
- **EEG:** periodische scharfe Wellen, sharp-slow-wave-Komplexe frontotemporal

Th Die HSV-Enzephalitis ist ein „**neurologischer Notfall**" ⇒ rasche Diagnose und Th. sind überlebenswichtig! Man gibt Aciclovir 10 mg / kg KG alle 8 Std. i.v. für 14 Tage[1]

Prg
- Korreliert streng mit der frühzeitigen Behandlung mit Aciclovir
- Ohne Th: 70% Letalität; nur 10% der Überlebenden ohne dauerhafte Funktionsstrg.
- Unter Aciclovir-Therapie Letalität ca. 20%

3.2.3 Frühsommer-Meningoenzephalitis (FSME)

Inf Durch Zeckenbiss

Endemiegebiete
Bayern, Baden-Württemberg, Elsass, Österreich, Ungarn, Slowakei, Polen, Tschechien, Rumänien, Bulgarien, Russland

Kli
- In 70-90% subklinische Verläufe
- Bei 10-20% der Infizierten zeigt sich nach einer Inkubationszeit von 7-10 Tagen und meist nach einem grippalen Vorstadium und anschließendem 4- bis 5-tägigem fieberfreien Intervall ein erneuter Fieberanstieg und ZNS-Beteiligung:
  - Meningitis (gute Prognose)
  - Meningoenzephalitis: neben Vigilanzstörungen und Verwirrtheitssyndrom, Ataxie, Paresen, seltener Hörstörungen und extrapyramidale Symptome
  - Meningoenzephalomyelitis, Radikulitis: prox. betonte Paresen, schwerer Verlauf

Di
- **Kli u. Anamnese** (Aufenthalt in Endemiegebieten, Zeckenbiss in den letzten 4 Wo)
- Liquorbefund:
  - Entzündliches Liquorsyndrom: initial granulozytär, dann lymphozytär
  - FSME-spezifische IgM- und IgG-Antikörper im Serum
  - Nachweis einer liquorspezifische IgM-Ak-Produktion: nach 10-14 d in > 90% d.F.

Verl Letalität 1%; aber in $^1/_3$ der Fälle bleibende neurologische Defizite

[1] Cave: Reduktion der Aciclovir-Dosierung bei eingeschränkter Nierenfunktion

Th Nur symptomatisch, keine kausale Therapie

Pro
- Impfung von Risikopersonen (Aufenthalt in Endemiegebieten)
- **Cave:** Impfrisiko (ca. 1:1 000 000)
- Auffrischimpfung alle 3 Jahre

3.3. HIV-Infektion

3.3.1 Auswirkungen einer HIV-Infektion auf das Nervensystem

Vork In der Regel erst im Stadium IV (= AIDS); Ausnahme: akute Meningitis/-enzephalitis

Form

Akute HIV-Meningitis/-Meningoenzephalitis	
Kli	Häufig Kopfschmerz, auch Vigilanzstrg., Hirnnervenausfälle, epilept. Anfälle, Psychosyndrom
Di	**Liquordiagnostik:** • Pleozytose [leichte Pleozytose (< 30 Zellen/µl), aber häufig auch bei asympt. HIV-Pos.!] • Bestimmung der Liquorviruslast mittels PCR
DD	Ausschluss Cryptococcus-, Varizella-Zoster-Virus-, Toxoplasmose-, Herpes-Infektion
Chronische HIV-Meningitis	
HIV-Enzephalopathie	
Def	Progressive diffuse Leukenzephalopathie (= diffuse Erkrankung der weißen Substanz)
Lok	Bevorzugter Befall von Pons, Basalganglien, Frontalhirn, limbischem System
Kli	Langsam progressive, Demenz, Psychosyndrom, Gang-, Augenbewegungsstörung, (extra-)pyramidale Symptomatik
Di	Heute am besten mittels MRT, neuropsychologische Testung
Epi	Zunahme durch regelhaftes Langzeitüberleben unter HAART-Therapie
HIV-Myelopathie	
Lok	Vorwiegend Hinter- und Seitenstränge betroffen
HIV-Myopathie klinisches Bild wie Polymyositis → 147	
HIV-Polyneuropathie	
Häu	Häufig, ca. 40% der Patienten im Stadium III und IV
Kli	Meist distal-symmetrische schmerzhafte PNP
DD	Toxische PNP durch Videx oder Zerit (Nukleosidanaloga)

3.3.2 Opportunistische ZNS-Infektionen bei HIV-Infektion

Form

Toxoplasmose des ZNS	
Inf	Infektion durch rohes Fleisch, Katzenkot, endogene Reinfektion
Kli	• Fokalneurologische Defizite, häufig extrapyramidal-motorische Störungen (Anm: bei o.g. Symptomatik und Immunsuppression daran denken)
Di	• **Liquorbefund:** meist unspezifisch • **CT, besser MRT:** meist multiple ringförmig Kontrastmittel aufnehmende Läsionen mit Umgebungsödem
Th	Bereits bei Verdacht Pyrimethamin plus Clindamycin plus Folinsäure

Progressive multifokale Leukencephalopathie (PML)	
Def	Infektion durch JC-Virus
Vork	Tritt nur bei schwer immunsupprimierten Patienten auf
Kli	Fortschreitende kognitive und neuropsychologische Defizite mit fokalneurologischen Zeichen (Hemiparese, Sehstörungen, Okulomotorikstörung, Ataxie etc.)
Di	JC-Virus-PCR im Liquor, im MRT parietookzipital betonte konfluierende Marklagerläsionen ohne starke Kontrastmittelaufnahme
Prg	Meist infaust, vereinzelt Stabilisierungen bei Immunrekonstitution
Kryptokokken-Meningitis	
Weitere häufige opportunistische Erkrankungen bei HIV-Patienten	
Pilze	Meningitis und Hirnabszesse bei Aspergillose, Histoplasmose, Candidose
Bakt	Meningitis und Abszesse durch Mycobacterium tuberculosis und -avium, Listerien, Nocardien
Viren	Enzephalitiden, Myelitiden und Radikulitiden durch HSV, VZV, CMV, EBV

3.4. Pilzinfektionen

3.4.1 Pilzinfektionen des ZNS

Vork Meist bei Patienten mit Immunschwäche: u.a. AIDS, Malignome, Diabetes mellitus, Chemotherapie, Cortisontherapie

Kli Verschiedene Manifestationsformen
- Granulomatöse basale Meningitis: klinisch v.a. Hirnnervenausfälle
- Chronische Meningoenzephalitis
- Zerebrale Abszesse

Di
- Im Liquor meist mäßiggradige gemischte Pleozytose
- Liquorglukose oft ↓

Form	**Aspergillose**	**Candidamykose**	**Kryptokokkose**
Vork	Ubiquitär	Ubiquitär	Taubenmist, Milch
Kli	Meist hämatogene Abszesse mit Neigung zur Gefäßinvasion und nachfolgenden Infarkten oder Blutungen	Fokalneurologische Defizite	Am häufigsten chronischer Kopfschmerz und Apathie
Di	Bioptische oder op. Erregergewinnung wünschenswert, da Err im Liquor selten nachweisbar und ELISA ebenfalls unsicher	• Im CT/MRT Abszesse • Antigen- und Antikörpernachweis im Liquor	• Erregernachweis im Tuschepräparat des Liquors • Latextest • Pilzkultur
Th	Amphotericin B, Itraconazol, Voriconazol	Amphotericin B plus Flucytosin	Fluconazol
Prg	Schlecht	Abhängig von Immunsuppression	

3.5. Erkrankungen durch Prionen

3.5.1 Prionerkrankungen

PPh Bei allen Prionerkrankungen kommt es zu Veränderungen des körpereigenen Prionproteins und dadurch zu einer fortschreitenden degenerativen Gehirnzerstörung. Die Übertragung krankhafter Proteine auf gesundes Gewebe scheint ähnlich einem „Dominoeffekt" eine krankhafte Veränderung der „gesunden" Proteine auszulösen..

Creutzfeldt-Jakob-Erkrankung (CJD)	
Syn	Subakute spongiforme Enzephalopathie
Epi	85% sporadisch, selten infektiös oder vererbt, Patienten meist > 50 Jahre
	• **Zunächst:** unspezifische Beschwerden; Ermüdbarkeit, Depression, Appetitlosigkeit • **Später**: Demenz, Myoklonien, extrapyramidal-motorische Symptome, gesteigerte Schreckreaktion; ggf. zerebelläre Symptome, Pyramidenbahnzeichen
Di	• Diagnosesicherung nur mittels **Histologie** aus Hirngewebe (meist post mortem) • **EEG:** 0,5-1/sec triphasische Wellen (periodische Sharp-wave-Komplexe) oft mit Myokloni • Liquor: - Neuronspezifische Enolase meist ↑ (unspezifisch, aber sensitiv) - Protein S-100 und 14-3-3 (z.Zt. noch in Untersuchung; 14-3-3 ist recht spezifisch)
Th	Keine kausale Therapie bekannt, Tod innerhalb von 2 Jahren
Variante der Creutzfeldt-Jakob-Erkrankung (nvCJD)	
Inf	Infektion vermutlich durch Übertragung des BSE-Erregers auf den Menschen
Kli	• Jüngere Pat. (meist < 35 J), bisher kein Fall in Deutschland aufgetreten • Frühere Manifestation: Tod innerhalb eines Jahres, früh psychiatrische Symptome
Di	**Histo.:** spongiforme Degeneration + Prionprotein-Plaques im gesamten Groß- u. Kleinhirn
Gerstmann-Sträussler-Syndrom	
Fatale familiäre Insomnie	

Kap. 4 Demyelinisierende Erkrankungen

K. Ruprecht

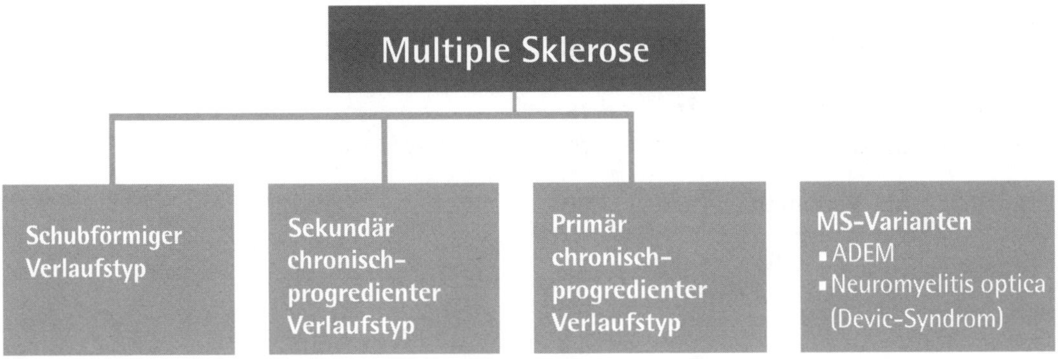

4. Demyelisierende Erkrankungen (K. Ruprecht)

4.1. Multiple Sklerose

4.1.1 Multiple Sklerose

Epi Prävalenz in Mitteleuropa ≥30/100.000 Einw.; w:m = 2:1; Hauptmanifestationsalter 20.-40. Lj; häufigste neurologische Erkrankung die bei jüngeren Erwachsenen zu bleibenden Behinderungen führt. Weltweit: ca. 1 Million Menschen betroffen. Die Erkrankungshäufigkeit zeigt eine unterschiedliche geographische Verteilung. Die Erkrankungszahlen ↑ vom Äquator jeweils nach Norden und Süden. MS ist in Europa oberhalb des 46. Breitengrades häufiger als unterhalb. In Ägypten, Südafrika und Südamerika ist die Krankheit selten, in Japan kommt sie praktisch nicht vor. Einwanderer, die ihr Geburtsland im frühen Kindesalter verlassen, haben das gleiche Risiko für eine Erkrankung wie die Einheimischen des neuen Heimatlandes. Wechseln sie dagegen den Wohnort erst nach der Pubertät, behalten sie das Erkrankungsrisiko ihres Ursprungslandes. Darüber hinaus gibt es in jedem Land einzelne Regionen, in denen Multiple Sklerose besonders häufig auftritt

Ät Ungeklärt, vermutlich T-Zell vermittelte Autoimmunerkrankung gegen Strukturen des ZNS, Interaktion von Umweltfaktoren und individueller genetischer Prädisposition

Verl

Schubförmiger Verlaufstyp
Häufigster Verlauf zu Beginn der Erkrankung, eindeutig abgrenzbare Schübe[1]: • Mit vollständiger Rückbildung ⇒ schubförmig ohne Residuen • Mt inkompletter Rückbildung ⇒ schubförmig mit Residuen
Prim. chron. progredienter Verlauf
Bei 50% der Fälle mit initial schubförmigem Verlauf innerhalb von 10 J. Übergang in progressive Verlaufsform mit oder ohne weiter auftretende zusätzliche Schübe
Sek. chron. progredienter Verlauf
Von Beginn an kontinuierliche schleichende Verschlechterung ohne abgrenzbare Schübe

[1] Ein Schub ist eine subjektiv berichtete oder in der Untersuchung objektivierbare nicht durch assoziierte Infekte oder Fieber erklärbare neu aufgetretene neurologische Symptomatik oder eine Verschlechterung einer vorbestehenden Symptomatik, die mindestens 24 Stunden lang anhält

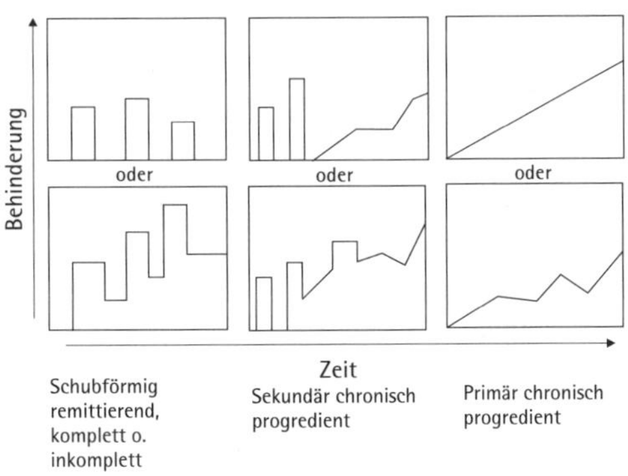

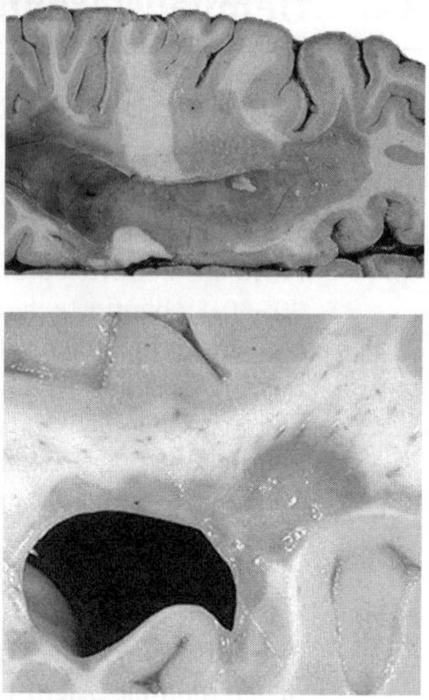

Makroskopie
Demyelinisierungsplaques

Mak

- **Disseminierte**, z.T. konfluierende, oft perivaskulär gelegene **Läsionen** (Plaques):
  - **Typische Prädilektionsstellen:** peri- und paraventrikulär,Corpus callosum, N. opticus, Hirnstamm, Kleinhirn, Hinterstränge
- **Aktive Läsionen:** unscharf begrenzt, rosafarben, weiche Konsistenz
- **Inaktive (chronische) Läsionen:** scharf begrenzt, grau,festere Konsistenz als umgebendes Hirngewebe (⇒ Sklerose)
- Zunehmende zerebrale Atrophie im Krankheitsverlauf

Mik

- **Demyelinisierung:** kompletter Myelinverlust, Verminderung bis Verlust von Oligodendrozyten
- **Entzündung:** perivaskuläre und parenchymatöse entzündliche Infiltrate (Makrophagen, T-Zellen, Plasmazellen)
- **Axonale Schäden:** bereits früh im Verlauf der Erkrankung auch Untergang von Axonen (⇒ Korrelat für dauerhafte Behinderung)
- **Gliose:** typisch für chronisch inaktive Läsionen, deutliche gliale Narbenbildung durch Proliferation von Astrozyten und deren Zellfortsätzen

Kli

- **Seh-, Okulomotorikstörungen:** Optikusneuritis (häufiges Frühsymptom) → 79, Nystagmus, internukleäre Ophthalmoplegie, seltener N.-III-, N.-VI-Paresen
- **Motorische Strg.**: zentrale Mono-, Hemi-, Para-, Tetraparesen
- Typisch: asymmetrische Paraparese der Beine, Tonus ↑, evtl. einschießende Spasmen
- Reflexe ↑
- Kloni, pos. Pyramidenbahnzeichen, fehlende Bauchhautreflexe
- **Sensibilitätsstörungen:**
  - **Parästhesien** (z.B. Taubheits-, Pelzigkeits-, Kribbelgefühl), Band-, Kälte-, Hitzegefühl, verändertes Wahrnehmungsempfinden
  - **Hypästhesien:** oft aufgehobenes bzw. vermindertes Vibrationsempfinden an Füßen/Beinen (Pallanästhesie/Pallhypästhesie)
  - **Lhermitte-Zeichen:** Beugen des Kopfes (nach vorn) ⇒ elektrisierendes Gefühl entlang der Wirbelsäule, ggf. Ausstrahlung in Arme/Beine
- **Koordinationsstörungen:** zerebelläre Ataxie (oft stark behindernd) mit Extremitäten- und Rumpfataxie, Intentionstremor; spinale Ataxie
- **Blasen-/Mastdarmstörungen:** Harnentleerungsstörungen, Harninkontinenz
  - **typisch:** imperativer Harndrang (Bei Dranggefühl rasches Aufsuchen einer Toilette erforderlich.), Obstipation, erektile Dysfunktion
- **(Neuro-)psychologische Störungen:**
  - **Kognitive Beeinträchtigung:** Konzentrations-, Aufmerksamkeits-, Gedächtnisstörungen, Verlangsamung, selten Demenz
  - **Depressive Stimmungslage**, emotionale Labilität; selten Euphorie
  - **Müdigkeit** (Fatigue; häufig) Abgeschlagenheit, Leistung ↓, u.U. a. schubassoziiert

Paroxysmale Symptome bei MS (eher vorangeschrittenes Krankheitsstadium):

- **Tonische Hirnstammanfälle:** Sekunden bis Minuten anhaltende, häufig wiederkehrende Krämpfe/Spasmen einzelner Extremitäten
- **Trigeminusneuralgie:** symptomatische Trigeminusneuralgie mit typischen neuralgiformen Schmerzen, u.U. auch beidseits
- **Episodische Dysarthrie/Ataxie:** anfallsartige Dysarthrie oder Ataxie, <1 Min., oft mehrmals pro Tag

Uhthoff-Phänomen: Symptomverschlechterung (z.B. Zunahme einer Sehstörung) bei Erhöhung der Körper- (Anstrengung, Fieber) oder Außentemperatur; typisch für MS-Patienten

Üs

Symptom	Zu Kh-Beginn	Im Verlauf
Sehstörungen/Störungen der Okulomotorik	49%	100%
Paresen	43%	88%
Sensibilitätsstörungen	41%	87%
Koordinationsstörungen	23%	82%
Blasen-/Mastdarmstörungen	10%	63%
Neuropsychologische Störungen	4%	39%

Di

- **Kernspintomografie:**
  - In ≥95% d.F. Nachweis multifokaler **hyperintenser Läsionen** in weißer Substanz in T2-gewichteten Sequenzen
  - Lokalisation typischerweise supratentoriell peri- und paraventrikulär, aber auch subkortikal; infratentoriell in Hirnstamm und Kleinhirn
  - In frischen Herden KM-Aufnahme (Gadolinium) in T1-gewichteten Sequenzen
  - Black holes in T1-gewichteten Sequenzen = MS-Plaques mit Gewebeuntergang und axonaler Destruktion
- Liquorbefund:
  - In ca. 50% d.F. leichte Zellzahlvermehrung (lymphozytäre Pleozytose) mit ≤50 Zellen/µl, selten Albumin und Albuminquotient leicht erhöht
  - Typisch: intrathekale Synthese von Immunglobulinen, intrathekale IgG-Synthese im Reiber/Felgenhauer-Diagramm in 90% d.F.; Nachweis oligoklonaler Banden in der isoelektrischen Fokussierung in 95% d.F.

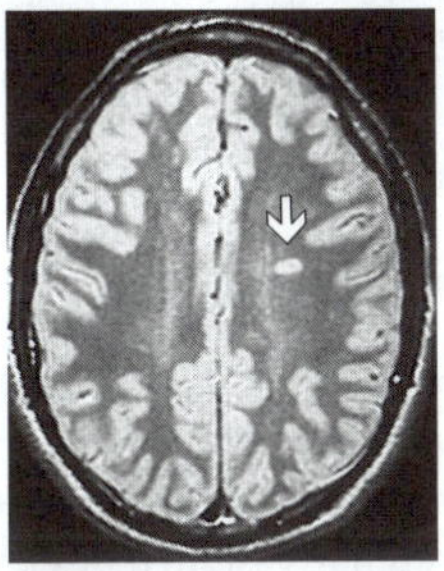

Multiple Sklerose
Plaques (weißer Pfeil)

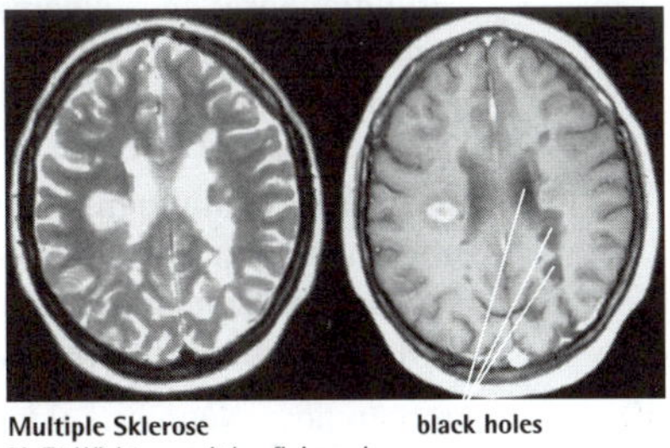

Multiple Sklerose
Li: T2 Wichtung mit konfluierenden periventrikulären Läsionen
Re: T1 Wichtung + Kontrastmittel, deutliche Kontrastmittelaufnahme in rechts paraventrikulärer Läsion

Di

- **Elektrophysiologie:** Latenzverzögerungen in **evozierten Potentialen** ⇒ diagnostische Bedeutung der Elektrophysiologie: Nachweis von Läsionen, die in der klinischen Untersuchung nicht nachweisbar sind (klinisch stumme Läsionen)
  - **VEP:** visueller Reiz durch Schachbrettumkehrmuster ⇒ Ableitung des EEG-Signals vom Hinterkopf, Befunde: siehe → 36 und Abbildung
  - **SSEP (somatosensibel evozierte Potentiale, Tibialis-SEP):** elektrische Reizung des N. tibialis am Knöchel ⇒ Ableitung des EEG-Signals über dem sensiblen Kortex ⇒ typische Befunde: Verzögerung der P40-Reizantworten, deformierte Reizantwort und Amplitudenminderung → 36
  - **MEP (motorisch-evozierte Potentiale):** Magnetstimulation motorischer Neurone kortikal und motorischer Nervenwurzeln lumbal ⇒ Ableitung von Muskelpotentialen am M. tibialis anterior ⇒ typischer Befund: Verlängerung der zentral motorischen Leitungszeit (= Differenz der Reizleitungszeiten zwischen kortikaler u. lumbaler Stimulation)

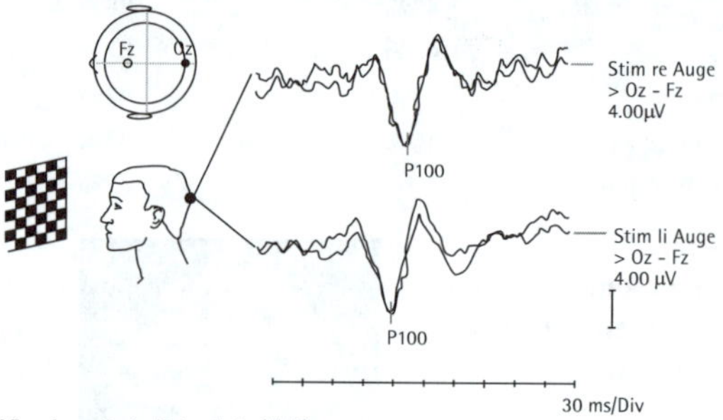

Visuel evozierte Potentiale (VEP):
Rechtseitige Verzögerung der P100 Reizantwort

Di

- **Diagnostische Kriterien:**
  - **Klinische Diagnose einer schubförmigen MS:** zwei örtlich und zeitlich getrennt auftretende Läsionen des ZNS = Ausfälle in zwei unterschiedlichen Funktionssystemen des ZNS zu zwei verschiedenen Zeitpunkten
  - **Frühdiagnose:** nach einem einzigen Krankheitsschub mit einer einzigen Funktionsstörung (= klinisch isoliertes Syndrom, z.B. einmalige Retrobulbärneuritis) durch Nachweis räumlicher und zeitlicher Dissemination im (Verlaufs-)MRT[1]
- **Zusatzuntersuchungen** bei Erstdiagnose einer MS zur Abgrenzung von Differenzialdiagnosen: MRT → 77, Liquoruntersuchung → 77, Borrelien-AK in Serum und Liquor, Autoantikörpertiter (ANA, ENA, ANCA), ACE, überlangkettige Fettsäuren, Antiphospholipid-Antikörper, Rö-Thorax

DD Neuroborreliose, Neurosarkoidose, Vaskulitiden und Kollagenosen mit zentraler Beteiligung (z.B. systemischer Lupus erythematodes, Sjögren-Syndrom), Morbus Behçet, Antiphospholipid-Antikörpersyndrom, CADASIL (= cerebral autosomal dominant arteriopathy with subcortical infarcts and leukencephalopathy), Adrenoleukodystrophie/Adrenomyeloneuropathie

Th

- **Schubtherapie:** Kortikosteroid-Pulstherapie
  - Übliches Schema: Methylprednisolon[1] 1 g/Tag über 3 Tage i.v.
  - Bei Nichtansprechen ggf. Wiederholung
  - In Einzelfällen evtl. Plasmapherese bei ausbleibendem Effekt von Cortison

---

[1]Gemäß den 2001 aktualisierten Diagnosekriterien (McDonald et al. Ann Neurol 2001, 50:121-127)
[1]Urbason®, [2]Avonex®, Rebif®, Betaferon®, [3]Copaxone®, [4] Sandimmun®, [5] Imurek®, [6]Novantron®, [7]Endoxan®

- Schubprophylaktische Langzeittherapien:
  - **Immunmodulatorische Therapien:** Interferon-ß[2], Glatirameracetat (GLAT)[3], intravenöse Immunglobuline (IVIG)[4]
  - **Immunsuppressive Therapien:** Azathioprin[5], Mitoxantron[6], Cyclophosphamid[7]
- **Therapieplan** (eskalierende Stufentherapie):
  - **Basistherapie 1. Wahl** bei schubförmigen MS: Interferon-ß-Präparate (Avonex®, Betaferon®, Rebif®) und Glatirameracetat (Copaxone®)
- **Basistherapie 2. Wahl:** Azathioprin[5], IVIG[4]
- **Bei hoher Krankheitsaktivität und Versagen der Basistherapie 1. Wahl:**
  1. Wahl: Mitoxantron
  2. Wahl: Cyclophosphamid (in Einzelfällen)Th

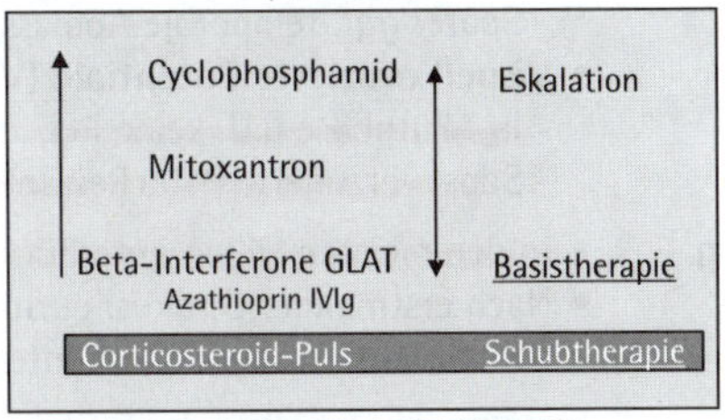

Eskalierende Stufentherapie der Multiplen Sklerose
Multiple Sklerose-Therapie-Konsensus-Gruppe [MSTKG] Nervenarzt 2001, 72: 150-157

Symptomatische Th

- **Motorische Störungen und Spastik:**
  - Krankengymnastik
  - **Versorgung mit Hilfsmitteln:** Gehstützen, Rollator, Rollstuhl
  - **Antispastika:** Baclofen[1], Tizanidin[2], bei ausgeprägter, schmerzhafter Spastik evtl. intrathekale Gabe von Baclofen über implantierbare Pumpe
- **Zerebelläre Störungen (Ataxie/Tremor):** schwer therapierbar, medikamentöse Versuche mit: Carbamazepin[3], Primidon[4], Propranolol[5]
- **Schmerzen, Missempfindungen**: Carbamazepin[3], Phenytoin[6], Gabapentin[7]
- **Blasenstörungen:**
  - Restharnbestimmung, U-Status
  - Oxybutynin[8], Spasmolytika, evtl. dauerhafte externe Harnableitung (suprapubischer Katheter), intermittierende Selbstkatheterisierung
- **Fatigue-, depressiv. Syndrom:** Amantadin[9], Modafinil[10], Serotonin-Wiederaufnahmehemmer[11]

Beurteilung des Ausmaßes der Behinderung bei MS

Meistbenützte Skala (0-10) ist der Extended Disability Status Scale (EDSS)

Prg Daten aus longitudinalen Studien zum natürlichen Krankheitsverlauf:

- 30-40% „benigne MS" nach 10 J. EDSS < 3 (= leichte Behinderungen, uneingeschränkt gehfähig)
- 50% nach 15 Jahren mit einer Gehstütze 100 m gehfähig (= EDSS 6)
- 10% nach 15 Jahren rollstuhlpflichtig (= EDSS 8)

4.1.2 Optikusneuritis

Def

- **Retrobulbärneuritis:** Entzündung des N. opticus im retrobulbären Abschnitt
- **Papillitis:** Entzündung des N. opticus im vorderen Abschnitt

Kli

- Einseitige (sub)akute Visusminderung; Nebel-, Schleier-, Verschwommensehen
- Schmerzen bei Bewegung des betroffenen Auges (Bulbusbewegungsschmerz), retrobulbäres Druckgefühl
- Farbentsättigung[12], verminderte Kontrastsensitivität

[1] Lioresal®, [2] Sirdalud® [3] z.B. Tegretal®, [4] Mylepsinum®, [5] Dociton®, [6] Phenhydan®, [7] Neurontin®, [8] Dridase®, [9] Pk-Merz®, [10] Vigil®, [11] z.B. Cipramil®, [12] Farben werden weniger kräftig wahrgenommen

Di
- **Klinik:** Visusminderung, Farbsehstörung, herabgesetzte Kontrastsensitivität
- **Wechselbelichtungstest:** relative afferente Pupillenstörung des betroffenen Auges, i.e. Pupillengröße bei direkter Beleuchtung größer als die bei konsensueller Bekeuchtung
- **Gesichtsfeldprüfung:** vergrößertes Zentralskotom
- Fundoskopie:
  - Akut oft keine Auffälligkeiten: „Der Patient sieht nichts und der Arzt auch nichts"
  - Später ggf. temporale Abblassung als Zeichen der Atrophie der Sehnervenpapille
- **Visuell evozierte Potentiale (VEP)**→ 36, → 78
  - In Akutphase u.U. keine Reizantwort
  - Sonst verzögerte P100 Reizantwort bei gut erhaltener Potentialkonfig., -amplitude

Prg
- In den meisten Fällen gute Rückbildung der Sehstörung
- Nach erstmaliger Optikusneuritis entwickelt sich in mindestens 50% d.F. innerhalb von 15 Jahren eine MS (erhöhtes Risiko bei initialem Nachweis von Läsionen im MR)

DD Tumoren im Optikusverlauf (Gliom, Meningeom, Hypophysenadenom); ischämische Optikusneuropathie; Papillitis/Retrobulbärneuritis bei Borreliose, Syphilis, HIV, SLE, Sinusitiden, Leber'sche Optikusatrophie

4.2. MS-Varianten

Akute disseminierte Enzephalomyelitis ADEM	
Ät	Parainfektiös wenige Tage nach Virusinfektion (z.B. Masern), postvakzinal (z.B. Rabies, selten)
Kli	• Fokalneurologische Defizite • Fieber, Kopfschmerzen, Erbrechen, Verwirrtheit, Bewusstseinstrübung bis Koma, Meningismus, , schnelle Entwicklung • Im Gegensatz zur MS monophasisches Krankheitsbild • Mortalität 10-30%
Di	**Zusatzuntersuchungen:** • **Liquor:** reversible Pleozytose, Schrankenstörung, z.T. intrathekale IgM- , IgA- und IgG-Synthese • **MRT:** ähnliche Veränderungen wie bei MS, Kontrastmittelaufnahme
Neuromyelitis optica (Devic-Syndrom)	
Def	Kombination aus ein- oder beidseitiger Optikusneuritis und Myelonaffektion, entweder gemeinsam oder versetzt (Monate bis Jahre) auftretend
Pat	Demyelinisierung im N. opticus, Vakuolen und Nekrosen im Rückenmark, keine Beteiligung weiterer ZNS-Bestandteile
Kli	Sehstörung bis -verlust, Rückenmarkssymptome (Paraparese, Blasenstörungen), oft akut und fulminant, schlechte Rückbildungstendenz
Di	**Zusatzuntersuchungen:** • **Liquor:** leichte Pleozytose, Schrankenstörung, nur selten IgG-Synthese oder oligoklonale Banden • **MRT:** oft langstreckige, hyperintense Läsionen in T2-Wichtungen im Myelon, nicht aber im Gehirn

Kap. 5 Bewegungsstörungen und degenerative Erkrankungen

M. Pfaender; K.R. Kessler

Def.: Bewegungsstörungen i.e.S. umfassen Einschränkungen der Willkürmotorik, Veränderungen des Muskeltonus und/oder das Auftreten unwillkürlicher Bewegungen infolge zentralnervöser Störungen oder Schädigungen

Urs: Bewegungsstörungen können neuronale Funktionsstörungen oder neuropathologisch definierbare degenerative Erkrankungen zugrundeliegen.

Bewegungsstörungen ohne Neurodegeneration

- Tremor
- Hemiballismus
- Dystonie
- Tardive Dyskenise
- Restless-Legs-Syndrom
- Tics / Tourette-Syndrom
- Chorea minor

Bewegungsstörungen mit Neurodegeneration

- Parkinson-Syndrome (P.-S.)
  - Idiopathisches P.-S.
  - Multisystematrophien
  - Progressive supranukleäre Blickparese
  - KBG-Degeneration
- Chorea Huntington
- M. Wilson
- Ataxien

Neurodegeneration mit Bewegungsstörungen

- Motoneuronerkrankungen
  - Amytrophe Lateralsklerose
  - Primäre Lateralsklerose
  - Spastische Spinalparalyse
  - Spinale Muskelatrophie

Demenzen

- Morbus Alzheimer
- Subkortikale arteriosklerotische Enzephalopathie: M. Binswanger
- Morbus Pick
- Lewy-Körperchen-Krankheit

5. Bewegungsstörungen und degenerative Erkrankungen (M. Pfaender, K. R. Kessler)

5.1. Anatomie, Physiologie und Pathophysiologie

5.1.1 Basalganglien

Anat

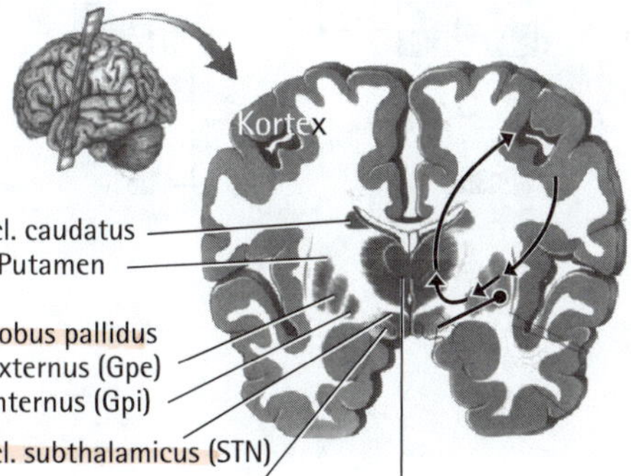

Der Begriff "Basalganglien (BG)" ist nicht eindeutig definiert, i. d. R gehören dazu: Ncl. cuadatus + Putamen (Striatum), Globus pallidus externus und internus, Ncl. subthalamicus und Substantia nigra sowie Ncl. accumbens und Tuberculum olfactorium

Merke: Der Thalamus gehört nicht zu den BG, aber der Ncl. ventrolateralis thalami ist der Ort der Ausgangsprojektion der BG.

Phy Die BG modulieren Erregungen, die in 3 verschiedenen parallelen, funktionell segregierten Schleifen organisiert sind, die alle einen kortiko-basalganglionär-thalamo-kortikalen Verlauf nehmen (motorische, limbische und assoziative Schleife). Für die Bewegungsstörungen ist die motorische Schleife von besonderer Bedeutung.

5.1.2 Pathophysiologie hypo- u. hyperkinetischer Krankheitsbilder

Pphys Modellvorstellung (nach Alexander, 1990) zur Entstehung hypo- und hyperkinetischer Krankheitsbilder Unterteilung der striato-thalamischen Projektion in:

- **„Direkte Projektion"**
  (D_1-Rezeptoren, exzitatorische Wirkung auf Thalamus und Kortex)
- **„Indirekte Projektion"**
  (D_2-Rezeptoren, inhibitorische Wirkung auf Thalamus und Kortex)

Im Normalfall besteht ein Gleichgewicht, bei Ausfall der nigrostriatalen Projektion bzw. des Striatums resultieren vermehrte Inhibition (Mitte) bzw. Exzitation (rechts) von Thalamus und Kortex, die zu Hypokinesen bzw. Hyperkinesen führen.

CAVE: Das Modell erklärt nicht alle Phänomene der verschiedenen Bewegungsstörungen (z.B. Tremor!)

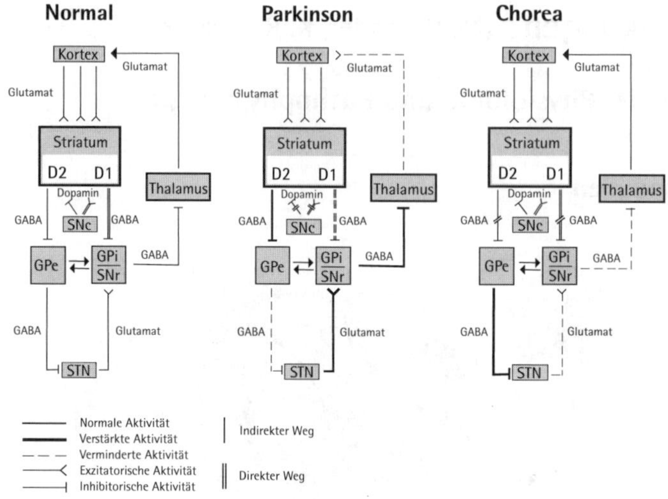

5.2. Tremor

5.2.1 Tremor (Zittern)

Def Rhythmische, unwillkürliche, oszillierende (annähernd amplitudengleiche Hin- und Her-) Bewegung mindestens einer funktionellen Region (Deutschl, 1998)

Ein Erfolgt nach:
- Aktivierungsbedingung (Ruhe, Halteaufgaben, Bewegung), s.u.
- Frequenz (nieder-, mittel oder hochfrequent)
- Topografischer Verteilung (z.B. Kopftremor, Händetremor)

Üs

Form	Merkmale	Vorkommen
Ruhetremor	• Tritt bei fehlender Willküraktivität auf, Unters. im entspannten Sitzen, Arme im Schoß, Beine baumelnd • Meist rhythmisch, alternierend • Sistiert bei Durchführung einer Willkürbewegung	• Parkinson-Syndrom • M. Wilson • Symptomatisch (z.B. Holmes-Tremor)
Haltetremor (posturaler Tremor)	• Tritt bei tonischer Muskelaktivität gegen die Schwerkraft auf • Untersuchung: Arm- oder Beinhalteversuch	• Physiologischer Tremor • Ermüdungszittern • Essenzieller Tremor • Intoxikationen, Hyperthyreose
Bewegungs-tremor (Aktionstremor)	• Tritt bei jeder Art von Bewegung auf • Untersuchung: Wechselbewegungen (Flexion/Extension der Hände), Schriftprobe	• Breiteste Differenzialdiagnose, kommt bei allen physiologischen und pathologischen Tremorformen vor
	Sonderform: ***Intentionstremor*** • Tritt bei Annäherungen an ein Ziel auf • Untersuchung: Zeigeversuche (Finger/Naseversuch)	• Kleinhirnerkrankungen • Hirnstammerkrankungen • Essenzieller Tremor (in ca. 30%)
„Flapping tremor"	Syn: Asterexis → **211**, kein Tremor, sondern ein „negativer" Myoklonus	• Hepatische Enzephalopathie

Anm: Alle Tremores können durch Angst, Stress und Erregung verstärkt werden

5.2.2 Essenzieller Tremor

Def Sichtbarer und persistierender, bilateraler, meist symmetrischer Halte- und/oder Bewegungstremor (meist Hände, Arme, Kopf, Stimme) ohne begleitende motorische Störung (z.B. Rigor, Dystonie etc.)

Epi Häufig ! ca. 3-5% der Bev. >40 J. betroffen, in ca. 60% autosomal dominant

Kli
- Halte-und Bewegungstremor, Frequenz 4-11 Hz, Besserung durch Alkohol (kleine Mengen) bei ca. 70% der Pat.

Di
- Ausschluss anderer Bewegungsstörungen und metabolischer Ursachen
- Ggf. Tremoranalyse (Spektralanalyse)

DD
- Physiologischer Tremor
- Medikamentös: z.B. Theophyllin, Tricyclica, Lithium, Valproat, Ciclosporin
- Neuropathischer Tremor (sehr selten!)
- Psychogener Tremor

Th
- 1. Wahl: Propranolol 40-240mg oder Primidon[2] 125-750mg (ggf. in Komb.)
- 2. Wahl: Clonazepam[3] 1-3mg oder Gabapentin[2]
- Therapierefraktär und schwere Behinderung: elektrische Thalamusstimulation

Pro
- Verlauf variabel, teils stabil, teils langsam progredient
- 40% der Pat. sind deutlich funktionell beeinträchtigt, 15% vorzeitig berentet!

5.3. Hyperkinesien und Dyskinesien

5.3.1 Akathisie

Def Quälende innere Unruhe mit vemehrtem Bewegungsdrang (wörtl.: „Unfähigkeit zu sitzen")

Urs Meist medikamentös infolge Dopaminantagonisten (Neuroleptika)

Kli
- Umherlaufen, Trippeln, Schaukeln mit dem Oberkörper im Sitzen
- Ungezielte, komplexe Bewegungen, teils mit Missempfindungen
- Oft in Verbindung mit hypokinetisch-rigdem Bild (medikamentöses Parkinsonoid)

5.3.2 Athetose

Def Unwillkürliche, langsame, schlängelnde, schraubende, distal betonte Extremitätenbewegungen

Anm Keine eigene Kategorie mehr; wird den Dystonien → 86 zugerechnet

5.3.3 Hemiballismus (Ballismus)

Def Unwillkürliche, heftig schleudernde Bewegungen der Extremitäten, proximal betont

Urs Meist vaskulär - i.d.R. lakunärer Infarkt im kontralateralen Ncl. subthalamicus oder in benachbarten Strukturen → 83

Kli Meist plötzlich auftretend, glgtl. Verletzungen durch die heftigen Schleuderbewegungen, meist einseitig (Hemiballismus) oder an einer Extremität (Monoballismus), seltenst beidseitig (Biballismus)

Anm Schwierige Abgrenzung zur Chorea bzw. Hemichorea

[1]Beta-Blocker, [2]Antikonvulsivum, [3]Benzodiazepin

5.3.4 Dystonie

Def Unwillkürliche, phasische oder tonische Muskelkontraktionen, die zu abnormen Bewegungen und/oder Fehlhaltungen führt

PPh Ungeklärt; vermutl. primäre Störung der Basalganglien mit Auswirkungen auf kortikale Prozesse (pallido-thalamische Efferenzen) sowie auf spinaler Ebene (gestörte reziproke Hemmung), Resultat ist eine Störung der für die normale Motorik unabdingbaren sensomotorischen Integration

Pat Gelegentlich Nachweis von putaminalen Gliosen; primäre Dystonien keine neurodegenerativen Erkrankungen i.e.S.

Eint **Nach Genese**

- 1. Primär (idiopathisch) - ca. 70% aller Dystonien
  - Familiär oder sporadisch; z.B. idiopathische Torsionsdystonie (ITD)
- 2. Sekundär (symptomatisch) - ca. 30% aller Dystonien
  - Zum Beispiel nach Hypoxie, Hirnblutung, bei metabol. und degen. Erkrankungen

Nach Alter

- Infantile (0-12), juvenile (13-20), adulte (>20 Jahre) Form

Nach Verteilung

- 1. Fokal - eine Körperregion → 86
- 2. Segmental- zwei benachbarte Körperregionen
- 3. Multifokal- zwei oder mehr nicht-benachbarte Regionen
- 4. Generalisiert - Segmentale Beindystonie (= beide Beine oder ein Bein + Rumpf) + eine weitere Region
- 5. Hemidystonie - nur eine Körperseite betroffen (meist symptomatisch)

Epi Prävalenz der idiopathischen Dystonien ca. 30/100000

5.3.5 Fokale und segmentale Dystonien

Def Auf eine Körperregion (fokale) oder zwei benachbarte Körperregionen (segmentale) begrenzte Dystonie

Form

Zervikale Dystonie (Torticollis spasmodicus)	
Ät	Unklar, hereditär (autosomal-dominant Chr 18), symptomatisch
Kli	Unwillkürliche dystone Dreh-Neige-Bewegung des Kopfes, vermindert durch Berührung der nicht abgewandten Kopfseite (geste antagoniste)
Di	• Ausschluss symptomatischer Ursachen (M. Wilson, Basalganglienläsionen, Störung des kraniozervikalen Überganges) • Assoziierte Erkrankungen: essentieller Kopftremor, Schilddrüsenerkrankung
Blepharospasmus	
Kli	Ein- oder beidseitiges tonisches oder klonisches Zusammenkneifen der Augen; provoziert durch Anstrengung, helles Licht, Wind
Oromandibuläre Dystonie	
Syn	Meige-Syndrom, Brueghel-Syndrom
Def	Idiopathischer Blepharospasmus mit lokalen Muskeldystonien im Bereich von Mund und Unterkiefer
Schreibkrampf	
Def	Aktionsinduzierte Dystonie der Handmuskeln

Th Symptomatisch lokale Injektion von Botulinum-Toxin A

Anm Dystonien bessern sich allgemein durch einen sensorischen Reiz (geste antagoniste)

5.3.6 Generalisierte Dystonie

Prävalenz ca. 6/100.000, ca. 50% idiopathisch (sporadisch oder hereditär)
a) Autosomal-dominant (DYT1)
b) X-rezessiv (DYT3) - Dystonie-Parkinsonsyndrom Filipino-Typ
c) Sonderform: DOPA-responsive Dystonie → 87
Symptomatisch oft nach frühkindlicher Hirnschädigung, meist in Komb.mit spastischen Lähmungen und/oder geistiger Retardierung

Kli **Manifestation vor 20. Lebensjahr (80% der Fälle)**
- Familienanamnese meist pos.; Beginn Beine>Rumpf>Arme, Generalisierung meist in 2-5 Jahren

Adulte Manifestation
- Familienanamnese oft negativ; initial fokale Dystonie mit Generalisierung

Di
- Neurostatus: zusätzliche Symptome wie Spastik, Visus- oder Hörminderung, Lähmungen, Ataxie?
- Labor: Ausschluss M. Wilson, Akanthozytose
- Bildgebung: Ausschluss struktureller Läsionen

Th **Medikamentös**: IMMER: L-DOPA-Versuch wegen DD DOPA-responsive Dystonie
- Anticholinerg (z.B. Trihexyphenidyl 2-20mg)
- GABAerg (z.B. Clonazepam 1-5 mg; Baclofen 10-100mg)
- Dopaminantagonistisch (z.B. Tetrabenazin 25-125mg)

Operativ: Tiefe Hirnstimulation im Gpi (insbes. bei idiopathischer Dystonie)

Pro Ungünstig, ¾ der Betroffenen sind schwer körperbehindert

5.3.7 L-Dopa-responsive Dystonie (Segawa Syndrom)

Def Vor allem bei jungen Mädchen auftretende Erkrankung, die sich als Gangstörung mit Beindystonie äußert (sehr selten!).

Ät Minderung der Dopaminsynthesekapazität ⇒ Ausgleich durch geringe Gaben von L-Dopa (siehe Therapie)

Pg a) Autosomal-rezessiv, Chr 1p; Tyrosinhydroxylasedefizienz
⇒ ↓ Bildung von L-Dopa aus Tyrosin
b) Autosomal dominant, Chr 14q; Mutation im GTP-Cyclohydrolase-I-Gen
⇒ ↓ Synthese von Tetrahydrobiopterin = Cofaktor der Tyrosinhydroxylase (ratenlimitierendes Enzym der Dopaminsynthese)

Kli
- Beginn mit Gangstörung, abnormer Fußhaltung
- Fallneigung, posturale Instabilität (⇒ Störung der Haltereflexe)
- Lebhafte Muskeleigenreflexe mit spontaner Dorsalextension der Großzehe
- Evtl. Entwicklung von Bradykinese und Rigidität

Di
- Prompte Besserung auf L-Dopa[1]
- **Labor:** Ausschluss eines M. Wilson
- **Bildgebung:** Ausschluss struktureller Läsionen

Th Kleine Dosen L-Dopa (100-200mg/Tag)

Pro Vollständig reversibel, normale Lebenserwartung

[1] Madopar®, Nacom®

5.3.8 Paroxysmale Dyskinesien

Syn Paroxysmale Choreoathetosen, paroxysmale Dystonie

Def Attackenförmig auftretende hyperkinetische (dystone oder choreatische) Bewegungsstörung mit oder ohne Triggerfaktoren

Ät Zum Teil vermutlich durch Ionenkanaldysfunktionen bedingt

Eint

	Paroxysmale kinesiogene Dyskinesien (PKD)	Paroxysmale nicht-kinesiogene Dyskinesien (PNKD)
		(Typ Mount Reback)
Genetik	Aut.-dom. (Chr. 16)	Aut.-dom. (Chr. 2)
Attackendauer	< 5 min (selten bis 1 Tag)	Bis 16 Std. (selten < 5 min)
Attackenfrequenz	1 / Monat bis 20 / Tag	1 / Tag bis 2 / Jahr
Klinik	• Meist unilateral, vorw. dyston • Extr. > Gesicht > Sprechen	• Dystonie, Chorea, Ballismus • Meist generalisiert !
Auslöser	Abrupte Bewegungen, Schreck	Alkohol, Kaffe, Stress, Ermüdung
Therapie	Antikonvulsiva (z.B. Carbamazepin)	Antikonvulsiva oder Acetazolamid nur in Ausnahmefällen effektiv

Di
- Beobachtung/Beschreibung der Attacken
- Ausschluss einer sympt. Genese, z.B. bei Mult. Sklerose, Basalganglienläsionen
- EEG: epilepsietypische Potenziale ?

DD Epileptisches Geschehen

Prg PKD günstig, Sistieren der Attacken unter Antikonvulsiva

5.3.9 Tardive Dyskinesie

Tardive Dyskinesie

Def Persisistierende, vorwiegend dystone Bewegungen (meist perioral oder im Rumpfbereich) unter oder nach Beendigung einer Langzeittherapie mit typischen Neuroleptika[1]

Häu Inzidenz: ca. 5% pro Jahr Neuroleptikatherapie

Pro
- In 50% der Fälle Abklingen nach Absetzen des Medikamentes
- Bei den Übrigen persistierende Symptome, teilweise therapierefraktär

Kli
- Orobukkolinguale Dyskinesien z.B. Kauen, Schmatzen, unwillkürliche Mundöffnung, z.T. rasche Zungenbewegungen („Chamäleonzunge") oder rhythmisch wippende Beckenbewegungen („kopulatorische Dyskinesie") oder Rumpfreklinationen („back-arching"), teils mit Retrokollis
  Fokale Dystonie (z.B. Torticollis → 86) ⇒ tardive Dystonie

Th Absetzen des Neuroleptikums, ggf. Umstellung auf atypisches Neuroleptikum, z.B. Clozapin (100-300mg), Sulpirid (300-600mg/d)

Frühdyskinesien

Def Akute dystone Bewegungsstörung meist des Oropharynx (Schlundkrampf) kurz nach Einnahme eines typischen Neuroleptikums oder eines versteckten Dopaminantagonisten

Th Gabe von Biperiden i.v. (z.B. Akineton®) 5-15mg; Neuroleptikakarenz

Pro Günstig, gut behandelbar, hohes Wiederholungsrisiko bei Reexposition

---

[1] Phenothiazine (z.B. Atosil®, Neurocil®, Depot-Neuroleptika) bzw. Butyrophenone (z.B. Haloperidol); z.B. Antiemetikum Metoclopramid (Paspertin®-Tropfen)

5.3.10 Myoklonus

Def Plötzliche, sehr kurze, teils repetitive Kontraktionen einzelner Muskeln oder Muskelgruppen mit sichtbarem Bewegungseffekt, nicht willentlich unterdrückbar

Eint
- **Physiologischer Myoklonus:** nächtlicher M. (Einschlaf-, Aufwach-M.), Schluckauf (Singultus)
- **Essentieller Myoklonus** (autosomal-dominant; sporadisch)
- Epilepsieassoziierter Myoklonus
- **Symptomatischer Myoklonus:**
  - **Degenerativ:** M. Wilson, Alzheimer-Demenz, Chorea Major Huntington, MSA[4] **Medikamentös** (z.B. Penicillin)
  - **Alkoholentzug**
  - **Metabolisch:** (hepat., uräm. Enzephalopathie)
  - **Endokrin:** Hyper-/Hypoglykämie, Hyponatriämie
  - **Traumatisch:** Schädel-Hirn-Trauma, fokale Hirnläsion, Tumor
  - **Vaskulär:** posthypoxisch (Syn.: Lance-Adams-Syndrom), Apoplex
  - **Infektiös:** Creutzfeldt-Jakob-Erkr., subakute sklerosierende Panenzephalitis Enzephalitiden bei HIV-, Herpes-, Coxsackie-, Luesinfektion

Th
- Antikonvulsiva (Valproat[1]), Benzodiazepine (Clonazepam[2])
- Bei posthypoxischem Myoklonus: Piracetam[3]

Negativer Myoklonus

Syn Flapping tremor, Asterixis (sog. Flügelschlagen)

Def Ruckartige, durch kurze muskuläre Aktivitätspause bedingtes Absinken der Arme und Beine während Halteinnervation, teilweise fast regelmäßig (tremorähnlich)

Kli Meist symmetrischer, distal betonter Myoklonus, mit unregelmäßigen Bewegungen der Arme mit groben Beugebewegungen der Handgelenke; kann vor allem bei vor- oder seitwärtsgestreckten Armen beobachtet werden kann.

Vork **Im Rahmen metabolischer Enzephalopathien:**
Hepatische E. → **180**, urämische E. → **180**, M. Wilson → **92**

5.3.11 Tics

Def Abrupte, nicht-zweckgebundene, periodisch auftretende unwillkürliche Bewegungen (motorische Tics) oder Lautäußerungen (vokale Tics), die vom Pat. meist für Sekunden bis Minuten willentlich unterdrückt werden können

Eint

	Einfache Tics	Komplexe Tics
Motorisch	Blinzeln, Stirnrunzeln, Naserümpfen, etc.	Kopfschütteln, Treten, Spucken, Springen, Aufstampfen, Obszöne Gesten (Kopropraxie); Nachahmen anderer (Echopraxie)
Vokal	Räuspern, Pusten, Juchzen, Quieksen	Husten, Schnalzen, Rülpsen, Würgen, Summen, fäkale Sprache (Koprolalie); Wiederholen anderer (Echolalie)

Ät

Primär („idiopathisch")	„Sekundär" (symptomatisch)
Vorübergehende (transiente) Tics (<1 Jahr)	Bei Chorea Sydenham → **91**
Persistierende oder multiple motorische Tics (sistieren meist im Erwachsenenalter)	Medikamentös: Neuroleptika ("tardive Tics"), Carbamazepin, Psychostimulanzien (Amphetamine, Cocain)

[1]Ergenyl®, Orfiril® ; [2]Rivotril®, [3]Nootrop®, [4]Multisystematrophie

Chronische, einzelne oder multiple, motorische Tics	Kohlenmonoxidvergiftung
Seniler Tic (jenseits des 50. Lebensjahres)	Neuroakanthozytose
Tourette-Syndrom → **90**	Perinatale Hirnschädigung mit mentaler Retardierung

Epi Häufig! Im Kindes- und Jugendalter bis zu 2%, Jungen>>Mädchen betroffen, Beginn meist im 5.- 10. Lebensjahr

Th Zurückhaltend, bei Persistenz Verhaltenstherapie, in Ausnahmefällen medik. → **90**

Anm Teilsweise mit Aufmerksamkeits-Defizit-Hyperaktivitäts-Syndrom (ADHD) einhergehend

5.3.12 (Gilles-de-la) Tourette-Syndrom

Def 5 Kriterien:
- Multiple motorische + ein oder mehrere vokale Tics im Verlauf
- Tics vielfach am Tag, täglich oder intermittierend über mehr als 1 Jahr
- Wechsel von Lokalisation, Häufigkeit, Komplexität der Tics über die Zeit
- Beginn der Tics vor dem 21. Lebensjahr
- Keine anderweitige erklärende Erkrankung

Epi Ca. 30-50/100 000 Jugendliche (<21 Jahre); m:w = 4:1

Ät Meist vererbt (autosomal dominant) mit variabler klinischer Expression

Kli
- Beginn zw. 2. und 15. Lj., meist mit Tics im Gesichtsbereich, → **89**
- Häufig assoziiert mit Zwangsphänomenen (Kontrollzwang, Ordnungszwang, Waschzwang), selbstverletzendem Verhalten (teils im Rahmen komplexer Tics) oder allgemeinen Verhaltensauffälligkeiten
- Teilweise sekundäre Konzentrationsprobleme und soziales Rückzugsverhalten

Th Nur bei Leidensdruck! Verhaltenstherapie + **medikamentös**
- Bei motorischen Tics: Tiaprid (100-600mg), Clonidin (0,075 bis 0,4mg), atyp Neuroleptika (Sulpirid®, Risperdal®)
- Bei Zwangsstörungen: Clomipramin (75-150mg)

5.3.13 Choreatische Bewegungsstörungen

Def Unregelmäßige, abrupt auftretende, kurzzeitige, nicht repetitive und zufällig verteilte Muskelkontraktionen oder Bewegungen, die meist mehrere Körperregionen betreffen

Eint Sehr breite Differenzialdiagnose!

Ätiologie	Beispiele	Anm
Hereditär	Chorea major Huntington	→ **91**
	Benigne hered. Chorea	Beginn im Kindesalter, benigne, keine Demenz
	Neuroakanthozytose	Akanthozyten (Blutausstrich), orolinguale Chorea mit Selbstmutilation
Autoimmun	Chorea minor Sydenham	→ **91**
	Systemischer Lupus eryrthematodes	Meist Hemichorea, assoziiert mit Antiphospholipid-Antikörper-Syndrom
Metabolisch	Elektrolytstörungen, Hyperthyreoidismus, Hypoglykämie, u.a.	
Toxisch	Kohlenmonoxid, Organophoshate, Cocain („crack dancing"), Mangan	
Medikamentös	Anticholinergika, Antikonvulsiva, L-DOPA (DOPA-induzierte Hyperkinesien) Lithium, u.v.a.m.	
Andere	Chorea gravidarum	In oder nach einer Schwangerschaft, ↑ bei Z.n. Chorea minor

Pphy Indirekte Projektion (GABA-erge Inhibition), direkte Projektion (Exzitation) ↑ ⇒ Hyperkinesie → **83**

Kli Variabel: kleine Zuckungen (DD Tics, Myokloni) bis ausfahrende Bewegungen teilweise in „normale" Bewegungen eingebaut (Haare zurückstreichen, Kratzen) oft kombiniert mit langsameren, distalen, dystonen Bewegungen (früher: Athetose, → **85**).

Th Ggf. Therapie der Grunderkrankung, Absetzen der Noxe; medikamentös: Dopaminantagonisten (z.B. Tiaprid 200-600mg), GABA-Agonisten (z.B. Baclofen 15-60mg, Benzodiazepine)

Merke Chorea - selten bei häufigen und häufig bei seltenen Erkrankungen

■■■ 5.3.14 Chorea major Huntington

Def Autosomal dominant vererbte (Chr. 4) neurodegenerative Erkrankung mit choreatischen Bewegungen, Demenz und psychiatrischen Symptomen (Depression, Psychose, Verhaltensstörung)

Ät Pathologisch verlängerte Wiederholung einer Aminosäure-Sequenz (CAG repeat), die für Glutamin kodiert, sog. Polyglutamin Erkrankung

Epi Prävalenz weltweit 5-10/100.000, regional seltener (Japan: 0,1; Finnland: 0,5)

Pat Atrophie des Striatums, selektiver Verlust der Projektionsneurone zum Gpi und STN

Kli Erstmanifestation zwischen 30. und 50. Lj.
Beginn meist mit psychiatrischen Symptomen (Depression, Gedächtnisstörung, etc.) choreatische Bewegungsstörung, Hyperreflexie, Sakkadenverlangsamung.
Weitere Symptome: Dystonie, Rigor, Spastik, Dysarthrie, Dysphagie

Di Genetischer Test: Nachweis des CAG-repeats (> 38 = pathologisch)
Bildgebung: Athrophie von Ncl. caudatus und Putamen

Th Rein symptomatisch, keine kausale Therapie bekannt
Medikamentös: Dopaminrezeptorantagonisten (Tiaprid, Sulpirid), Antidepressiva
Allgemeine körperliche Aktivität, Krankengymnastik

Prg Verlauf variabel, aber unaufhaltsam progredient bis schwere Demenz und Immobilität
Überlebenszeit ab Diagnose 15-20 Jahre, Tod durch Komplikationen der Immobilisierung (Aspiration)

DD Andere choreatische Störungen → **90**

■■ 5.3.15 Chorea minor Sydenham

Def Entzündliche Systemerkrankung mit choreatischen Hyperkinesen

Vork Vorwiegend bei Kleinkindern (Alter 1-6 Monate) mit rheumatischem Fieber

Epi Manifestationsalter 5.-15. Lj., w : m = 2 : 1

Pg Kreuzallergie zwischen M-Protein der ß-hämolysierenden Streptokokken und neuronalen Antigenen im Nucleus caudatus und subthalamicus
⇒ postinfektiöse Bildung kreuzreagierender Antikörper

Kli
- Hyperkinesien, Dysarthrie, Hypotonie der Muskulatur
- Selten Verhaltensauffälligkeiten wie Affektlabilität, Reizbarkeit

Di
- Klinik und Anamnese
- **Labor:** BSG ↑, CRP ↑, ASL-Titer ↑ oder normal

Th
- Penicillin oral 3 x 1 Mio IE über 10 Tage
- Valproat oder Neuroleptika bei schweren Hyperkinesen

Pro Rezidivprophylaxe mit Depot-Penicillin über 5 -10 Jahre:
Benzyl-Penicillin 1,2 Mio IE i.m. alle 4 Wochen

Prg
- Rückbildung innerhalb von 5-15 Wo.
- Erneute Symptome in Schwangerschaft oder durch Kontrazeptiva bei ca. 20% (Chorea gravidarum, gute Prg)

■■■ 5.3.16 Morbus Wilson

Def Autosomal-rezessiv (Chr.13) vererbte Kupferstoffwechselstörung mit pathologischer Kupferspeicherung in Leber, Stammganglien, Kornea, Niere, Knochen

Pph Biliäre Kupferausscheidung ↓, Kupfertransport i.S. gestört (Coeruloplasmin) ↓
⇒ Ablagerung von zytotoxischem Kupfer im Gewebe

Pat Neuronendegeneration und Gliose in Putamen, Pallidum und Kortex
Leberzirrhose, renale tubuläre Dysfunktion, Arthropathie

Kli Leber: Hepatomegalie, chron. Hepatitis, Zirrhose (selten: akutes Leberversagen)
Neurol.: Tremor, Dysarthrie, Dystonie, Parkinson-S., Ataxie, Spastik
Psychiatr.: Verhaltensstörung, Demenz, Psychose
Ophth.: grün-bräunlicher Ring am Hornhautrand (Kayser-Fleischer-Ring)

Di Labor: Zoeruloplasmin i.S. ↓, Kupfer im 24-h-U. ↑
Leberbiopsie (Bestimmung des hepatischen Kupfergehalts)
Spaltlampenuntersuchung (Kayser-Fleischer-Ring?)
Genetische Testung (Mutationsnachweis)

Th Bei Frühdiagnose kausal therapierbar ! (Entkupferung)
D-Penicillamin (Chelatbildner), 1g/die (+25mg Pyridoxin)
Zinkacetat, -sulfat (verhindert Cu^{++}-Resorption) 3x50mg
Kupferarme Diät (keine Leber, Nüsse, Pilze, Schellfisch, Brokkoli)

Anm **Ausschluss M. Wilson bei jeder unklaren Bewegungsstörung < 50 Jahre !**

■■ 5.3.17 Restless-Legs-Syndrom

Def Unangenehme/schmerzhafte Missempfindungen + Bewegungsdrang der Beine + Ein- und Durchschlafstörungen, Besserung der Missempfindungen durch Umherlaufen, abendlicher/nächtlicher Schwerpunkt der Beschwerden

Epi Sehr häufig ! Ca. 5% der Bevölkerung betroffen, sehr oft fehldiagnostiziert !

Eint 1.) Primäres RLS - idiopathisch
2.) Sekundäre RLS - z.B. bei Polyneuropathie, chron. Dialyse, Eisenmangel, Schwangerschaft

Kli
- In Ruhe (Sitzen, Liegen) und abends/nachts verstärkter Bewegungsdrang + Missempfindungen (vor allem crural)
- Ein- und Durchschlafstörungen, teilweise vermehrte Tagesmüdigkeit
- Keine unwillkürlichen Bein- oder Fußbewegungen sichtbar
- Neurologische Untersuchung bei primärem RLS unauffällig

Di Ausschluss von Ursachen eines sekundären RLS:
EMG/Neurografie: Polyneuropathie ?
Labor: Diabetes, Urämie, Vitamin-, Folsäure- oder Eisenmangel ?
Ggf. Polysomnografie

Th 1. Wahl: Dopaminergika: L-DOPA (100-400mg), Dopaminagonisten (ggf. kombinieren)
2. Wahl: Antikonvulsiva: Carbamazepin (400-1200mg), Gabapentin und/oder retardierte Opioide (z.B. Tilidin/Naloxon oder Tramadol

5.4. Akinetisch-rigide Syndrome

5.4.1 Parkinson-Syndrom (PS)

Def Kombination aus Akinese + Tremor und/oder Rigor und/oder posturale Instabilität

Epi 1% im 60.Lj, 3-5% im 80. Lj., ca. 90% d.F. sind degenerativ, 5% vaskulär, übrige Ursachen sehr selten

Eint
- **Degenerativ**: idiopathisches PS, progressive supranukleäre Paralyse (PSP, → 95), Multisystematrophie (MSA, → 96), kortikobasale Degeneration (→ 96); Lewy-Körper-Erkrankung, M. Alzheimer (Demenz im Vordergrund)
- **Entzündlich**: postenzephalitisch (Enzephalitis lethargica, AIDS)
- **Medikam.**: Neuroleptika (Parkinsonoid), Calciumantagonisten, Antikonvulsiva
- **Metabolisch**: M. Wilson, Hypoparathyreoidismus
- **Toxisch**: Kohlenmonoxid, Mangan, MPTP (synthetischer Heroinersatz)
- **Vaskulär**: multiple Infarkte mit Beteiligung der Basalganglien oder Mikroangiopathie
- **Sonstige**: traumatische Enzephalopathie (Boxer), Normaldruckhydrozephalus → 174

Kli
- **Akinese**: verlangsamte (Bradykinese), amplitudenreduzierte (Hypokinese) Bewegungen, z.B.
- Reduzierte Mimik (Hypomimie), kleinschrittiger Gang, monotone Sprache (Hypoprosodie), Mikrografie
- **Tremor**: typischerweise Ruhetremor 4-7 Hz, aber auch Halte- oder Bewegungstremor kommen vor
- **Rigor**: Muskelsteifigkeit durch wächserne Muskeltonuserhöhung (bei passiver Bewegung zu testen), teilweise ruckartig (Zahnradphänomen), Bahnung durch willkürliche Bewegung der Gegenseite
- **Posturale Instabilität** durch gestörte Haltereflexe ⇒ Sturzgefahr, Propulsion

5.4.2 Idiopathisches Parkinson-Syndrom (IPS)

Syn M. Parkinson, primäres PS, Paralysis agitans (Schüttellähmung)

Def Kriterien für IPS: einseitiger Beginn, persistierende Seitenasymmetrie, Ruhetremor, gutes Ansprechen auf L-DOPA länger als 5 Jahre, Auftreten von L-DOPA induzierten Dyskinesien

Pat Neuronenverlust in dorsalem Vaguskern, Locus coeruleus und v.a. Substantia nigra, pars compacta (SNc) mit intraneuronalen eosinophilen Einschlusskörpern **(Lewy-Körperchen)**

Pphy
- a) Verlust der dopaminergen Neurone der SNc ⇒ Dopaminmangel im Striatum → 83
- b) Nichtmotorische Symptome auch durch Beteiligung anderer Kerngebiete

Kli
- Parkinson-Syndrom + nichtmotorische Symptome:
- Vegetativ: Obstipation, Dranginkontinenz, Seborrhoe (Salbengesicht), Temperaturdysregulation
- Neuropsychologisch: visuell räumliches Defizit, Störungen bei Sequenzierungs-aufgaben
- Depression (oft vor motorischen Störungen), Angststörungen, Schlafstörungen
- Demenz (in ca. 20% d.F., i.d.R. spät im Verlauf, teils mit Alzheimer-Pathologie)

Eint
- Nach Ausprägung der motorischen Symptomatik:
  - Äquivalenz-Typ (60%): Akinese, Rigor, Tremor etwa gleich ausgeprägt
  - Akinetisch-rigider Typ (30%): Tremor fehlend oder minimal
  - Tremordominanz-Typ (10%): (Ruhe-)Tremor vorherrschend; beste Prognose

Verl
Progredient, meist über > 10 Jahre bei erhaltener Gehfähigkeit
Schweregradstadien nach Hoehn und Yahr:
- I Einseitige Symptomatik
- II Beidseitige Symptomatik ohne Haltungsinstabilität
- III Mäßige Symptomatik mit leichter Haltungsinstabilität
- IV Vollbild, dtl. Behinderung, noch ohne Hilfe geh- und stehfähig
- V Pat. an Rollstuhl oder Bett gebunden

Di
Wegweisend ist die klinische Untersuchung
- **Gangbild**: in Rumpf und Knien leicht gebeugt, Gang kleinschrittig, schlurfend, Wendeschrittzahl ↑, Arme flektiert, vermindert mitschwingend
- **Pendeltest**: stehenden Pat. an den Schultern drehen, Pendeln der Arme beurteilen
- **„Pull"-Test**: hinter dem Pat. stehend diesen leicht an den Schultern ziehen
  - Normal: Abfangen im Rumpf; pathol.: Ausfallschritte oder Umfallen nach hinten (Haltungsinstabilität)
- **L-DOPA-Test**: deutliche Verbesserung der Motorik nach Gabe von 100-300 mg L-DOPA (unter antiemetischem Schutz mit Domperidon) - bei 80% der IPS-Pat. positiv
- **Bildgebung**: Dichte der präsynaptischen Dopamintransporter ↓ (18F-DOPA-PET)
  - Postsynaptische Dopaminrezeptoren normal (IBZM-SPECT)

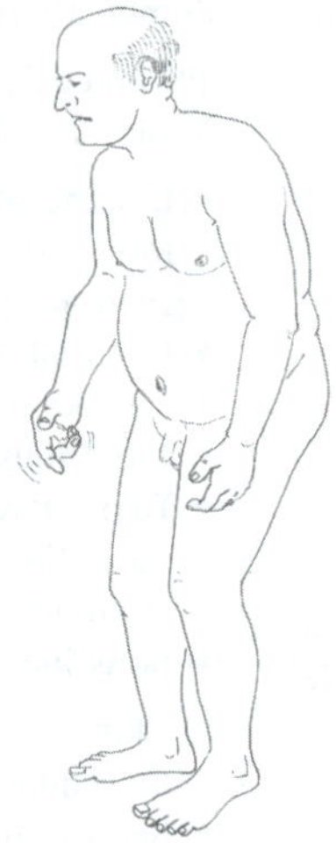

M. Parkinson
Typische Haltung

Th
- Medikamentös → 93
- Krankengymnastik, Ergotherapie
- L-DOPA nicht gemeinsam mit eiweißreicher Nahrung (hemmt L-DOPA Resorption)

L-Dopa/ Decarboxylase-hemmer[1]	Wm	Levodopa penetriert Blut-Hirn-Schranke ⇒ Umwandlung zu Dopamin
	Wi	Gegen alle Kardinalsymptome, v.a. gegen Hypokinese u. Rigor, weniger geg. Tremor u. Instabilität
	Ind	• Initiale Monotherapie bei Patienten > 75 J. • Bei Patienten > 55 < 75 J. Kombination mit Dopaminagonist u./o. Selegilin
	NW	Übelkeit, orthostatische Hypotonie
	Ko	L-Dopa-assoziierte Dyskinesien, Wirkungsfluktuationen, Psychosen
Dopamin-agonisten[2]	Wi	Gegen alle Kardinalsymptome, v.a. gegen Hypokinese u. Rigor, weniger geg. Tremor u. Instabilität
	Ind	Initiale Monotherapie bei Patienten < 55 J.
	NW	Übelkeit, orthostatische Hypotonie, periphere Ödeme
Monoaminoxidase-B-Hemmer[3]	Wm	Blockiert Dopaminabbau
	NW	Schlafstörung (⇒ nicht abends geben)
Catechol-O-Methyltransferase (COMT)-Hemmer[4]	Wm	Blockiert Dopaminabbau ⇒ Wirkungsverlängerung und -verstärkung (20-30%) von L-Dopa
	NW	Hyperkinesen, Psychosen, Diarrhöe

Amantadin	Wm	Blockade striataler Glutamatrezeptoren ⇒ Azetylcholinfreisetzung ↓
	Ind	Akinetische Krise, Wirkungsfluktuationen
	NW	Exogene Psychosen, Knöchelödeme
Anticholinergika[5]	Wi	Alle Kardinalsymptome (schwach), antidyskinetisch
	NW	Verwirrtheitszustände, Blasenentleerungsstörungen
Atyp. Neuroleptika[6]	Wi	Gegen Tremor (bei Wirklosigkeit der Dopaminergika)

[1] Ws: L-DOPA/Benserazid, L-DOPA/Carbidopa [2]Ws: Cabergolin, Bromocriptin, Lisurid, Pergolid, Pramiprexol
[3]Ws: Selegilin [4] Ws: Entacapone [5]Ws: Bornaprin, Trihexiphenidyl, [6]Ws: Clozapin

Th **Chirurgisch**: bei Ausschöpfung der med. Therapie (Spätkomplikationen)
Stereotaktische Implantation von Elektroden in den STN bds.
⇒ Ausschaltung des Kerns durch Hochfrequenzstimulation (Tiefe Hirnstimulation).
Neurodestruktive Verfahren (z.B. Pallidotomie) obsolet

Ko

	Klinik	Therapie
Akinetische Krise	Phase völliger Bewegungs- (Sprech- u. Schluck-) Unfähigkeit, starker Rigor, Rhabdomyolyse, Fieber	• Amantadin 200-600mg i.v. • L-DOPA via Magensonde
„End-of-dose" Phänomen	Verkürzung der Wirkdauer von L-DOPA, vorhersagbarer Verlust der Beweglichkeit vor nächster Einnahme	• Kürzeres Dosierungsintervall • COMT-Hemmer
On-Off-Phänomen	Unvorhersagbare, abrupte Wechsel zwischen Akinese und Dys- bzw. Hyperkinesie; Wirkungsfluktuation bei längerer L-DOPA-Therapie	• L-DOPA retardiert, Komb. mit COMT-Hemmer oder Dopaminagonist
L-DOPA-induzierte Psychose	(Meist visuelle) Halluzinationen, illusionäre Verkennungen, Verfolgungserleben, wahnhafte Störungen, Desorientierung	• Dopaminerge Med. red. • Atypische Neuroleptika[1]

5.4.3 Progressive supranukleäre Paralyse (PSP)

Syn Steele-Richardson-Olszewski-Syndrom, supranukleäre Blicklähmung

Def Langsam progredientes hypokinetisch-rigides Syndrom mit vertikaler Blickparese und Haltungsinstabilität mit Stürzen im ersten Erkrankungsjahr

Epi
- m : w = 3 : 2
- Erkrankungsalter 60-70 J.

Pat Nervenzelluntergang in Basalganglien (Ncl. subthalamicus, Globus pallidus, Substantia nigra), Hirnstamm (periaquäduktales Grau, Colliculus superior) und verschiedenen Kortexarealen

Ät Unbekannt

Kli
- Verlangsamung vertikaler Sakkaden, Blickparese nach oben oder unten
- Frühzeitig Stand- und Gangunsicherheit mit Stürzen, v.a. nach hinten
- Axialer Rumpf- und Nackenrigor, Akinese
- Pseudobulbärparalyse mit Dysphagie, Dysarthrie
- Kognitive Störung: Apathie, Frontalhirnzeichen, subkortikale Demenz

Di
- **Klinik:** s.o.; geringes Ansprechen auf L-Dopa
- **ENG:** Okulomotorikstörung
- **MRT:** schmächtige Mittelhirnschenkel
- **IBZM-SPECT:** postsynaptische Dopaminrezeptoren ↓

[1]z.B. Clozapin 25-100 mg oder Quetiapin (50-150 mg)

Th Keine kausale Th bekannt

Verl Mittlere Überlebenszeit 5 J.

5.4.4 Multisystematrophie (MSA)

Def Sporadisch auftretende neurodegenerative Erkrankung mit unterschiedlichen Kombinationen aus Parkinson-S. sowie autonomen, zerebellären oder pyramidalen Symptomen

Epi Ca. 5% d.F. mit PS; Beginn meist zw. 45. und 60 Lj.

Eint
- MSA-P ⇒ Parkinson-S. führend; Syn: striatonigrale Degeneration
- MSA-C ⇒ Zerebelläre Sympt. führend; Syn: olivopontozerebelläre Atrophie (Shy-Drager-Syndrom ⇒ autonome Störung + PS)

Kli 90% der Pat. haben im Spätstadium ein PS, typisch für beide Formen sind frühe autonome Störungen
- **Autonom**: orthostatische Hypotension (>30 mmHg syst. RR - Abfall), Harninkontinenz, erektile Dysfunktion
- **Zerebellär**: Ataxie, ausgeprägte Dysarthrie, Dysphonie (häufiges Frühsymptom)
- **CAVE**: MSA-P oft mit einseitigem Beginn, teilw. auch mit Tremor
- Bis zu 30% der Pat. sprechen initial gut auf L-DOPA an

Di
- Klinik, Schellong-Test (Orthostatische Dysregulation ?)
- EMG: Denervierungszeichen im M. sphincter ani externus
- MRT: In T2 Putamen hypointens + hyperintenser Randsaum
- IBZM-SPECT: postsynaptische Dopaminrezeptordichte ?

Th Symptomatisch; Versuch mit L-DOPA, Amantadin

Prg
- Schlecht; nach 5 J. sind ca. 40% der Pat. rollstuhlpflichtig
- Mittlere Überlebensdauer 10 Jahre

5.4.5 Kortikobasale Degeneration

Def Seltenes, asymmetrisches akinetisch-rigides Syndrom mit schlechtem Ansprechen auf L-Dopa-Gabe und Zeichen kortikaler Dysfunktion

Pat
- Asymmetrische frontoparietale kortikale Atrophie
- Neuronenverlust und Gliose im Kortex, in den Basalganglien, im Thalamus, im Nucleus ruber und der unteren Olive

Kli
- Asymmetrische, progrediente akinetisch-rigide Symptomatik
- Apraxie (v.a. Extremitäten)
- Phänomen der fremden Hand, des fremden Armes / Beines: „Alien-limb-Phänomen" = Körperteil gehört nicht zu mir, steht nicht unter meiner willentlichen Kontrolle
- Feinmotorikstörung
- Pyramidenbahnzeichen
- Frontale Demenz
- Durch einen äußeren Stimulus induzierbare Myoklonien
- Distal betonte fokale Dystonien

Di Klinik; Bildgebung: MRT: asymmetrische fronto-parietale Atrophie;
FDG-PET[1]: Hypometabolismus frontoparietal;
IBZM-SPECT[2]: postsynaptische Dopaminrezeptordichte ↓

Th Keine kausale Th; Clonazepam bei Myoklonien

Pro Völlige Immobiliät innerhalb 5-7 J.

5.5. Ataxien

5.5.1 Ataxien

Def Koordinationsstörung von Bewegungsabläufen, die sich in falschem Abmessen von Zielbewegungen (Dysmetrie), gestörtem Zusammenspiel einzelner Muskeln (Dyssynergie) und Störung der schnellen Abfolge antagonistischer Bewegungen (Dysdiadochokinese) äußert.

Eint
- **Spinale/sensible Ataxie** (bei gestörter Reizweiterleitung der Tiefensensibilität aus der Peripherie)
- **Zerebelläre Ataxie** (Störung des Kleinhirns)
- Erbliche A.
- **Nichterbliche symptomatische A.**
- **Nichterbliche sporadische A.**

5.5.2 Degenerative Ataxien

Def Vielzahl erblicher und nichterblicher neurodegenerativer Erkrankungen mit dem Leitsymptom einer progressiven Ataxie

Pat Isolierte Kleinhirndegeneration, ggf. mit degenerativen Veränderungen des Rückenmarks (spinozerebelläre A.), des Hirnstamms (olivopontozerebelläre A.) und der Basalganglienl

Üs

Erbliche Ataxien	
Syn: Heredoataxien	
Autosomal-rezessive Ataxien	**Autos.-dom. zerebelläre Ataxien (ADCA)** (Nonne-Marie-Erkrankungen): gen. u. klin. heterogene Gruppe dominant vererbter Ataxien; Erstmanifestation meist nach dem 20. Lj.
Morbus Friedreich (Chr 9)	**Mit zusätzlichen nichtzerebellären Symptomen (ADCA-I)**
Ataxia teleangiectatica (Syn: Louis-Bar-Syndrom, Ät: DNA-Reparaturdefekt, Chr 11)	Spinozerebelläre Atrophie 1 (SCA 1) mit Pyramidenbahnzeichen (Chr 6)
Vitamin-E-Mangel-Ataxie (Chr 8)	Spinozerebell. Atrophie 2 (SCA 2) m. Sakkadenverlangsamung (Chr 12)
Zerebelläre Atrophie mit Lipidstoffwechselstörung (Refsum-Krankheit, Abetalipoproteinämie)	Machado-Joseph-Erkr. (SCA 3) mit Ophthalmoplegie (Chr 14)
Zerebelläre A. mit Lipidspeicher-Kh. (GM-Gangliosidose, metachr. Leukodystrophie, Adrenoleukodystro.)	Spinozerebelläre Atrophie 4 (SCA 4) mit Polyneuropathie (Chr 16)

[1]Fluorodeoxyglucose-Positronen-Emissions-Tomografie [2]IBZM-Single Photon-Emissions-Computertomografie

Früh beginnende zerebelläre Ataxie mit erhaltenen Muskeleigenreflexen	Dentato-rubro-pallido-luysianische Atrophie (DPRLA) mit Demenz (Chr 12)
Früh beginnende zerebrale Ataxie mit anderen Kennzeichen[1]	**Mit pigmentärer Retinadegeneration (ADCA-II)**
	Spinozerebelläre Atrophie 7 (SCA 7) mit Basalgangliensymptomatik (Chr 3)
	Mit rein zerebellärer Symptomatik (ADCA-III)
	Spinozerebelläre Atrophie 5 u. 6 (SCA 5, SCA 6) mit Dysarthrie (Chr 19)
	Mit Myoklonien und Taubheit (ADCA-IV)

Kli Gang-, Stand-, Extremitätenataxie, skandierende Sprache (Löwenstimme), Hirnnervenstörung (Optikusatrophie, Augenmuskelparesen, Schluckstörung), dementielle Entwicklung)

Üs

Nichterbliche Ataxien
Idiopathische zerebelläre Ataxien (IDCA)
Mit rein zerebellärer Symptomatik
Mit extrapyramidalen und vegetativen Symptomen bei Multisystematrophie (→ **96**)
Symptomatische Ataxien
Anm: mit die häufigsten Ataxien
• Alkoholabusus • Intoxikationen: z.B. Phenytoin, Schwermetalle, Lithium • Hypothyreose • Funikuläre Myelose (Vit.-B_{12}-Mangel) • Entzündlich (Encephalitis disseminata) • Tumoren im Kleinhirnbereich • Zerebrovaskuläre Erkrankungen (Ischämien und Hämorrhagien der kleinhirnversorgenden Gefäße) • Seltener paraneoplastisch (Bronchial-/Ovarial-Ca) • Tabes dorsalis

5.5.3 Morbus Friedreich

Def Autosomal-rezessiv vererbte, meist vor dem 25. Lj. beginnende progressive Ataxie

Pat Vor allem Degeneration von Hintersträngen, spinozerebellären Bahnen und Pyramidenbahn

Kli
- Progrediente sensible Stand- und Gangataxie, Dysarthrie, Dysdiadochokinese
- **Areflexie:** fehlende Muskeleigenreflexe an den Beinen, Pyramidenbahnzeichen (Babinski pos.), distal betonte atrophische Paresen
- **Skelettdeformitäten:** „Friedreich-Fuß" (Hohlfuß mit Hammerzehen), Kyphoskoliose
- **Störung der Hinterstrangsensibilität:** Lage-, Vibrationssinn
- Okulomotorikstörung, Optikusatrophie
- **Nichtneurol. Manifestationen:** hypertroph. Kardiomyopathie, Diabetes mellitus (20%)
- Di
- Klinik
- **Labor:** Vitamin E (DD: Vitamin-E-Mangel-Ataxie)
- **Neurografie:** Fehlen sensibler Nervenaktionspotentiale

[1] Hypogonadismus, Myoklonien, Katarakt, Optikusatrophie

- **SEP:** Leitungsverzögerung
- **MRT:** zervikale Rückenmarksatrophie
- **ENG:** Okulomotorikstörung
- EKG
- **Genetik:** Nachweis von GAA-repeats auf Chromosom 9

Th Keine kausale Therapie, symptomatisch: Krankengymnastik

Prg Progredienter Verlauf, nach 15 J. Rollstuhlpflicht; Tod ca. 35 J. nach Symptombeginn

5.6. Demenzen

5.6.1 Allgemeine Grundlagen zur Demenz

Def Erworbener Verlust intellektueller Fähigkeiten durch Erkrankungen oder Verletzungen des Gehirns.
Typisch sind eine fortschreitende Störung
- des Gedächtnisses ("explizites Gedächtnis") **und** einer weiteren sog. "instrumentellen" Hirnfunktion
  (z.B. Aphasie, Apraxie, räumlich-konstruktive Planungsstörung) **oder**
- sog. "exekutiver" Hirnfunkt. (Apathie; Verlangsamung; Echolalie; Enthemmung)

Form	Kortikale Demenz	Subkortikale Demenz	Frontale Demenz
gestört	• Gestörtes Kurzzeit- und Langzeitgedächtnis • Werkzeugleistungen (Rechnen, Benennen; Urteilsvermögen; Raumorientierung	• Psychomotorisches Tempo • Antrieb • Konzentration • Stimmung	• Sprache • Antrieb • Abstraktes, planendes Denken • Persönlichkeit
Erhalten	Persönlichkeit, Antrieb	Orientierung, Sprache	Orientierung, Wiedererkennen
Vork	• M. Alzheimer • Diffuse Lewy-Körperchen-Krank. • Hypoxie	• M. Binswanger • PSP • Normaldruckhydrozephalus	• Bifrontale Traumen, Rf. • M. Pick • Kortikobasale Degeneration

Di
- Eigen-, Fremdanamnese; neuropsych. Untersuchung (Mini-Mental-Status <25[1])
- **Labor:** E'lyte, Ca, P, CRP, TSH, T_3/T_4, Lues-Serologie, Vit. B_{12}/Folsäure; LP, ggf. HIV
- **Apparative Diagnostik:** EEG, CT/MRT, SPECT/PET

DD Neurodegerative Erkrankungen, vask. Läsionen, Normaldruckhydrozephalus, Trauma, Neoplasien, Inf. (AIDS, Creutzfeldt-Jakob-Kh, Lues: progr. Paralyse), Alkoholismus, Hypothyreose, Wernicke-Enzephalopathie, Pseudodemenz bei Depression

Häu

Demenz vom Alzheimertyp	60%
Vaskuläre Demenz	15%
Gemischte vaskuläre und Alzheimer-Demenz	10%
Demenz mit Lewy-Körperchen	5%
Frontotemporale Demenz	<5%
Andere Ursachen: Trauma, M. Huntington, M. Parkinson, Tumor u.a.	<10%

Unsinnige Vervielfältigung kleinerer Bausteine der DNA

[1]**Mini mental state test:** Kurztest zur Beurteilung geistiger Leistungsfähigkeit zur Di, Therapie- u. Verlaufskontrolle einer senilen Demenz

5.6.2 Morbus Alzheimer

Syn Demenz vom Alzheimer-Typ (DAT)

Def Häufigste, progrediente Demenz mit Gedächtnis- und anderen kognitiven Störungen ohne zusätzliche fokale neurologische Symptomatik und ohne Bewusstseinsstörung

Epi
- Pos. Fam.-Anamnese in ca. 30% d.F.; w:m = 2:1; im Alter Inz. ↑ (65. Lj/2%; 85. Lj./15%)
- Bei Vorliegen eines Apolipoprotein-ε-4-Allels (Chr. 19) Erkrankungs-Risiko 3fach höher

Pat
- **Senile Plaques:** Ablagerung neuronaler Filamentproteine im ZNS in Form von kortikalen Amyloid-Plaques
- **Neurofibrillenbündel** (intraneuronal, zopfförmig) aus hyperphosphoryliertem Tau-Protein
- **Neuronenzelluntergang** vor allem im Ncl. basalis Meynert, **kongophile Angiopathie**

Kli
- **Kortikale Demenz** m. Kurzzeitgedächtnisdefizit, visuell-räumliche Störung, Benennstörung
- **Psychiatrisch:** Depression, Unruhe, Verkennung; erhaltene Persönlichkeit
- **Neurologisch:** in späteren Stadien Myoklonien, epileptische Anfälle

Di
- Kli, Verlauf, Neuropsychologie
- **EEG:** Grundrhythmusverlangsamung, Allgemeinveränderungen
- **Bildgebung:** unauffällig, oder temporoparietale Atrophie (CT/MRT), Hypoperfusion (SPECT), Hypometabolismus (PET) temporoparietal

Th Keine kausale Th bekannt, symptomatisch Cholinesterasehemmer (Tacrin, Donepezil[2])

Prg Kontinuierliche Progression bis zur schweren Demenz, letaler Ausgang, mittlere ÜR 10 J.

5.6.3 Vaskuläre Demenz

Syn Morbus Binswanger, subkortikale arteriosklerotische Enzephalopathie (SAE), Multiinfarktdemenz

Def Demenzielle Entwicklung auf dem Boden einer ischämischen Hirnschädigung (meist Mikroangiopathie, seltener polytop territorial, oder entzündlich oder genetisch)

Pat Fortschreitende Mikroangiopathie
⇒ Marklagerischämie, Demyelinisierung, lakunäre Infarkte

Kli
- **Subkortikale Demenz** mit Apathie, Aufmerksamkeitsstörung, Antriebsmangel, Verlangsamung, Erschöpfbarkeit (dysexekutives Syndrom)
- **Psychiatrisch:** Affekt- und Stimmungslabilität, Reizbarkeit, Depression
- **Neurologisch:** apraktische Gangstörung, Harninkontinenz, TIAs, fokale Defizite, Pseudobulbärparalyse

Di
- Gefäßrisikofaktoren (v.a. arterieller Hypertonus)
- Rezidivierende neurologische Herdsymptomatik, Neuropsychologie
- **Bildgebung:** ventrikelnah betonte, fleckige bis diffuse Hypodensitäten (CT) bzw. Hyperintensitäten (MRT), fakultativ multiple Lakunen

Th Risikofaktorbehandlung (Blutdruckeinstellung)

Prg Stufenweise Verschlechterung, nächtliche Verwirrtheit, nur z.T. schwere Demenz

---

[1]Beta-A4-Protein = unphysiologisch gespaltenes Beta-Amyloid-Präkursor-Protein, [2]Aricept®

5.6.4 Morbus Pick

Def Seltene frontotemporale Hirnatrophie unbekannter Ätiologie mit allgemeiner Hirnleistungs- und frühzeitiger Persönlichkeitsstörung

Epi Gipfel 50.-60. Lj., dominanter Erbgang 20-50%

Kli
- **Frontale Demenz** mit Sprachverarmung, Antriebsmangel
- **Später:** Gedächtnis- und Konzentrationsstörungen
- **Psychiatrisch:** Distanzlosigkeit, Triebhaftigkeit, Enthemmung, emotionale Labilität
- **Neurologisch:** Spastik, Primitivreflexe, Parkinson-Symptome

Di
- Kli, Verl, Neuropsychologie
- **EEG:** normal
- **Bildgebung:** frontale bis temporale Atrophie (CT/MRT), Hypoperfusion (SPECT)/ Hypometabolismus (PET) frontotemporal

Th Nicht bekannt, Prg: langsam progredient 5-7 J.

5.6.5 Diffuse Lewy-Körperchen-Krankheit

Def Klinische Trias aus Parkinson-Syndrom, demenzieller Entwicklung und nicht medikamentösen visuellen Halluzinationen (zusätzlich oft diurnale Fluktuationen)

His Diffuse senile kortikale Plaques und zahlreiche neokortikale und limbische Lewy-Körperchen (Ubiquitin-Färbung)

Th Gutes Ansprechen auf zentrale Cholineterasehemmer beschrieben, oft negatives Ansprechen auf Neuroleptika und Dopaminergika

5.7. Degenerative Motoneuronerkrankungen

5.7.1 Degenerative Motoneuronerkrankungen

Def Gruppe von Systematrophien, die das 1. Motoneuron, das 2. Motoneuron[2] oder beide Systeme in Kombination[3] betreffen und sich klinisch durch atrophische Paresen ohne Sensibilitätsstörungen auszeichnen.

Form

Primäre Lateralsklerose	
Def	Seltene Erkrankung mit isolierter Degeneration des 1. Motoneurons
Kli	• Schleichende, symmetrische, oft beinbetonte spastische Parese • Evtl. Dysarthrie, Affektinkontinenz
Di	• Klinik, Verlauf, negative Familienanamnese • **Transkranielle Magnetstimulation:** fehlende oder stark verzögerte Antwort
Th	Keine kausale Th bekannt
Spastische Spinalparalyse	
Syn	Erb-Charcot-Strümpell-Krankheit
Def	Klinisch u. genetisch heterogene Erkrankung mit dem Hauptmerkmal der langsam progr. Paraspastik
PPh	Degeneration v.a. der Pyramidenbahn
Epi	25% sporadisch, 75% genetisch (v.a. autosomal dominant)

[1]Pyramidenzellen des mot. Kortex + Pyramidenbahn (Bsp. spastische Spinalparalyse); [2]motor. Vorderhornzellen oder motor. Hirnnervenkerne (Bsp. spinale Muskelatrophie); [3]Bsp.: Amyotrophe Lateralsklerose (ALS)

Kli	Steife der Beine und zunehmende spastische Paraparese; Adduktorenspastik ⇒ Scherengang (Schwierigkeiten, die Knie beim Gehen auseinander zu halten); evtl. Blasenstörung
Di	Klinik, Verlauf, unauffällige Zusatzuntersuchungen (LP, Lab, MRT, EMG)
DD	MS, parasagittales Meningeom, spinale Rf, ALS, funikuläre Myelose, RM-Tumoren
Th	Symptomatisch, KG, Antispastika (Baclofen, Tizanidin, Dantrolen)

5.7.2 Amyotrophe Lateralsklerose

Syn Myatrophische Lateralsklerose, ALS

Def Rasch progrediente Degeneration des 1. und 2. Motoneurons mit atrophischen Paresen, Faszikulationen und gesteigerten Muskeleigenreflexen

Epi Prävalenz 3-7 / 100.000, m:w = 2:1, Gipfel 50.-60. Lj.

Ät Unbekannt, >90% sporadisch, 5-10% autosomal-dominant vererbt

Kli
- Distal betonte, initial asymmetrische Muskelatrophien und -schwächen, Muskelkrämpfe
- **Faszikulationen:** sichtbare, regellose Kontraktion von motorischen Einheiten ohne Bewegungseffekt als Folge der Vorderhornzelldegeneration
- Hyperreflexie (= „gesteigerte Reflexe"), spastische atrophische Paresen, evtl. positives Babinski-Zeichen
- Beteiligung kaudaler motorischer Hirnnervenkerne (Bulbärparalyse) mit Dysphagie (**CAVE:** Aspirationspneumonie), Dysarthrophonie; bei 20% Bulbärparalyse als Initialsymptom ⇒ schlechte Prg
- Fehlen von Sensibilitäts-, Augenmotilitäts-, Blasen- oder Mastdarmstörungen

Di
- **Klinik, Labor:** Protein/Immunelektrophorese, Tumorsuche, GM_1-Ak[1]
- MRT, LP
- **EMG:** neurogen umgebaute Potentiale, gelichtetes, hohes Aktivitätsmuster, pathologische Spontanaktivität und Faszikulationen

DD Zervikale Myelopathie, spinale Muskelatrophie, GM_1-Antikörper-Erkrankung (EMG: multifokale Leitungsblöcke), entzündlich (Borrelien, Pilze, Lues, Encephalomyelitis disseminata), paraneoplastisch (Bronchial- / Mamma-Ca, Plasmozytom)

Th
- **Medikamentös:** Riluzol (Wm: Na-Kanalblocker, weiterhin Hemmung der Glutamatfreisetzung; Wi: verlaufsverzögernd), evtl. Vitamin E
- **Symptomatisch:** KG, Logopädie, Sondenernährung, Antispastika (Baclofen, Tizanidin); ggf. künstliche Beatmung

Prg
- Mittlere Krankheitsdauer 3-4 Jahre
- Terminal Lähmung der Atemmuskulatur

[1]DD zur multifokalen motorischen Neuropathie, [2]Anm: geringe Wirksamkeit in klinischen Studien

5.7.3 Spinale Muskelatrophien (SMA)

Def Meist erblich bedingte Degeneration des 2. Motoneurons mit symmetrischer Muskelschwäche u. -atrophie, erloschenen Muskeleigenreflexen u. Faszikulationen

SMA I = infantile Form (Werdnig-Hoffmann)	
Epi	Autosomal-rezessiv vererbt, Erkrankungsbeginn im 1. Lj., Tod vor dem 3. Lj.
Kli	Schwäche u. Atrophie im Beckengürtel, Muskelhypotonie (floppy infant[1])
SMA II = intermediäre Form	
SMA III = juvenile Form (Kugelberg-Welander)	
Epi	Autosomal-rezessiv vererbt, Beginn nach dem 2. Lj. und vor dem 18. Lj
Kli	Vor allem Befall des Beckengürtels
Prg	Verlauf unterschiedlich rasch, Lebenserwartung fast unverändert
SMA IV = adulte Form (> 18. Lj.)	
Aut.-rez.	Geringe Behinderung, normale Lebenserwartung
Aut.-dom.	40.-60. Lj., rasch progredient
X-chrom.	**Syn.:** Kennedy-Syndrom; Androgenrezeptorgendefekt; v. a. Gesichts- und Schlundmuskulatur befallen, proximale Schwäche mit Faszikulationen
Sporadisch	**Aran-Duchenne:** 30.-40. Lj., symmetr. distale Atrophien der kleinen Handmuskeln, langsam progredient **Skapulohumerale Muskelatrophie:** > 45. Lj., Befall des Schultergürtels und Oberarme, langsam progredient **Peroneale Form:** 20. Lj., Befall beider Unterschenkel, sehr langsamer Verlauf

Di Kli, Verlauf; **EMG:** neurogene Schädigung

Th Keine kausale Therapie bekannt

[1] **Floppy infant:** "neuropädiatrisches Leitsymptom", hypotone Babys mit Trinkschwäche (DD: angeborene Myopathien, Muskeldystrophien, metabolische Störungen)

Epilepsien

K. Krakow

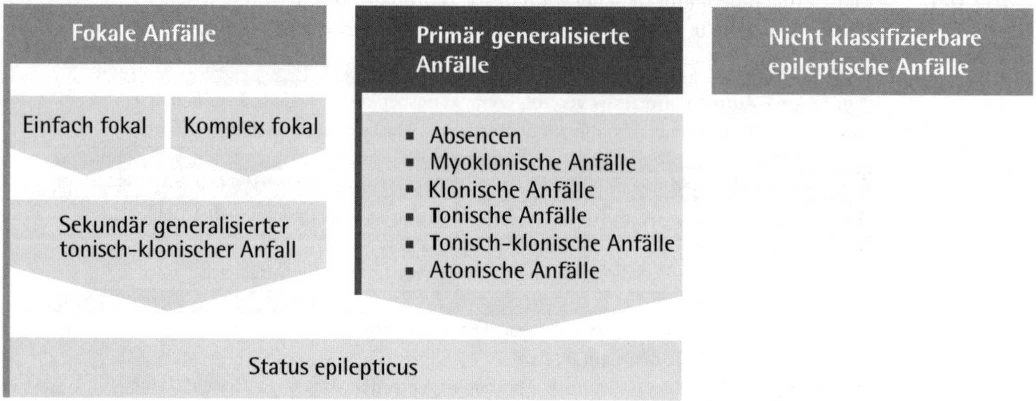

6. Epilepsien (K. Krakow)

6.1. Grundlagen

6.1.1 Definitionen und Epidemiologie

Üs

Begriff	Definition
Epileptischer Anfall	Plötzliche, zeitlich begrenzte, rhythmische und synchrone Entladung neuronaler Zellverbände, die u. U. das gesamte Gehirn betreffen kann
Epilepsie	Chronische Erkrankung, bei der es zu rezidivierenden, spontan auftretenden epileptischen Anfällen kommt
Gelegenheitsanfall (provozierter epileptischer Anfall)	• Epileptischer Anfall im Rahmen einer **akuten** zerebralen Störung: - Z.B. Fieberanfälle im Kindesalter - Alkohol- oder medikamentenassoziierte Anfälle, z.B. durch trizyklische Antidepressiva, Neuroleptika, Penicillin (hochdosiert) - Schlafentzug, ZNS-Trauma, ZNS-Infektion

Epi
- **Prävalenz:** 0,5-1% der Bevölkerung ⇒ eine der häufigsten neurol. Erkrankungen
- **Inzidenz:** ca. 50 Neuerkrankungen auf 100.000 Personen/Jahr
  - Zwei Gipfel: 0-2 Jahre und > 60. Jahre
  - Inzidenz einzelner epileptischer Anfälle ist ca. 10 x höher als Epilepsie-Inzidenz

Prg
- Von der Grunderkrankung abhängig
- Nach Erstanfall, Auftreten von weiteren Anfällen in ca. $^1/_3$ d. F. innerhalb v. 3 Jahren
- Mortalität 2-3 x höher als in Normalbevölkerung (auch durch Grundkrankheit bedingt)

6.1.2 Häufige Ursachen entsprechend dem Alter

Üs

Altersabhängige Ursachen der Epilepsien	
Kleinkinder	• Missbildungssyndrome • Perinatale Hirnschädigung, Hypoxie • Neurometabolische Erkrankungen
Kindesalter und Adoleszenz	• Idiopathische Epilepsiesyndrome → **109** • Temporallappenepilepsien bei Hippokampussklerose
Erwachsenenalter	• Trauma (Contusio cerebri) • Hirntumoren, Hirnmetastasen • Zerebrovaskulär: Hirninfarkt, Hirnblutung • Entzündlich: Meningoenzephalitis, Hirnabszess
>60 Jahre	• Zerebrovaskuläre Erkrankungen: $^2/_3$ der Fälle • Tumoren; Trauma • Degenerative Erkrankungen: z.B. Alzheimer-Demenz

Genetische Faktoren sind bei idiopathischen u. symptomatische Epilepsien relevant. Bei den häufigen Epilepsie-Syndromen liegen komplexe polygenetische Vererbungsmodi vor. Beispiele: Rolando-Epilepsie (15q14); Juvenile myoklonische Epilepsie (6p, 15q); Idiopathische genetische Epilepsie (3q). Bei einer Vielzahl von selteneren Epilepsien liegt eine monogenetische Vererbung mit bekannten Genlocus vor. Beispiele: autosomal-dominante nächtl. Frontallappen-Epilepsie (20q13.2, 15q24); Periventrikuläre Heterotopsie (X-chrom.); MERFF-Syndrom (mitochondrale tRNA); Progressive Myoklonus-Epilepsie (Typ Uverricht Lundborg 21q22.3; Typ Lafora 6q 24)

- **Genetische Beratung:** das Risiko einer Vererbung ist syndromabhängig. Das Risiko jeweils bei einem erkrankten Elternteil beträgt:
  - Fokale Epilepise 3-4% , idiopathische generalisierte Epilepsie 5-7%

6.1.3 Klassifikation epileptischer Anfälle

Die Klassifikation epileptischer Anfälle und Syndrome ist einem stetigen Wandel unterworfen. Aktuell gültig sind die **Klassifikationen der epileptischen Anfälle** (1981) sowie der **Epilepsien und Epilepsiesyndrome** (1989) → 109 der International League against Epilepsy (ILAE).

Eint

Epileptischer Anfälle anhand klin. Angaben und EEG-Befund nach der ILAE	
I Fokale Anfälle: zu Beginn sind die Symptome auf eine Hemisphäre beschränkt	
Einfach fokal	**Ohne Bewusstseinsstörung:** motorisch, sensibel, sensomotorisch, sensorisch, vegetativ, autonom, psych., **Sonderform:** Jackson-Anfall: Ausbreitung der Symptome, z.B. Hand ⇒ Arm ⇒ Rumpf („Jackson-March")
Komplex fokal	**Mit Bewusstseinsstrg.**: 1. Anfall mit Bewusstseinsstrg. zu Beginn oder 2. einfach fokaler Anfall gefolgt von Bewusstseinsstörung, **häufigste Form:** Temporallappenanfall
Sekundär generalisiert	(Einfach oder komplex) fokaler Beginn, anschließend Ausbreitung auf beide Hirnhemisphären
II Primär generalisierte Anfälle: Klinischer Beginn weist auf gleichzeitige initiale Beteiligung beider Hirnhemisphären hin; im EEG zeigen sich bilateral synchrone Anfallsmuster	
	Bsp.: Absencen, myoklonische, atonische, tonische, klonische, tonisch-klonische Anfälle
III Nicht klassifizierbare Anfälle	

Anm 2001 wurde von der ILAE empfohlen, die Begriffe einfach fokaler Anfall u. komplex fokaler Anfall zur Differenzierung fokaler Anfälle nicht mehr zu verwenden. Die Verwendung dieser Begriffe ist aber noch weit verbreitet und wurde daher hier aufgeführt. Daneben werden noch weitere Bezeichnungen für Anfälle genutzt, die in der aktuellen Klassifikation nicht enthalten sind und daher eigentlich vermieden werden sollten. Z.B. werden für einen fokalen Anfall mit typischen Temporallappen-Automatismen und Bewusstseinstörung die Begriffe psychomotorischer Anfall, Dämmerattacke, limbischer Anfall und komplex-fokaler Anfall synonym verwendet.

6.1.4 Topographische Zuordnung fokaler Anfälle

Bei fokalen Anfällen erlaubt die Beobachtung der Anfallssemiologie häufig die anatomische Lokalisation des Anfallsursprungs

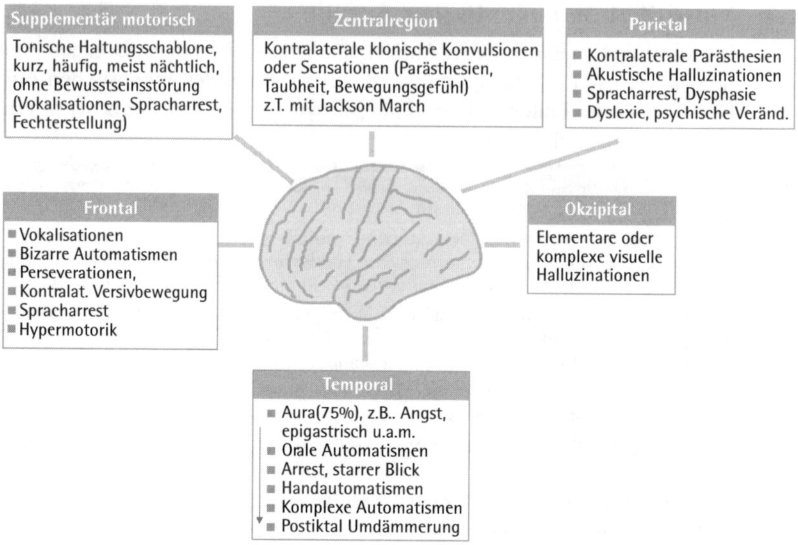

6.2. Grand mal

6.2.1 Generalisierter tonisch-klonischer Anfall (Grand mal)

Def Maximalform eines epileptischen Anfalls, beide Hirnhemisphären betroffen

Form
- Primär generalisiert
- **Sekundär generalisiert:** Entwicklung aus einem fokalen Anfall

Kli **Nur bei sekundär generalisierten Anfällen:**
- Zunächst fokale Anfallseinleitung, z.B. tonische Verkrampfung eines Arms oder Vorgefühl (Aura[1])

Darauf folgt:
- Bewusstseinsverlust (für den gesamten Anfall) mit nachfolgender Amnesie
- **Zunächst:** tonische Verkrampfung des gesamten Körpers (5-15 Sek.) mit Initialschrei, Sturz, Apnoe, Überstrecken der Extremitäten. Augen meist geöffnet, Blickwendung nach oben, weite, lichtstarre Pupillen.
- **Nach einigen Sekunden:** klonische Phase mit rhythmischen Muskelzuckungen (v.a. Extremitäten), im Verlauf in Frequenz ab- und in Amplitude zunehmend
- Ggf. lateraler Zungenbiss, Enuresis, Hypersalivation
- Dauer: 1-3 Minuten
- Postiktal[2]: Koma, Umdämmerung, Müdigkeit, Schlaf, Erschöpfung, Kopfschmerzen, Muskelkater
- Nur bei sekundär generalisierten Anfällen evtl. postiktale fokale Lähmung (Toddsche Parese)

[1]Aura: nur subjektiv wahrnehmbarer einfacher fokaler Anfall, [2]iktal: im Anfall, postiktal: nach dem Anfall

6.3. Epilepsien und Epilepsiesyndrome

6.3.1 Klassifikation der Epilepsien und Epilepsiesyndrome

Eint Unterteilung der Epilepsiesyndrome (analog zu den epileptischen Anfällen) in:

Fokale Syndrome	Generalisierte Syndrome
Sind typischerweise symptomatisch (erworben)	Sind typischerwerweise idiopathisch (ohne erkennbare Ätiologie/genetisch bedingt)

Es gibt jedoch auch idiopathisch fokale Epilepsien (im Kindesalter) und symptomatisch generalisierte Epilepsien

Üs

Fokale Epilepsiesyndrome		
	Idiopathisch	
	Bsp.:	• Rolando-Epilepsie: benigne Epilepsie des Kindesalters mit zentrotemporalen Spikes ⇒ meist nur nächtliche Anfälle, meist spontane Remission in Adoleszenz • Landau-Kleffner-Syndrom • Benigne Okzipitallappenepilepsie
	Symptomatisch	
	Bsp.:	Temporallappenepilepsie (mit 60-70% die häufigste fokale Epilepsie)
Generalisierte Epilepsiesyndrome		
	Idiopathisch	
	Bsp.:	• Absencenepilepsie ("Pyknolepsie") → **110** • juvenile Myoklonusepilepsie → **110** • Aufwach-Grand-mal-Epilepsien
	Symptomatisch	
	Bsp.:	• West-Syndrom, Lennox-Gastaut-Syndrom → **110** • Meist schwer behandelbar, schlechte Prg.
Nicht klassifizierbare Epilepsien		
	Bsp.:	Reflexepilepsien

6.3.2 Fokale und idiopathisch generalisierte Epilepsien

Üs

Charakteristika fokaler Epilepsien	Charakteristika idiopathischer generalisierter Epilepsie
• Geringe familiäre Belastung • Ätiologischer Hinweis in der Anamnese, z.B.: kindliche Fieberkrämpfe, Trauma • Häufig Nachweis einer strukturellen Läsion in der MRT[1] • Neurologische oder neuropsychologische Defizite, die der Herdlokalisation entsprechen: z.B. Gedächtnisstörungen bei Temporallappenepilepsien • Herdbefunde im EEG: z.B. fokale Spikes oder Sharp waves	• Familiäre Häufung • Typisches Erkrankungsalter • häufig tageszeitliche Bindung (Anfall v.a. nach dem Aufwachen) • Normaler neurologischer Befund • Normale MRT • Provozierbarkeit der Anfälle durch Schlafentzug, Hyperventilation oder Photostimulation • Im EEG bilateral synchrone, frontal betonte Entladungen von charakteristischen Spike-Wave-Komplexen • **Bsp.:** Absencenepilepsie, juvenile Myoklonusepilepsie, → **110**

[1] Bei nicht nachweisbaren Veränderungen spricht man auch von **kryptogener Epilepsie**

6.3.3 Generalisierte Epilepsiesyndrome (Altersgebunden)

West-Syndrom

Ät
- In 70% d.F. prä- oder perinatale Hirnschädigung (10% d.F. tuberöse Sklerose)
- In 20% d.F. postnatale Hirnschäden; in 10% d.F. idiopathisch

Epi Manifestationsalter: zwischen 4. und 7. Lebensmonat; Jungen > Mädchen

Kli **BNS (Blitz-Nick-Salaam)-Anfälle** (infantile Spasmen): generalisierte Myoklonie, für ca. 3 Sek. Tonisierung der Extremitäten, Beugung d. Kopfes, häufig Anfallsserien

Di **Neurologischer Befund:** motor. und geistige Retardierung; **EEG:** Hypsarrhythmie[1]

Prg
- Schlecht, 20% letal; 70% Übergang in andere Epilepsie-Syndrome
- **Häufig Lennox-Gastaut-Syndrom:** Epilepsie-Syndr. mit myokl. u. astat. Anfällen u. atyp. Absencen, meist mit psychomot. Retardierung, schlechte Prg, Beginn 2.-6. Lj.

Absencen-Epilepsie des Kindesalters (Pyknolepsie)

Ät Idiopathisch

Epi Manifestationsalter: 2.-12. Lebensjahr, Mädchen > Jungen

Kli Plötzlich beginnende, ca. 5-10 s dauernde Bewusstseinsstörung, die sich durch starren, leeren Blick, evtl. tonische Rückwärtsbewegung des Kopfs und Aufwärtsbewegung der Bulbi äußert: für den Anfall besteht Amnesie

Di Normaler neurol. Befund; EEG (general. 3/s Spike-wave, Prov. durch Hyperventil.)

Prg Bei medikamentöser Therapie in 90% Anfallsfreiheit, ohne Therapie häufig Übergang in Aufwach-Grand-Mal

Juvenile myoklonische Epilepsie (Impulsiv-Petit-mal, Janz-Syndrom)

Ät Idiopathisch

Epi
- Manifestationsalter: 12.-25. Lebensjahr
- m = w

Kli
- Bilaterale, symmetrische, myoklonische Zuckungen (Anamnese: Gegenstände fallen aus der Hand)
- Besonders im Schulter-Arm-Bereich
- Gehäuft am Morgen auftretend
- Assoziation mit generalisierten tonisch-klonischen Anfällen (90%) und Absencen (30%)

Di
- **Neurologischer Befund:** unauffällig
- EEG:
  - Irreguläre generalisierte Polyspike-wave oder
  - Polyspikes über 2-6 Sekunden
  - Anfallsprovokation durch Schlafentzug, Hyperventilation, Photostimulation

Prg
- Gut, unter medikamentöser Therapie und Ausschalten von Provokationsfaktoren (z.B. Schlafmangel) in 75% d.F. Anfallsfreiheit
- Nach Absetzen der Therapie jedoch in 90% d.F. Rezidive

---

[1] Chaotisches EEG-Muster mit unregelmäßigen langsamen Wellen, Spikes und Sharp waves in wechselnder Lokalisation

6.3.4 Status epilepticus

Def Andauernder epileptischer Anfall oder Wiederholung von Anfällen **ohne Wiedererlangen des Bewusstseins**; prinzipiell bei jedem epileptischem Syndrom und Anfallstyp möglich.
(Anm: eine **Anfallserie** sind aufeinanderfolgende epileptische Anfälle **mit Wiedererlangung des Bewusstseins im Intervall**)

Epi Inzidenz: 40-60/100 000 /Jahr, am höchsten in den ersten Lebensjahren und im Alter (Anm: in 25-50% d. F. bei Patienten mit vorbestehender Epilepsie, sonst als Erstmanifestation eines epileptischen Anfalls)

Urs
- Zerebrovaskuläre Erkrankungen, Hirntrauma, Hirntumor, Infektion
- Bei vorbestehender Epilepsie: insuffiziente Einnahme der Antiepileptika

Eint

Grand-mal-Status	Einfach fokaler Status	Nonkonvulsiver Status epilepticus
Generalisierter tonisch-klonischer Anfall > 5 Min. Mehrere Anfälle, zusammen > 5 Min., Patient erlangt Bewusstsein zwischen Anfällen nicht wieder	Einfacher fokaler Anfall > 30 Min. **Epilepsia partialis continua:** Status umschriebener fokaler Myoklonien, kann Tage anhalten	Anhaltende Bewusstseinsstörung oder Verhaltensauffälligkeit fokaler Genese > 30 Min. : ⇒ komplex-fokaler Status Primär generalisierter Genese: ⇒ Absencen-Status

Prg Abhängig von Grunderkrankung, Gesamtmortalität ca. 20%

Th **Notfalltherapie**: Da ein Grand-mal-Status lebensbedrohlich ist ⇒ sofortige Therapie → 111

6.3.5 Behandlung des Status epilepticus[1]

Benzodiazepine i.v.
- Lorazepam 4 mg i.v.
  Alternativ:
- Diazepam 10-20 mg i.v.
- Clonazepam 1-2 mg i.v.

Systemische Therapie
(Notfallbehandlung)
- I.v.-Zugang
- Herzkreislaufkontrolle u. -stabilis.
- Laborwerte (BZ, Elektrolyte)
- Bolusgabe 50 ml Glucose i.v.
- Gegebenenfalls Sauerstoffgabe

Benzodiazepine
Ggfs. 1-2 x wiederholen (s.o.)
Cave: Ateminsuffizienz

↓ 10 min.

Phenytoin i.v.
Bolus 1000 mg (20-30 min), dann Infusion 750 mg über 12 h
(Max. Tagesdosis 1400-2800 mg)

Cave: Herzrhythmusstörungen, RR-Abfall

Alternativ:
Valproinsäure i.v.
Bolus 1000 mg, danach Infusion 1500-3000 mg über 12 h

↓ 40 min.

Phenobarbital i.v.
Bolus 700 mg (auch i.m.)
Max. Tagesdosis 800-1400 mg
Cave: Ateminsuffizienz

↓ 60 min.

Allgemeinnarkose
- Thiopental
- Propofol, Midazolam

Ultima ratio

Alle Angaben für 70 kg KG

[1] Modifiziert nach Pohlmann-Eden und Szabo

6.4. Diagnostik und Therapie

6.4.1 Anamnese und Diagnostik

Di Eine Epilepsie wird klinisch diagnostiziert
⇒ detaillierte (Fremd-) Anamnese

- **Anfallsanamnese:**
  Checkliste:
  - Motor./sensor. Sympt., Sprach-, Bewusstseinsstörung, Aura
  - Anfallsdauer, -frequenz, Dauer der Reorientierungsphase
  - Postiktale neurologische Defizite
  - Tageszeitliche Bindung
  - Anfallsfördernde/auslösende Faktoren: sensorische Reize, Fieber, Schlafmangel, psychische Belastung, Medikamente, Drogen
  - Anfallshemmende Faktoren und Situationen
  - Status epilepticus/Anfallsserien

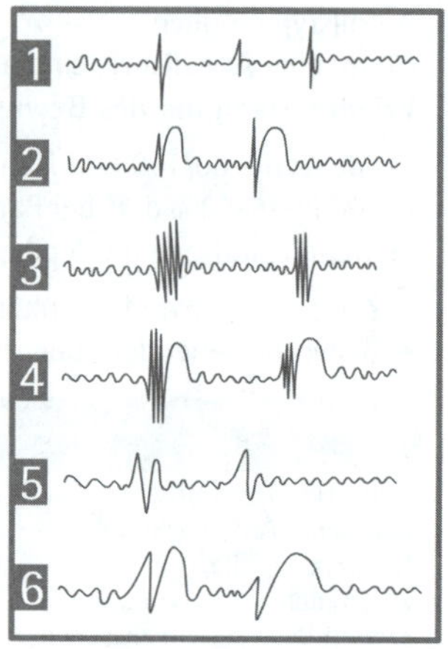

Interiktale, epilepsietypische EEG-Potentiale; von oben nach unten:
1 Spikes (Dauer < 80 ms) **4** Polyspike-waves
2 Spike-waves **5** Sharp-waves
3 Polyspikes **6** Sharp-slow-waves

- **Sonst. Anamn.:** Hinweise auf kindliche ZNS-Erkrankung, Schwangerschafts- u. Geburtsverlauf, frühkindliche Entwicklung, Fieberanfälle[1], schulischer Werdegang, berufliche Tätigkeit, Familienanamnese, bisherige Medikation und Diagnostik
- **Zusatzdiagnostik:** obligat sind bei der Di der Epilepsien:
  - **EEG:** epilepsietyp. Potentiale[2] (kein Beweis einer Epilepsie)
  - **Provokations-EEG:** zusätzlich Hyperventilation, Photostimulation, Schlafentzug
  - **MRT (Schädel):** zum Nachweis morphologischer Korrelate fokaler Epilepsie (z.B. Hippokampussklerose)
  - **Erweiterte Diagnostik (z.B. PET, SPECT):** kann bei speziellen Fragestellungen indiziert sein (z.B. epilepsiechirurgische Abklärung)

6.4.2 Therapeutische Prinzipien

Ind
- Liegt in der Regel nach dem zweitem unprovozierten epileptischen Anfall vor[3]
- In folgenden Situationen bereits nach dem ersten Anfall gegeben:
  - Zugrunde liegende Hirnerkrankung mit hoher Rezidivwahrscheinlichkeit d. Anfälle
  - Erstmanifestation durch Status epilepticus
  - Hohes Sicherheitsbedürfnis d. Pat., individ. hoher Leidensdruck, Verletzungsgefahr

[1] Komplizierte Fieberanfälle sind mit Hippokampussklerose und Temporallappenepilepsie assoziiert; [2] Spikes, Sharp waves
[3] Bei provozierten epileptischen Anfällen = Gelegenheitsanfällen besteht i.d.R. keine med. Th-Ind.; Rezidivproph. durch Meiden der Provokationsfaktoren (Alkohol, Schlafentzug); [4] Lamotrigin®, Topiramat®, Levetiracetam®, Tiagabin®, Gabapentin®

Procedere

- **Initiale Monotherapie mit einem Antiepileptikum:**
  - **Bei fokalen Epilepsien[4]:** Carbamazepin, Phenytoin, Lamotrigin, Oxcarbazepin, Valproinsäure, Topiramat, Gabapentin
  - **Bei idiopathischen generalisierten Epilepsien:** Valproinsäure, Lamotrigin, Topiramat ⇒ initiale Monotherapie bis zum Erreichen einer Anfallsfreiheit oder NW ausdosieren
- **Bei fehlendem Therapieerfolg** ⇒ alternative Mono- oder Kombinationstherapie
  - Bei Kombinations-Th. Einsatz von Antiepileptika mit sich ergänzenden Wm → 113
  - Zusätzlich Berücksichtigung von pharmakokinetischen Wechselwirkungen
  - **Geeignete Kombinations-Präparate:** v.a. neuere Antiepileptika[2]
- **Syndromspezifische Therapie:**
  - **West-Syndrom** → 110: Vigabatrin, Valproinsäure, ACTH
  - **Absencen-Epilepsie (Pyknolepsie)** → 110: neben Valproinsäure auch Ethosuximid (nur wirksam bei Absencen, nicht bei Grand-mal-Anfällen)
- **Behandlungsende:** i.d.R. nach 2-3 Jahren Anfallsfreiheit ⇒ Auslassversuch (langs. Ausschleichen); bei idiopath. general. E. ggf. längerfristige Th (hohe Rezidivrate!)

6.4.3 Antiepileptika

Wm **Hauptwirkmechanismus**: Blockade spannungsabhängiger Natriumkanäle, Verstärkung der GABA-Wirkung; Hemmung glutaminerger Erregungsübertragung

Natriumkanal-Blockade	Verstärung der GABA-Wirkung	Glutamat-Inhibition
• Carbamazepin • Oxcarbazepin • Lamotrigin • Phenytoin • Topiramat • Valproinsäure	• Benzodiazepine • Gabapentin • Phenobarbital • Tiagabin • Topiramat • Valproinsäure; Vigabatrin	• Felbamat • Topiramat

- Ethosuximid: Hemmung thalamischer Kalziumkanäle; Levetiracetam: unbekannter Wm

Pharmakokinetik

- **Hepatische Enzyminduktoren:** Carbamazepin, Phenytoin, Phenobarbital. Beschleunigen den Abbau anderer Pharmaka u. vermindern deren Wirksamkeit: z.B. Valproinsäure, Lamotrigin, orale Kontrazeptiva
- **Hepatische Enzyminhibitoren:** Valproinsäure. Erhöht den Serumspiegel von Lamotrigin, Phenobarbital

Nebenwirkungen

Dosisabhängige Nebenwirkungen aller Antiepileptika (in unterschiedlicher Häufigkeit): Müdigkeit, Schwindel, Übelkeit, Ataxie.

Therapieschemata wichtiger Antiepileptika

Antiepileptikum	Start-dosis	Aufdosierung (mg)	Wirksame Dosis Einzel-dosen/d	Nebenwirkungen (Auswahl)	Wechselwirkungen[1]	HWZ (h) Serum-konz. (µg/ml)[3]
Clobazam[4] CLB Frisium®	10	10 jeden 3. Tag	10-30 1-2	Sedierung, Entzugssyndrom	kaum	18 -
Carbamazepin CBZ Tegretal ret.® Timonil ret.® u.a.	200	200 jeden 3.-5. Tag	800-1600 2/d	Exanthem, Leukopenie	↓LTG, OXC, TGB, TPM, VPA	12 4-12
Gabapentin GBP Neurontin®	300	300 täglich	1800-3600 3/d		kaum	6 >2
Lamotrigin LTG Lamictal®	25 Bei VPA-Komedikation Halbierung der Start- und Zieldosis	14-tägig verdoppeln	100-400 2/d	Exanthem, Steven-Johnson-Syndrom (< 0.5%), Schlaflosigkeit	kaum	30, + VPA 60, + CBZ 15 2-15
Levetiracetam LEV Keppra®	500	500 pro Woche	1000-3000 2/d	Reizbarkeit	kaum	7 -
Oxcarbazepin OXC Timox®, Trileptal®	300	300 jeden 3.-5. Tag	900-2400 2/d	Hyponätriämie, Exanthem	↑PHT	11 10-20 (MHD)
Phenytoin PHT Phenhydan® u.a.	100	100 jeden 3.Tag[3]	100-300 1-2/d	Exanthem, Gingiva-hyperplasie, Akne, Hirsutismus, Kleinhirnatrophie (selten)	↓CBZ, LTG, OXC, TGB, TPM, VPA	24 5-20[2]
Tiagabin TGB Gabitril®	5	5 pro Woche	15-50 3/d	Depression, psychotische Reaktion	kaum	8, + CBZ 3 0.2-0.3
Topiramat TPM Topamax®	25	25 pro Woche	100-500 2/d	Parästhesien, Gewichts-abnahme, kognitive Störungen, Nierensteine	↑PHT	20-30 2-5
Valproinsäure VPA Ergenyl chrono®, Orfiril long® u.a.	300	300 jeden 3.-5. Tag	900-2000 2/d	Gewichts-zunahme, Haarausfall, Tremor, akutes Leberversagen (selten, besonders Kleinkinder)	↑CBZ (Epoxid), LTG, PHT (freies), TPM	12 50-100

1. Wechselwirkung. d. Antiepileptika untereinander. Insbes. CBZ und PHT zeigen als starke Enzyminduktoren Interaktionen mit einer Vielzahl anderer Pharmaka,
2. Sättigbarer Lebermetabolismus. Exponentieller Anstieg der Serumkonz. meist oberhalb 300 mg/d. Daher über 300 mg/d nur noch in 25 mg-Schritten erhöhen und Kontrolle der Serumkonzentration.
3. Mit Ausnahme v. PHT und bei gezielten Fragestellungen von CBZ und VPA ist die Bestimmung von Serumkonz. in der Regel nicht indiziert.
4. Augfrund der häufigen Toleranzentwicklung u. des Abhängigkeitspotentials nur Ersatz-Antiepileptikum für die Dauerth. von fokalen, sekundär und primär generalisierten Anfällen. Geeignet zur intermittierenden Gabe und als temporäres Ausweichpräparat.

6.4.4 Epilepsiechirurgie

Allg
- **Therapieoption bei pharmakoresistenten Epilepsien:** 20-30% aller Patienten werden unter einer antiepileptischen Pharmakotherapie nicht anfallsfrei
  ⇒ 25% dieser Patienten (= 5-10% aller Epilepsie-Patienten) kommen für einen epilepsiechirurgischen Eingriff in Frage
- Im Gegensatz zur Pharmakotherapie ist die chirurgische Therapie potentiell kurativ

Prächirurgische Epilepsiediagnostik
- Dient der Identifikation und Lokalisation des epileptogenen Hirnareals
- **Indikation für die prächirurgische Epilepsiediagnostik:**
  - Epilepsien fokalen Ursprungs
  - Medikamentöse Therapieresistenz der Epilepsien (= kein Ansprechen auf Medikamente)
  - Durchführbarkeit der Operation ohne zusätzliches neurologisches Defizit
- **Verwendete Verfahren:**
  - Klinische Anfallsbeschreibung
  - EEG: interiktales und iktales Oberflächen-EEG, falls nötig auch intrakranielles EEG
  - Simultanes Video-EEG-Monitoring von epileptischen Anfällen
  - Morphologische bildgebende Verfahren (MRT → 31)
  - Hirnmetabolische (funktionelle) bildgebende Verfahren (PET, SPECT)
  - Neuropsychologische Testverfahren: Testbatterien, intrakarotidaler Amobarbitaltest (Wada-Test: neuropsychologische Testung bei pharmakologischer funktioneller Ausschaltung einer Hirnhemisphäre)

Operative Verfahren und Ergebnisse
- 70% der epilepsiechirurgischen Eingriffe werden am Temporallappen durchgeführt (selektive Amygdalohippokampektomie u.a. Verfahren)
  ⇒ dadurch werden ca. 70% der Patienten anfallsfrei
  ⇒ die beste Prognose haben Patienten mit unilateraler Hippokampussklerose
- Andere Verfahren:
  - Temporale und extratemporale Läsionsektomie
  - Funktionelle Hemisphärektomie
  - Palliative Eingriffe, z.B. Kallosotomie (Balkendurchtrennung) zur Unterbrechung der Anfallsausbreitung

---

Hippokampussklerose: Atrophie, Sklerose und Gliose hippokampaler Strukturen (auch Ammonshornsklerose oder mesiotemporale Sklerose)

Kap. 7 Nicht-epileptische anfallsartige Erkrankungen und Schwindel

S. von Stuckrad-Barre

- **Nicht-epileptische Anfälle**
  - Synkopen
  - Dropattacks
  - Tetanie
  - Tonische Hirnstammanfälle
  - Psychogene Anfälle
  - Transiente globale Amnesie
- **Störungen der Schlaf-Wach-Regulation**
  - Schlafapnoesyndrom
  - Narkolepsie
- **Schwindel**
  - Peripher-vestibuläre Schwindelformen
    - Benigner paroxysmaler Lagerungsschwindel
    - Neuritis vestibularis
    - M. Menière
    - Seltenere Erkrankungen
  - Zentral-vestibuläre Schwindelformen
    - Zerebrovaskuläre Erkrankungen
    - MS
    - Tumoren
    - Basilarismigräne

7. Nichtepileptische anfallsartige Erkrankungen und Schwindel (S. v. Stuckrad-Barre)

7.1. Nichtepileptische Anfälle

7.1.1 Synkope

Def Akute Vigilanzstörung mit Sturz, ausgelöst durch eine transiente globale Hypoxie

Üs

Form	Beispiel, Ursache
Reflektorisch	• Karotissinussynkope • Miktions-, Husten-, Schmerzsynkope • Neurokardiogene Synkope
Orthostatisch	Volumenmangel, orthostatisches Regulationsdefizit
Kardiogen	Rhythmusstörungen, Aorten-, Mitralklappenstenose
Zerebrovaskulär	Initialsymptom bei zerebralen Ischämien und Blutungen
Med.-induziert	U.a. Antihypertensiva, Neuroleptika
Idiopathisch	

Kli
- **Prodromi:** Schwindel, „Leere im Kopf", Übelkeit, Schweißausbruch, Ohrenrauschen ⇒ **Vigilanzstörung** ⇒ **Tonusverlust** ⇒ **Sturz** ⇒ schnelle Reorientierung
- Evtl. tonisch-klonische Entäußerungen, Enuresis, Enkopresis (konvulsive Synkope)

Di
- **EEG:** Ausschluss epileptischer Veränderungen
- EKG, Langzeit-EKG, Echokardiografie
- **Doppler:** Stenosen im Vertebralis-, Basilarisstromgebiet, Subclavian-Steal-Syndrom
- **Fakultativ:** Schellong-Test, Kipptischuntersuchung, CT oder MRT, endokrinologische Abklärung

DD Epileptischer Anfall (→ 109), psychogene Anfälle, Tetanie, Drop attack (→ 119)

Th
- **Kardiale Synkope:** kausal, z.B. Schrittmacher
- **Reflektorische Synkope:** Sympathomimetika, ß-Blocker, Mineralokortikoide

7.1.2 DD Synkope-generalisierter Anfall (modifiziert nach Lempert)

DD

	Synkope	Generalisierter ton.-klon. Anfall
Unmittelbarer Auslöser	Ca. 50%	Keiner
Dauer	Meist < 30 sec	1-3 min
Sturz	Schlaff oder steif	Steif
Myoklonien	• Ca. 80% d. F. mild bis heftig • Meist < 30 sec • Arrhythmisch • Multifokal/generalisiert	• 100% d. F. heftig • 1-2 min • Rhythmisch • Generalisiert
Augen	• Offen • Transiente Blickwendung nach oben, selten zur Seite	• Offen • Oft anhalt. Blickwendung nach oben oder zur Seite
Halluzinationen	• Gegen Ende der Attacke • Oft angenehm	• Als Aura vorausgehend • Meist unangenehm/neutral
Inkontinenz	Häufig	Häufig
Zungenbiss	Sehr selten	Häufig
Postikt. Verwirrtheit	< 30 sec	5-30 min
Prolaktin, Kreatinin	Normal	Erhöht
Kolorit	blass	evtl. zyanotisch

7.1.3 Drop attack

Ät Kurzfristige vertebrobasiläre Minderperfusion, meist ungeklärt

Kli Sturz ohne Prodromi, fehlende Vigilanzstörung, typisch sind Verletzungen im Bereich der Kniegelenke

Di Ausschlussdiagnostik mittels EEG, LZ-EKG, Doppler: oft ohne pathologischen Befund

Th Bei Gefäßstenosen kausale, ansonsten keine gesicherte Therapie bekannt

7.1.4 Tetanie

Ät
- **Hypokalzämische Tetanie:** ⇒ Hypoparathyreoidismus
- **Normokalzämische Tetanie:** vermindertes freies Ca^{2+} bei Alkalose infolge Hyperventilation oder nach längerem Erbrechen mit metabolischer Alkalose bei normalem Ca^{2+}-Spiegel i. S.

Kli Parästhesien (perioral, akral an den Extremitäten), "Pfötchenstellung", Karpopedalspasmen (max. Plantarflexion und leichte Supination der Füße), „Karpfenmaulstellung"

Di Im Anfall typische Klinik u. Zeichen der erhöhten neuromuskulären Erregbarkeit:
- **Chvostek-Zeichen:** Beklopfen des Fazialisstammes ⇒ Zucken der mim. Muskulatur
- **Trousseau-Zeichen:** ipsilaterale Ischämie durch Stauung am Oberarm (RR-Manschette) ⇒ Pfötchenstellung der Hand

Th
- **Hypokalzämie/metab. Alkalose:** Th der Grunderkrankung, ggf. Ca^{2+}-Substitution
- **Hyperventilationstetanie:** CO_2-Rückatmung, ggf. kurzfristige Sedierung, Psychotherapie

7.1.5 Tonischer Hirnstammanfall

Ät Entzündliche, seltener vaskuläre Läsionen oder Tumor im Hirnstamm

Kli Mehrmals am Tag für Sek. bis Min. andauernde schmerzhafte tonische Verkrampfung der Extremitäten- und Rumpfmuskulatur; Auslöser: Bewegung/Lagewechsel

Di Kraniales MRT, Liquor

Th Antikonvulsiva, z. B. Carbamazepin 300 mg/Tag p. o

7.1.6 Psychogener Anfall

Syn Funktioneller, hysterischer, pseudoepileptischer Anfall

Epi Ca. 10% aller Patienten, die mit Anfällen eine neurologische Klinik aufsuchen

Ät Psychische Konfliktsituation, Konversion

Kli Vielgestaltig: "Imitation nahezu jeder neurologischen Störung", häufig mutistisches Erscheinungsbild, Zukneifen der Lider, Blickwendung vom Untersucher weg, „Händefuchteln", Vigilanz immer intakt, bizarre Körperhaltungen, evtl. Opisthotonus, Arc de cercle[1], selten Eigenverletzung

Di Ausschlussdiagnostik mit EEG, ggf. MRT

Th
- **Akut:** Aufklärung, Gesprächsbereitschaft
- **Elektiv:** Psychotherapie, Rehabilitation

Cave Patienten können eine Epilepsie *und* psychogene Anfälle haben!

[1] Rückwärtiges Aufbäumen im Bogen

7.1.7 Transiente globale Amnesie

Syn Amnestische Episode

Def Akut einsetzende, allmählich remittierende anterograde und retrograde Amnesie bei sonst normaler Kognition und Vigilanz

Urs
- Unbekannt
- In ca. 50% der Fälle Auslösung durch physischen oder emotionalen Stress

Krit
- Dauer max. 24 h
- Anterograde Amnesie während der Attacke
- Fehlende kognitive Beeinträchtigung und Vigilanzstörung
- Fehlende epileptische Phänomene
- SHT oder Epilepsie anamnestisch nicht bekannt

Di Klinik und Ausschlussdiagnostik (Labor, EEG, CCT/cMRT)

DD
- Komplex-fokale Anfälle
- Hirnstamm-TIA
- Commotio cerebri
- Intoxikation
- Psychogene Anfälle

Verl Ca. 10% der Patienten erleiden eine zweite Episode

7.2. Schlaf-Wach-Störungen

7.2.1 Narkolepsie

Def Meist in 2. Lebensdekade beginnende genetisch (aut. dom. mit wechselnder Penetranz) oder seltener symptomat. Krankheit (z.B. bei Enzephalitis, SHT) mit anfallsweisem Schlafzwang am Tage (1-30 Min.), affektivem muskulären Tonusverlust, Wachanfällen und lebhaften hypnagogen Halluzinationen

Eint
- **Monosymptomatische Form** mit isolierter Hypersomnie
- **Polysymptomatische Form** mit assoziierten Störungen
- **Vollbild:** Narkolepsie-Kataplexie-Syndrom in ca. 15% der Fälle

Kli
- **Hypersomnie:** imperativer Schlafdrang mit assozierten Störungen:
  - **Kataplexie:** Sekunden bis Minuten dauernder affektiver Tonusverlust
  - **Schlaflähmung:** Bewegungsunfähigkeit und Sprachblockierung beim Aufwachen
  - **Hypnagoge Halluzinationen:** lebhafte visuelle Halluz. in der Einschlafphase
  - fragmentierter Nachtschlaf
  - **Automatisches Handeln:** Fortsetzung motor. Aktivität trotz Vigilanzminderung

Di
- **Genetische Marker:** HLA-DR 2 (99,5% aller Narkolepsiepatienten), HLA-DQw 1
- **EEG/Polygrafie:** verkürzte Einschlaf- (< 10 min) und REM-Latenz (<20 min)

Th
- **Allgemein:** Schlafhygiene
- **Vigilanzstörungen:** Ephedrin, Methylphenidat[1], Pemolin[2]
- **Kataplexie:** Clomipramin[3], Imipramin[4]
- **Vigilanzstörung + Kataplexie:** MAO-Hemmer, wie z.B. Selegilin[5] unter tyraminarmer Diät
- **Serotonin-Wiederaufnahme-Hemmer:** Moclobemid[6]

---

[1]Ritalin®, [2]Tradon®, [3]Anafranil®, [4]Tofranil®, [5]Movergan®, [6]Aurorix®

7.2.2 Schlaf-Apnoe-Syndrom (SAS)

Def Schlafstörung mit rezidivierendem Atemstillstand (jeweils > 10 Sek.), der zu einem Absinken der Sauerstoffsättigung im arteriellen Blut führt

Eint
- **Obstruktives SAS:** Tonusverlust der Pharynxmuskulatur ⇒ Obstruktion ⇒ CO_2 ↑, O_2 ↓ ⇒ verstärkter Atemantrieb und Weckreaktion
- **Zentrales SAS:** selten; Ansprache des Atemzentrums auf CO_2 ↓ (Undines-Fluch-Syn.)
- **Gemischtes SAS:** Kombination beider Mechanismen

Di
- Eigen-, Fremdanamnese
- HNO-Untersuchung
- **Schlafpolygrafie:** EEG, EMG (M. mentalis), Elektrookulografie, Registrierung des Luftflusses und der thorakalen und / oder abdominellen Atembewegungen
- **MESAM-Screening:** polygraphische Registrierung von O_2-Sättigung, Puls und Schnarchgeräuschen mit tragbarem Gerät
- **Mehrfachschlaflatenztest:** Bestimmung der Tagesschläfrigkeit

Th
- **Allgemein:** Gewicht ↓, Alkoholkarenz, keine Sedativa/Hypnotika, Schlafhygiene
- **Med.:** 100-500 mg Theophyllin retard[1] zur Nacht, antriebssteigernde trizyklische Thymoleptika (Nortriptylin[2])
- **CPAP[3]:** kontinuierliche Atemwegsüberdruckbehandlung
- **Inspiratorische Überdruckbeatmung:** bei zusätzlicher obstruktiver Lungenerkrankung oder zentralem SAS
- **Esmarch-Prothese:** verhindert Zurücksinken der Zunge
- **Operative Verfahren:** z.B. Uvulopalatopharyngoplastik, nur selten indiziert

7.3. Schwindel

7.3.1 Differenzialdiagnostische Einordnung der häufigsten Schwindelformen

Differenzialdiagnostische Einordnung der häufigsten Schwindelformen	
Attackenschwindel	**Häufig:** Benigner peripherer paroxysmaler Lagerungsschwindel (BPPV); M. Menière; Migräne; Vestibularisparoxysmie; TIA im vertebrobasilären Stromgebiet **Selten:** paroxysmale Ataxie bei MS; vestibuläre Epilepsie; episodische Ataxie
Dauerschwindel	**Häufig:** Neuritis vestibularis; phobischer Schwankschwindel; pontomedulläre oder -mesenzephale Läsion; z.B. bei Basilaristhrombose **Selten:** Arnold-Chiari-Malformation mit Downbeat-Nystagmus
Schwindel und Hörstörung	M. Menière
Oszillopsien bei Kopf- und Körperbewegungen	Bilaterale Vestibulopathie

[1]Theophyllin®, [2]Nortrilen®, [3]continuous positive airway pressure

Schwankschwindel	Phobischer Schwankschwindel; psychosomatische Erkrankungen (Hyperventilationssyndrom, Panikstörungen); Polyneuropathie
Lagerungschwindel	BPPV; selten zentraler Lagerungs- oder Lageschwindel/-nystagmus; Benommenheitsschwindel
Benommenheits-gefühl	Phobischer Schwankschwindel; Medikamente; toxisch; Polyneuropathie mit propriozeptiven Störungen
Andere Formen	Orthostatische Dysregulation; (Prä-)Synkope; Herzrhythmusstörungen und andere Herzerkrankungen; Hypoglykämie; Elektrolytstörungen (Hypercalcämie, Hyponatriämie); Intoxikation: Alkohol, Medikamente

7.3.2 Benigner paroxysmaler Lagerungsschwindel (BPPV)

Def Erworbene Funktionsstörung des posterioren (selten: horizontalen) Bogengangs durch Kanalolithiasis

Epi **Ältere Pat:** 65-75 Jahre; bei traumatischer Ätiologie altersunabhängig

Ät Degenerative oder traumatische Lösung anorganischer Partikel der Otolithen (Otokonien) ⇒ Verschleppung in den hinteren (seltener in den vertikalen) Bogengang

Kli Kurze Drehschwindelattacken bei Lagewechsel des Kopfes (z.B. im Bett), Übelkeit

Di
- **Lagerungsprobe:**
  - **Posteriorer Bogengang rechts**[1]:
    aufrecht sitzender Patient
    ⇒ Kopfdrehung um 45° nach links
    ⇒ anschließend Patienten zur rechten Seite kippen
    ⇒ evtl. auftretenden Nystagmus abklingen lassen
    ⇒ Patienten wieder aufrichten (Ausgangssituation)
- **Horizontaler Bogengang rechts**[1]:
  Patient in Rückenlage, Gesicht schaut zur Decke
  ⇒ Kopfdrehung zur re. Seite, Körperdrehung um 45° nach li.
  ⇒ evtl. auftretenden Nystagmus abklingen lassen
  ⇒ Kopfdrehung zur linken Seite

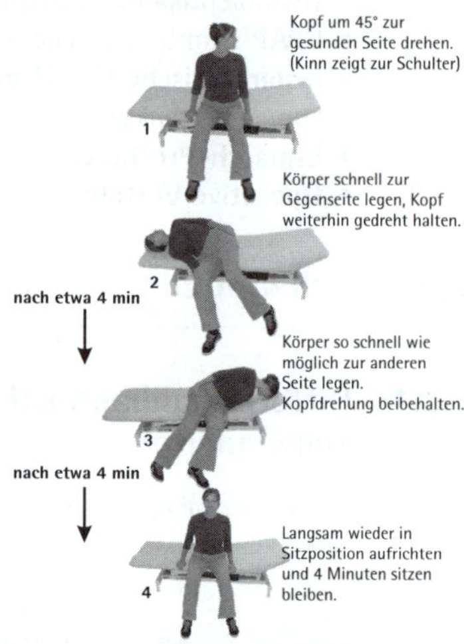

Befreiungsmanöver nach Sémont

DD Zentraler Lagenystagmus bei zentralvestibulären Läsionen (z.B. MS-Plaque → **75**), Vestibularisparoxysmie, Perilymphfistel

Th Befreiungsmanöver nach Epley, Brandt-Daroff

7.3.3 Neuritis vestibularis

Def Isolierte Entzündung des Nervus vestibularis mit akutem Schwindel und Nystagmus, Erbrechen, Unter- oder Unerregbarkeit des Labyrinths ohne Hörstörungen

Ät Umstritten: ggf. entzündliche Genese durch Reaktivierung einer latenten HSV-I-Infektion, vaskulär

[1] Bei Verdacht auf linksseitige Erkrankung sind die Seitenangaben zu tauschen

Kli
- Subakut einsetzender, tagelang anhaltender Dauerdrehschwindel, Spontannystagmus (Schlagrichtung zum gesunden Ohr, kontraversiv)
- Oszillopsien[1]
- Fallneigung (ipsiversiv), Übelkeit, Erbrechen

Di
- **Nystagmus:** horizontal-rotierender Spontannystagmus zur gesunden Seite
- **Fallneigung** zur betroffenen Seite
- **Elektronystagmografie:** kalorische Unter- / Unerregbarkeit eines Labyrinths

DD
- Pseudoneuritis vestibularis: MS-Plaque oder lakunärer Infarkt im Eintrittsbereich des Nervus vestibulocochlearis in den Hirnstamm
- AICA-Infarkt[2] mit Ischämie des Labyrinths
- Virale oder bakterielle Labyrinthitis
- Herpes-Zoster-Neuritis
- Basilarismigräne
- Wallenberg-Syndrom

Th
- **Akuttherapie:** in den ersten 3 Tagen antiemetisch mit 100 mg Dimenhydrinat[3]
- **Physiotherapie:** so früh wie möglich, zur Förderung der zentralen Kompensation

7.3.4 Morbus Menière

Def Meist einseitige, auf einem sog. endolymphatischen Hydrops beruhende Krankheit mit häufig akut anfallsweise auftretenden Symptomen: Drehschwindel, Ohrensausen und Schallempfindungsschwerhörigkeit

Ät Idiopathisch, bei Z.n. Labyrinthitis

Pg Labyrinthhydrops mit Einreißen des häutigen Labyrinths und Störung des Ionenmilieus („Kaliumlähmung" des Nervs)

Kli **Typische Trias:**
- Paroxysmaler Attackenschwindel: für Min. bis Stunden ohne erkennbare Auslöser
- Fluktuierende Hörstörung mit Tinnitus
- Ohrdruckgefühl

Di
- Elektronystagmografie:
  - Horizontaler Spontannystagmus: in der Reizphase zum kranken Ohr, in der Ausfallphase zum gesunden Ohr
  - Evtl. kalorische Untererregbarkeit
  - Im Intervall häufig unauffällig
- **Tonaudiometrie:** bei noch inkompletter Hörminderung positives Recruitment-Phänomen nachweisbar

Th
- **Akut:** 100 mg Dimenhydrinat[3]
- **Im Intervall:** Betahistin[4] 2-3 x 20 mg am Tag für 2-6 Monate

Verl Zunächst häufige Attacken, später spontane Abnahme

[1]Scheinbewegungen [2] A. cerebelli inferior anterior [3]Vomex®
[1] Vomex®, [2]Aequamen retard®

7.3.5 Seltenere peripher-vestibuläre Schwindelformen

Eint

Vestibularisparoxysmie	
Def	Gefäß-Nerven-Kontakt des VIII. Hirnnervs ⇒ pathologische, ephaptische paroxysmale Erregungsausbreitung
Kli	Kurze Dreh- oder Schwankschwindelattacken (Sek.- Min.), Auslösung oft durch eine bestimmte Kopfhaltung, Hörminderung, Tinnitus
Di	Tonaudiometrie, AEP, Kalorik: messbares auditives oder peripher-vestibuläres Defizit
DD	Ausschluss zentraler Ursachen durch Klinik + Bildgebung
Th	Probatorisch: Carbamazepin in niedriger Dosis (200-600 mg/Tag)
Bilaterale Vestibulopathie	
Syn	Beidseitiger Vestibularisausfall
Ät	• Idiopathisch (20-50%) • Autoimmunologisch (Cogan-Syndrom) • Ototoxische Medikamente (Aminoglykoside) • Meningitis, beidseitige Labyrinthitis, bilaterale Tumoren
Kli	• Gangunsicherheit: vor allem im Dunkeln oder auf unebenem Untergrund • Oszillopsien bei Kopfbewegung (= v.a. bei intensiver Fixation subjektive Sehstörung, insbesondere Zittern und Scheinbewegung fixierter Objekte)
Di	• **Klinik** (breitbeiniger unsicherer Gang) **und verschiedene Untersuchungen:** - Pathologischer vestibulookulärer Reflex - Romberg-Test positiv (insbesondere bei Augenschluss) • **Elektronystagmografie:** beidseitige kalorische Unter-/Unerregbarkeit
Th	Keine ototox. Pharmaka, Gleichgewichtstraining zur vestibulären Rehabilitation

7.3.6 Zentral-vestibuläre Schwindelformen

Ät
- Hirnstamminfarkt, TIA, Kleinhirnblutung
- MS
- Neoplasien
- Syringobulbie
- Basilarismigräne

Pat Zentrale vestibuläre Schwindelsyndrome entstehen durch Läsionen entlang der vestibulären Verbindungen von dem Vestibulariskernen in der Medulla oblongata zu den okulomotorischen Kernen und Integrationszentren im rostralen Mittelhirn sowie zum Vestibulocerebellum, Thalamus und vestibulären Cortex im temporo-parietalen Großhirn.

Kli **Aufgrund der Dauer lässt sich z.B. die folgende Differenzierung treffen:**
- Kurze, Sekunden bis Minuten oder wenige Stunden andauernde Dreh- oder Schwankschwindelattacken: z.B. bei transient ischämischen Attacken im vertebro-basilären Strombahngebiet, Basilarismigräne/vestibuläre Migräne, paroxysmalen Hirnstammattacken mit Ataxie/Dysarthrophonie bei MS und der seltenen vestibulären Epilepsie.
- Stunden bis wenige Tage anhaltende Dreh- oder Schwankschwindelattacken, meist mit weiteren Hirnstammdefiziten (s.o.), können durch einen Infarkt, eine Blutung oder einen MS-Plaque im Hirnstamm, selten durch eine lang andauernde Basilarismigräne/vestibuläre Migräne verursacht sein.

- Dauerschwankschwindel (sehr selten Dauerdrehschwindel) über viele Tage bis Wochen, verbunden mit gerichteter Fallneigung, beruht meist auf einer persistierenden Schädigung des Hirnstamms oder Kleinhirn bilateral, z.B. beim Downbeat-Nystagmus-Syndrom durch Arnold-Chiari-Malformation (permanent) oder beim Upbeat-Nystagmus-Syndrom (meist nur über Wochen bis Monate anhaltend) durch eine paramediane pontomedulläre oder pontomesencephale Schädigung (Infarkt, Blutung, Tumor).

Th Therapie der Grunderkrankung

7.3.7 DD Zentraler Schwindel – Peripherer Schwindel

Modifiziert nach Rolak, Wiendl

DD

Symptome und Befunde	Zentraler Schwindel	Peripherer Schwindel
Nystagmus	• Vertikal oder rotatorisch • Änderung bei Blick-richtungswechsel	• Meist horizontal, seltener rotatorisch • Unidirektional und konjugiert
Latenz und Dauer des Nystagmus	Keine Latenz, persistierend, > 60 s	Tritt mit Latenz auf, schwächt ab, < 60 s
Kalorische Testung	Kann normal sein	Pathologisch auf geschädigter Seite
Hirnstamm-, Hirnnerven-dysfunktion	Oftmals vorhanden	Nein
Hörverlust, Tinnitus	Nein	Oftmals vorhanden
Übelkeit, Erbrechen	Normalerweise fehlend	Normalerweise vorhanden
Schwindel	Normalerweise leicht	Schwer, oft Drehschwindel
Fallneigung	Häufig, zur Läsionsseite	Häufig, zur Gegenseite des Nystagmus
Fixation eines Objekts, Augenschluss	Keine Veränderung oder Zunahme der Symptome	Inhibition von Nystagmus und Schwindel

7.3.8 Phobischer Schwankschwindel

Kli

- 5 Kriterien:
  - Subjektive Stand- und Gangunsicherheit bei normalem neurologischem Befund
  - Fluktuierende Unsicherheit, keine Stürze
  - Oft attackenartig Angst, Vegetative Begleitreaktion: z.B. Herzrasen, Schweißausbruch
- **Typische Auslöser:**
  - Menschenansammlung in Kaufhäusern
  - Leere Räume
- **Sekundäre Symptome:** Vermeidungsverhalten, zwanghafte Persönlichkeitszüge, reaktiv depressive Symptomatik
- Beginn der Erkrankung oftmals nach einer vestibulären Funktionsstörung (z.B. Neuritis vestibularis) oder nach besonderen Belastungssituationen

Di

- Klinischer Befund
- **Neurootologische Diagnostik:** Tonaudiometrie, Kalorik regelrecht
- **Ggf. Bildgebung:** CCT, cMRT regelrecht

Th

- Desensibilisierung
- Strukturierte Verhaltenstherapie
- Ggf. antidepressive oder anxiolytische Therapie, z.B. mit Trizyklika wie Amitriptylin[1]

[1] Saroten®

Erkrankungen des peripheren Nervensystems

R. Ilg

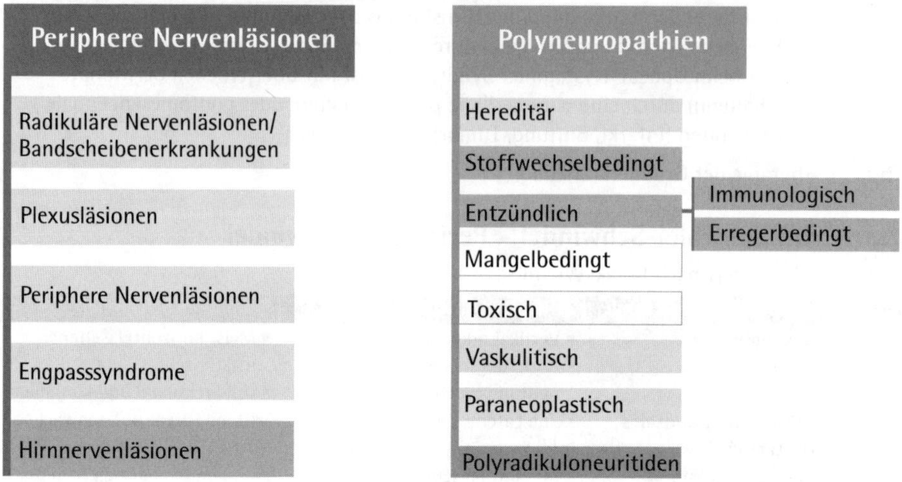

8. Erkrankungen des peripheren Nervensystems

(R. Ilg)

8.1. Allgemeines

8.1.1 Schädigung peripherer Nerven

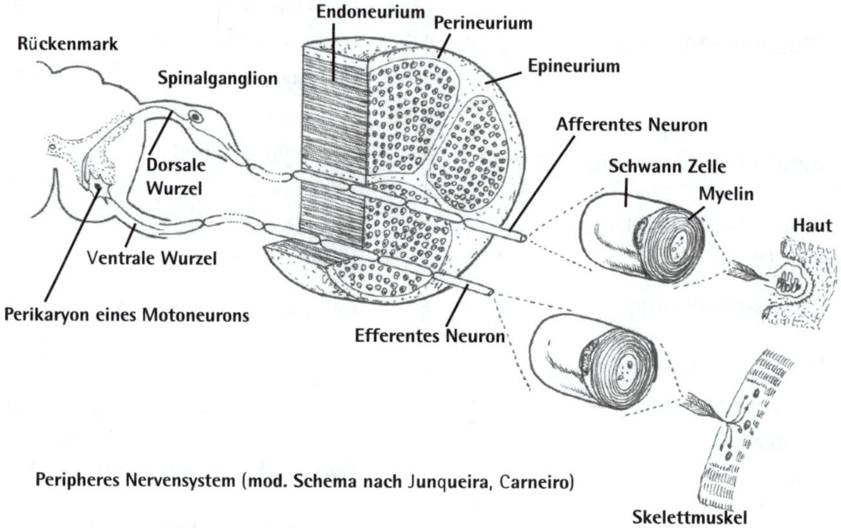

Peripheres Nervensystem (mod. Schema nach Junqueira, Carneiro)

Ät
- **Exogen:** traumatisch; infektiös; toxisch
- **Endogen:** metabolisch/endokrin; paraneoplastisch; entzündlich (infektiös, immunologisch)

Eint

Nach Ort der Schädigung:
- Vorderhornerkrankungen (rein motorisch)
- Radikulopathien
- Plexus-Affektionen
- Periphere Läsionen: Mononeuropathien, Polyneuropathien

Bei der traumatischen Läsion:
- Endplattenstörungen (rein motorisch), hier lassen sich **3 Schweregrade** unterscheiden:
  - **Neurapraxie** (Grad I): passagere Leitungsstörung bei erhaltener Nervenstruktur (Dauer: Stunden bis Wochen, z. B. bei Drucklähmung)
  - **Axonotmesis** (Grad II): Kontinuitätsunterbrechung der Axone bei erhaltenen Nervenhüllen und erhaltener Regenerationsfähigkeit (Wochen bis Monate, Aussprossung 1mm/d)) ⇒ primär konservative Therapie
  - **Neurotmesis:** Kontinuitätsunterbrechung von Axonen und bindegewebigen Hüllen, je nach Schweregrad Endo-(Grad III), Peri-(IV) und Epineurium (V) durchtrennt, axonale Neuaussprossung in der Regel nicht mehr möglich ⇒ Therapie primär chirurgisch

Kli
- **Motorisch:** Parese, Reflexverlust (keine path. Reflexe), Atonie, neurogene Atrophie
- **Sensibel:** Störung, Ausfall oder Reizung der sensiblen Qualitäten (Hypästhesien, Parästhesien, Dysästhesien,) → 22, **Schmerzen!**

- **Vegetativ:** Störung von Schweißsekretion, Hauttemperatur, -trophik und Nagelwachstum

Di
- **ENG**: Leitungsblock auf Höhe der Läsion, im Falle von Axonotmesis und Neurotmesis Verlust der distalen Erregbarkeit nach wenigen Tagen
- **EMG:** pathologische Spontanaktivität erst nach 2-3 Wochen!
- **Bildgebung** (bei unbekannter Ät): Kompression, tumoröse Infiltration?

8.2. Wurzelschädigung

8.2.1 Radikuläre Läsionen

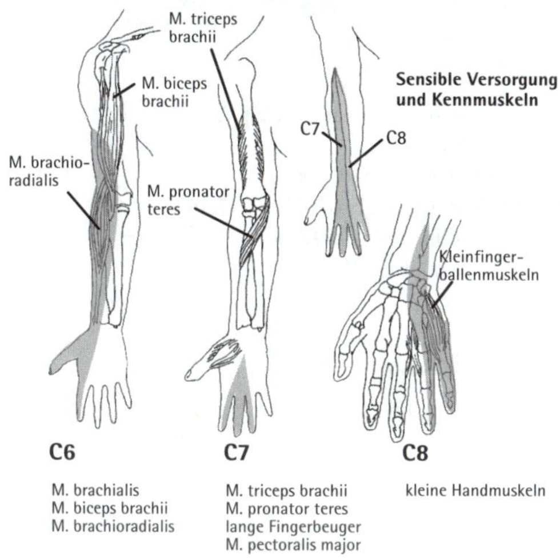

Sensible Versorgungsgebiete und Kennmuskeln: **C6, C7, C8**

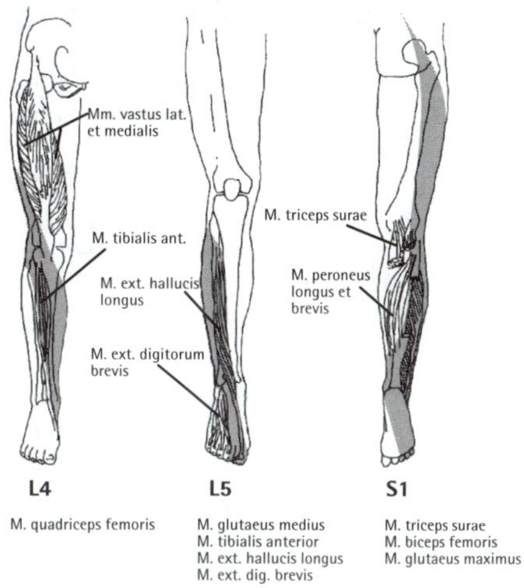

Sensible Versorgungsgebiete und Kennmuskeln: **L4, L5, S1**

Üs

Wurzelkompressionssyndrom	
Kli	• Paresen der Kennmuskeln • Ausfall der segmentalen Muskeleigenreflexe • Sensibilitätsstörungen im Dermatom (typischerweise für Algesie ausgeprägter und ausgedehnter als für Ästhesie) • Radikuläre Schmerzen • Nervendehnungszeichen (Lasègue, umgekehrter Lasègue, gekreuzter Lasègue)
Ät	• **Akut:** Bandscheibenvorfall, Frakturen, Entzündung • **Chronisch:** degenerative Wirbelsäulenveränderungen, entzündliche oder paraneoplastische Raumforderungen (z.B. spinaler Abszess, Neurinom)

Facettensyndrom, ISG-Syndrom	
Def	Gelenkdistorsion infolge degenerativer Veränderung oder Fehlhaltung
Anm	Symptome nicht streng radikulär im engeren Sinn ⇒ man spricht von „pseudoradikulär" ausstrahlenden Schmerzen
Di	Klinik, Lokalanästhetikainjektion

Radikulitis	
Ät	• Infektiös: v.a. Borreliose, Herpes zoster • Autoimmun, z.B. Guillain-Barré-Syndrom: • Paraneoplatisch: z.B. Meningeosis paraneoplastica
Anm	Meist poly- oder pluriradikulär

Üs

Wichtige radikuläre Syndrome

Vgl. auch klinisch wichtige Muskeln → **20** und Dermatome → **23**

Segment	Sensibilitätsstörung	Kennmuskeln	Reflexausfall
Zervikal			
C5	Schulter lateral	M. deltoideus	BSR
C6	Radialseite des OA und UA bis zum Daumen	• M. brachialis und biceps brachii • M. brachioradialis	BSR, RPR (Radius-Periost-Reflex)
C7	Unterarmstreckseite und Handrücken vom 2. - 4. Finger	• M. triceps brachii • (Mm. pronator teres, pect. major)	TSR
C8	OA u. UA ulnar bis kleiner Finger	Kleine Handmuskeln	Trömner
Lumbal			
L3	Schräg über OS-Vorderseite z. Knie	Adduktoren	Adduktorenreflex
L4	Außenseite des OS über Patella zur US-Innenseite	M. quadriceps femoris	PSR
L5	Äußerer und vorderer Unterschenkel über Fußrücken bis zur Großzehe	M. extensor hallucis longus, M. tibialis ant., M. glutaeus medius	TPR (Tibialis-posterior-Reflex)
Sakral			
S1	• Außenseite OS • Rückseite US über den äußeren Malleolus zur Kleinzehe	• M. triceps femoris • M. biceps femoris • M. glutaeus maximus	ASR
S2 - S4 Notfall !	• OS-Rückseite, perianal • „Reithose"	Blasen- und Mastdarmstörung	Analreflex

8.3. Bandscheibenschädigung

8.3.1 Bandscheibenerkrankung - Schema

Schematische Darstellung eines Bandscheibenprolapses:
1. Mediolateraler Prolaps
2. Lateraler Prolaps
3. Medialer Prolaps

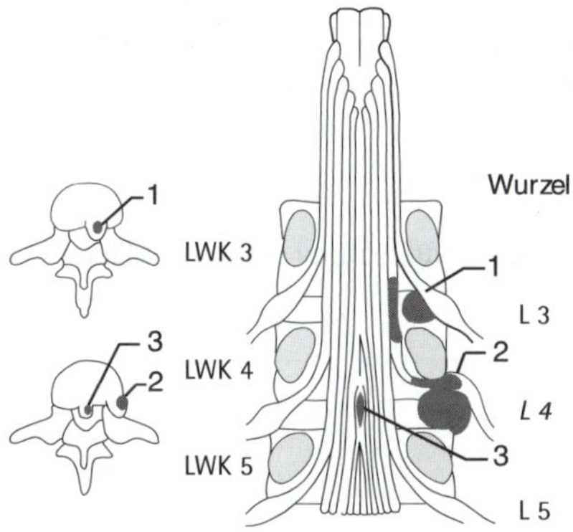

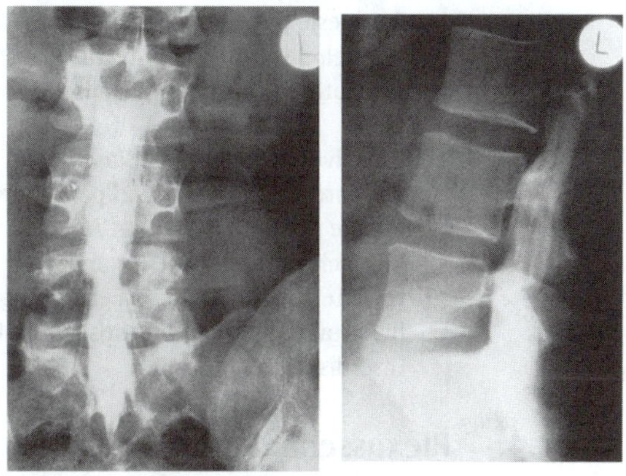

Lateraler Bandscheibenvorfall links, LWK 4/5

Anm Ein lateraler Bandscheibenvorfall LWK 4/5 (in Abb. Nr. 2) drückt auf die Wurzel L4, welche den Spinalkanal auf dieser Höhe durch das Foramen intervertebrale verläßt. Ein mediolateraler Bandscheibenvorfall drückt immer auf die darunterliegende Wurzel, also im Falle eines mediolateralen BS-Vorfalles auf Höhe LWK 3/4 wäre die Wurzel L4 betroffen.

Üs

Formen	
Bandscheiben-Protrusion	Vorwölbung der Bandscheibe bei intaktem Anulus fibrosus
Bandscheiben-Prolaps	Vorfall des Nucleus pulposus durch den perforierten Anulus fibrosus in den Epiduralraum
Bandscheiben-Sequester	Abgerissene Teile des Ncl. pulposus im Epiduralraum bei perforiertem hinteren Längsband
Rein symptombeschreibend spricht man auch von:	
Lumbago (Lumbalgie)	• Akutes oder chron. LWS-Schmerzsyndrom ohne Ausstrahlung in die untere Extremitäten, das akut beim Bücken oder Wiederaufrichten („Hexenschuss") bzw. beim Lastenheben auftritt • Nur 1-2% der Betroffenen entwickeln eine Ischialgie oder einen Bandscheibenvorfall
Lumboischialgie	LWS-Schmerzsyndrom mit Ausstrahlung in die Extremitäten
Zervikobrachialgie	HWS-Schmerzsyndrom mit Ausstrahlung in die Extremitäten

Di
- **Primär klinisch**
- **Ggf. Zusatzdiagnostik**:
  - **MRT** (axial + sagittal): Meth. der Wahl, auch zum Ausschluss einer Spondylodiszitis
  - **CT** (mit Weichteil- und Knochenfenster): bessere Darstellung knöcherner Prozesse
  - **Myelografie, Post-Myelo-CT:** bei Nichtdurchführbarkeit von MRT/CT
  - **EMG, SSEP, NLG (inkl. F-Wellen):** zur Objektivierung des klinischen Befunds und Verlaufskontrolle
  - **Knochenszintigrafie:** bei V.a. neoplastischen Prozess, besser MRT

Th

- **Konservative Therapie:** bei reinem Schmerzsyndrom, isolierten Sensibilitätsstörungen, fehlenden funktionell relevanten Paresen, fehlender Blasen- oder Mastdarmstörung
  - Entlastung (Bettruhe, evtl. Stufenbett, Traktion mit Schlingentisch)
  - Thromboseprophylaxe
  - Analgesie (z.B. Diclofenac[1], Indometacin[2])
  - Muskelrelaxantien (z.B. Tetrazepam[3])
  - Physiotherapie und physikalische Therapie (Elektrotherapie, warme Bäder, Fango, etc.)
- **Operative Therapie:** bei Blasen- und Mastdarmstörungen, relevanten Paresen, medullärer Schädigung und persistierendem Schmerzsyndrom trotz konsequenter Therapie über mindestens 2 Wochen
  - Mikrochirurgische Entfernung
  - Erweiterte interlaminäre Fensterung
  - Bei intaktem hinteren Längsband: perkutane Nukleotomie, Chemonukleolyse, Laserdiskektomie

8.4. Plexusschädigung

8.4.1 Plexusläsionen - Allgemeines

DD

Abgrenzung gegenüber radikulären Läsionen:		
Befunde bei Plexusläsion		**Befunde bei Wurzelläsion**
Autonome Fasern mitbetroffen (Schweißsekretion)	↔	Autonome Fasern intakt
Paravertebrale Muskulatur unbeeinträchtigt	↔	Paravertebrale Muskulatur mitbetroffen
Sensible Neurografie: pathologisch reduziertes sensibles Nervenaktionspotential (SNAP), da Schädigung distal des Spinalganglions	↔	Normalbefund in der sensiblen Neurografie
Abgrenzung gegenüber peripheren Nervenläsionen		
Klinisch und neurophysiologisch nach Verteilungstyp		

8.4.2 Armplexusläsionen

Ät

- Traumatisch
- Entzündlich
- Neoplastisch (z.B. Pancoast-Tumor ⇒ untere Plexusläsion)
- Radiogen
- Im Rahmen eines zervikalen Wurzelkompressionssyndroms im Bereich der unteren HWS

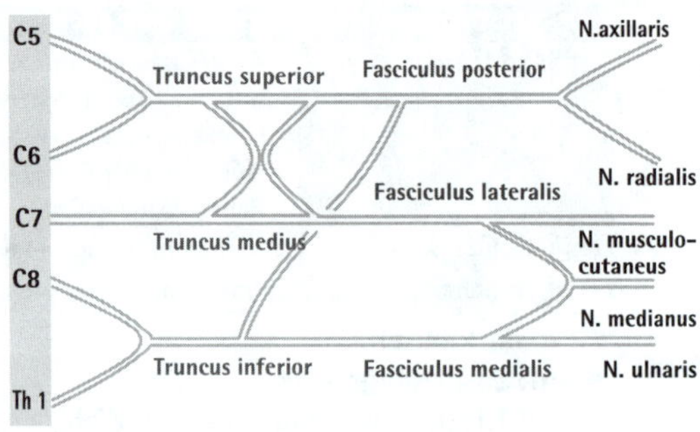

[1]z.B. Voltaren, [2]z.B: Amuno, [3]z.B: Musaril

Üs

Läsion	Motorische Ausfälle	Sensible Ausfälle
Obere Plexusläsion C5-C6 (Duchenne-Erb)	Armabduktion und -außenrotation Ellenbogenbeugung	Außenseite der Schulter radialer Unterarm
Mittlere Plexusläsion C7	Ellenbogenstreckung Fingerstreckung	Mittelfinger
Untere Plexusläsion C8 - Th1 (Dejerine-Klumpke, am häufigsten!)	Kleine Handmuskeln lange Finger- und Handbeuger	Ulnare Hand- und Unterarmseite → 27

8.4.3 Beinplexusläsionen

Ät

- Traumatisch
- Kompression: Psoasabszess, Hämatom
- Entzündlich
- Neoplastisch
- Radiogen
- Diabetische Schwerpunktpolyneuropathie

Üs

Läsion	Motorische Ausfälle	Sensible Ausfälle/Schmerzen
Plexus lumbalis L1 - L4	• Proximale Hüft- und Beinmuskulatur („Femoralistyp")	• Leiste • Ventromedialer Oberschenkel
Plexus sacralis L4 - S4	• Distale Beinmuskulatur („Ischiadikustyp") • Blasen- und Mastdarmstörungen	• Lateraler Oberschenkel • Gesamter US • Genital- und Analbereich

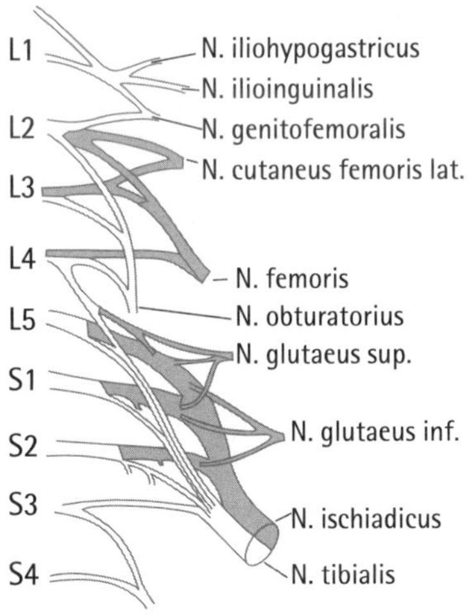

Plexus lumbosacralis

8.4.4 Engpasssyndrome der oberen Thoraxapertur

Syn Thoracic-outlet-Syndrom

Kli
- Betroffen ist der Truncus inferior (C8, Th1) mit Kribbelparästhesien, Schmerzen und sensiblen Ausfällen, sowie später auch Paresen in den Segmenten C8, Th1
- Zusätzlich gelegentlich vaskuläres Kompressionssyndrom (A. subclavia)

Üs

	Kompressionsort	Provokationsmanöver
Skalenus-Syndrom	Gefäßnervenbündel zwischen M. scalenus medius und anterior	• Zug nach unten • Adson-Manöver[1] • Signe du plateau[2]
Halsrippensyndrom	Gefäßnervenbündel zwischen M. scalenus anterior und Halsrippe	
Kosto-Klavikular-Syndrom	zwischen Klavikula und 1. Rippe	• Zug nach hinten unten • Rückwärtsbewegung der Schultern oder des Arms
Hyperabduktionssyndrom	Unter dem Ansatz des M. pectoralis major	Retroversion des stark abduzierten Arms

8.4.5 Neuralgische Schulteramyotrophie

Syn Idiopathische Armplexusneuritis

Ät Unklar: serogenetisch, postinfektiös, autoimmun?

Kli
- **Akut** einsetzende, heftig reißende Schmerzen
- **Innerhalb von Stunden** Paresen der proximalen Schultermuskulatur (50% oberer Plexus, 15% unterer Plexus, 35% gemischt)

Lok Meistens oberer Armplexus der dominanten Körperseite:
⇒ vor allem M. serratus anterior, M. deltoideus und Mm. supra- und infraspinatus

Di
- In erster Linie Anamnese und klinischer Befund
- Elektrophysiologisch axonale Läsion mit segmentaler Demelinisierung
- EMG der paravertebralen Muskulatur zur Abgrenzung einer Wurzelläsion!

Th
- **Medikamentös:** Prednisolon[3], evtl. Diclofenac[4] oder Indometacin[5]
- **Sonstige:** frühzeitig Physiotherapie zur Vermeidung einer Kontraktur des Schultergelenks

8.5. Periphere Nervenschädigungen

8.5.1 Läsionen einzelner peripherer Nerven: obere Extremität

Häufige Probleme: Karpaltunnelsyndrom, N. ulnaris Läsionen, N. radialis Läsionen

Nerv	Innervation	Klinik (Ausfälle)
N. suprascapularis C4 – C6	• M. supraspinatus • M. infraspinatus	• **Schmerzprovokation:** Arm auf die kontralaterale Schulter legen ⇒ Ellenbogen heben ⇒ zur gesunden Seite ziehen - Typisch nach langdauerndem „Überkopfarbeiten"
N. thoracicus longus C5 – C7	• M. serratus ant.	• Scapula alata

[1] Kopf nach ipsilateral drehen und reklinieren, dabei tief einatmen
[2] Parästhesien beim Tragen eines Tabletts auf der nach oben gewendeten Handfläche
[3] z.B. Decortin H, Solu-Decortin, [4] z.B. Voltaren, [5] z.B. Amuno

N. axillaris **C5 – C6**	• M. deltoideus incl. sensiblem Areal • M. teres minor	• Schwäche von Abduktion >45° und Anteversion • Deutliches Hervortreten von Akromion und Humeruskopf • Typisch nach Schulterluxation und -reposition, Humeruskopffraktur, Armplexusneuritis
N. radialis **C5 – Th1**	**Untere Radialislähmung** („Supinatorsyndrom"): Schädigung im Bereich der Supinator-Loge • ⇒ Gestörte Daumenabduktion und Streckung der Finger im Grundgelenk (M. abductor pollicis longus, M. extensor digitorum und M. extensor carpi ulnaris) • Sensibilität intakt (nur Ramus profundus geschädigt) **Mittlere Radialislähmung** („Parkbanklähmung"): Schädigung im Bereich des Oberarms • ⇒Zusätzlich **„Fallhand"** (Mm. extensor carpi radialis und ulnaris) und Lähmung des M. brachioradialis, RPR abgeschwächt oder erloschen, TSR erhalten • typisch bei Humerusschaftfrakturen, Lagerungsschäden, Gipsverbänden **Obere Radialislähmung** („Krückenlähmung"): Schädigung im Bereich der Axilla • ⇒ Zusätzlich M. triceps brachii betroffen und TSR abgeschwächt bzw. erloschen • Typisch bei Humeruskopffraktur	

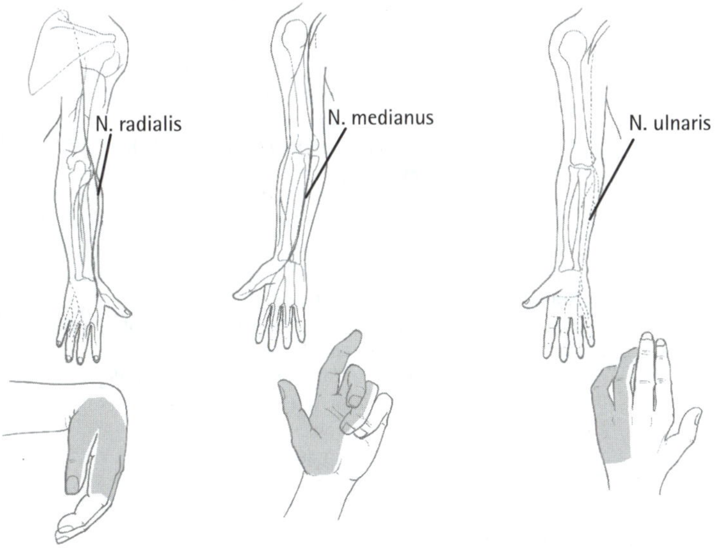

Fallhand Schwurhand Krallenhand

N.-medianus-Läsionen	
N. medianus: C6 – C8/Th1	**Läsion im Karpaltunnel** ⇒ Karpaltunnelsyndrom: • Isolierte Abductor-Opponens-Parese und -atrophie (M. abductor pollicis brevis und M. opponens pollicis) mit schmerzhaften Parästhesien im Bereich des 1. - 3. Fingers • Positives „Flaschenzeichen" (→ **136**) **Läsion am distalen Unterarm** ⇒ Lähmung aller vom Medianus versorgten Handmuskeln: • Atrophischer Daumenballen mit aufgehobener Greiffunktion (Affenhand) • Sonderformen Pronator-teres-Syndrom beim Durchtritt durch den M. pronator teres und Interosseus-anterior-Syndrom danach (rein motorisch, N. interosseus anterior, Kreiszeichen) **Läsion im Bereich des Ellenbogens/Oberarms** durch Humerusfraktur oder Druckläsion („Paralysie des Amants", Kopf des Partners!) ⇒ komplette Medianuslähmung: • Zusätzlich kommt es zu einer Pronations- und Beugeschwäche • Beim Versuch, die Finger in den Zwischen- und Endgelenken zu beugen, kommt es zu der sog. **„Schwurhand"**: nur die vom N. ulnaris versorgten Finger IV und V werden über den M. flexor digitorum profundus gebeugt

N.-ulnaris-Läsion	
N. ulnaris C8 – Th1	**Läsion an der Handwurzel** („Radfahrerlähmung") • Durch Druck oder Ganglion • ⇒ Atrophie der kleinen Handmuskeln unter Aussparung des Hypothenar **Läsion in der Loge de Guyon**[1] • Traumatisch oder durch Ganglion • ⇒ Symptomatik wie bei Läsion an der Handwurzel **Läsion am Handgelenk** durch Schnittverletzungen • ⇒ Paresen wie Sulcus-ulnaris-Syndrom (s.u.) • Aber lange Fingerbeuger IV/V und dorsale Sensibilität nicht betroffen **Läsion proximal des Handgelenks:** • ⇒ Ausfall der Mm. lumbricales führt zu einer Überstreckung im Grundgelenk und leichten Beugung in den Mittel- und Endgelenken, die als sog. **„Krallenhand"** imponiert **Sulcus-ulnaris-Syndrom:** Läsion im Bereich des Sulcus ulnaris durch Kompression oder habituelle Luxation • ⇒ Sensibilitätsstörung der ulnaren $1^1/_2$ Finger volar und dorsal ⇒ Parese und Atrophie von: - Hypothenarmuskulatur (M. abductor + opponens dig. V) - Kleine Handmuskeln (Mm. interossei und lumbricales III und IV) - M. adductor pollicis ⇒ Froment-Zeichen[2] - M. flexor digitorum profundus IV/V - M. flexor carpi ulnaris

8.5.2 Karpaltunnelsyndrom (CTS)

Ät Kompression des Medianusastes unter dem Retinaculum flexorum

Häu/Epi Häufig Frauen in der zweiten Lebenshälfte betroffen, eine der häufigsten neurologischen Erkrankungen!

Präd Hypothyreose, Hyperurikämie (Gichttophi), rheumatoide Arthritis, Akromegalie, Gravidität, Stillzeit, konstitutionelle Enge im Karpaltunnel, Trauma

Kli
- **Typischer Beginn:** mit nächtlichen, schmerzhaften, brennenden Parästhesien an der Beugeseite der ersten 3 Finger **(Brachialgia paraesthetica nocturna)**, Schmerzen können nach proximal ausstrahlen

[1] Zwischen Os hamatum, Os pisiforme und Retinaculum flexorum
[2] Beim Greifen eines Blatt Papieres wird die mangelnde Adduktion durch Flexion des Daumenendgliedes kompensiert

- **Später** zunehmende Hypästhesie, sowie Parese und Atrophie der Thenarmuskulatur (M. abductor pollicis brevis und M. opponens pollicis), palmare Dysästhesie, Hyperalgesie oder Hyperpathie mit Schwerpunkt im Medianusgebiet

Di
- **Neurografie:** Verlängerung der distalen motorischen und sensiblen Latenz
- **EMG:** Denervierungszeichen im M. abductor pollicis brevis
- **Evtl. positives Hoffmann-Tinel-Zeichen:** Schmerzen und Parästhesien beim Beklopfen der Karpaltunnelregion
- **Evtl. pos. Phalen-Test:** Schmerz und Parästhesien bei Dorsalhyperextension (1 min)
- **Evtl. positives Flaschenzeichen:** beim Greifen einer Flasche liegt die Hautfalte zwischen Daumen und Zeigefinger nicht an (⇒ mangelnde Abduktion durch Parese des M. abductor pollicis brevis)

Th
- **Konservativ:** Unterarmschiene in Mittelstellung für die Nacht, evtl. Diclofenac[1]
- **Operativ:** Spaltung des Retinaculum flexorum

8.5.3 Läsionen einzelner peripherer Nerven: untere Extremität

Üs

N. cutaneus femoris lateralis (L2 – L3)	
Ät	Kompression des N. cut. femoris lat. beim Durchtritt unter dem Leistenband
Kli	• **Meralgia paraesthetica:** brennende Schmerzen und Parästhesien an der Oberschenkelaußenseite → **208**
Epi	• Prädisponierend: Adipositas, Schwangerschaft, enge Hosen („Jeanskrankheit") • w:m = 3:1
Di	Sensorische Nervenaktionspotentiale (SNAP): pathologische Reduktion der sensiblen NLG und eine Amplitudenreduktion des SNAP; SSEP, lokale Lokalanästhetikum-infiltration
N. femoralis (L2 – L4)	
Inv	• **Motorisch:** Mm. iliopsoas und quadriceps femoris • **Sensibel:** Oberschenkelvorder- und Unterschenkelinnenseite (N. saphenus)
Kli	**Quadrizepsparese:** Probleme beim Treppensteigen, „weiche Knie" und entsprechendes sensibles Defizit
Ät	• **Retroperitoneale Rf:** v.a. Hämatome bei Marcumarbehandlung, Psoasabszess • **Iatrogen:** durch inguinale Injektionen, Punktionen oder Hüftoperation
N. ischiadicus (L4 – S3)	
Ana	• **Inv.:** ischiocrurale Muskulatur; sämtliche Muskeln des Unterschenkel + Fußes • Proximal der Fossa poplitea Teilung in N. tibialis und N. peronaeus
Kli	In der Regel peroneal betonte Schwäche
Epi	Insgesamt relativ selten
Ät	Am ehesten iatrogen als Komplikation bei Hüft-TEP und Versorgung von Schenkelhalsfrakturen, Hüftluxationen

[1] z.B. Voltaren®

Üs

N. peronaeus communis (L4 – S2)	
Ana	**Spaltet sich in:** • **N. peronaeus superficialis:** - **Sensibel:** Unterschenkelaußenseite und proximaler Fußrücken - **Motorisch:** Pronation des äußeren Fußrandes • **N. peronaeus profundus:** - **Sensibel:** dreieckiges Areal vor Zehenzwischenraum I und II - **Motorisch:** Dorsalextension: Fuß (M. tibialis ant.) und Zehen (M. ext. hallucis longus u. M. ext. digit. brevis)
Ät	• Drucklähmung/Durchtrennung bei distaler Oberschenkelfraktur, Unterschenkelfraktur • Druckläsion am Fibulaköpfchen durch langes Knien („Erdbeerpflückerlähmung")
Kli	• Durch Fuß- und Zehenheberlähmung ⇒ **„Steppergang"** oder „Hahnentritt" • Deutliche Atrophie der prätibialen Muskulatur (Inspektion!), ggf. Spitzfußkontraktur
Merke	Bei reiner Peroneuslähmung ist der ASR erhalten (Reflexbogen über N. tibialis!)
N. tibialis (L4 – S3)	
Inv	**Motorisch:** M. triceps surae, M. tibialis posterior, kleine Fußmuskeln
Ät	Kompression durch fehlerhafte Lagerung, Verletzungen am Kniegelenk
Kli	• **Läsion in der Kniekehle:** Fußsenker und Zehenbeugerparese ⇒ Behinderung des Abrollens und Abstoßens beim Gehen ⇒ Zehenstand und Hüpfen nicht möglich ⇒ Hackengang • **Läsion distal der Unterschenkelmitte:** - Atrophie der kleinen Fußmuskeln, **„Krallenfuß"** durch Übergewicht der Extensoren • **Typische Klinik:** Atrophie von Wade und Fußgewölbe, Krallenfuß, gestörter Zehenstand und -gang, ASR und TPR abgeschwächt oder erloschen, Sensibilitätsstörung und Anhidrose an der Fußsohle

Üs

(Hinteres) Tarsaltunnelsyndrom	
PPh	Kompression des N. tibialis unter dem Retinaculum flexorum
Ät	Distale Unterschenkelfrakturen, Ganglion, Myxödem, Gipsverband
Kli	Schmerzhafte Missempfindungen und Gefühlsstörungen an der Fußsohle, Parese der kleinen Fußmuskeln
Di	• Positives Hoffmann-Tinel-Zeichen (→ **136**) über dem Tarsaltunnel • Positiver Schweißtest • EMG
Th	Operative Spaltung des Retinaculums und Dekompression des Nervens
Morton-Metatarsalgie	
Def	Schmerzsyndrom der Fußsohle durch Kompression bzw. Neurombildung des N. digitalis[1] im Bereich des 2., 3. oder4. Interdigitalraums
Kli	Brennende Schmerzen im Bereich der Metatarsaliaköpfchen (v.a. III/IV)
Th	• Schuhkorrektur, Einlagen • Lokalanästhetikainfiltration • Operative Exzision

8.5.4 Kompartmentsyndrome

Def Neurogene und/oder myogene Paresen durch Druckanstieg innerhalb von faszienbegrenzten Kompartimenten (Muskellogen) mit daraus resultierender Störung der Mikrozirkulation (⇒ Ischämie)

Vork Vor allem nach Frakturen und muskulärer Überlastung

Kli
- Schmerzen und Schwellung der betroffenen Muskulatur
- Progrediente sensible und motorische Ausfälle

Di **Labor:** CK↑↑, Myoglobinurie
EMG: elektrische Signalstille erst bei bereits nekrotischem Muskel, myogene Schädigung → 35
Logen-Druckmessung

Th
- **Lagerung:** Verbesserung der Perfusion!
- **Mechanische Entlastung:** Verbände entfernen
- Frühzeitige Fasziotomie

Üs

Betroffene Loge	Nerv	Ursachen
Tibialis-anterior-Syndrom		
US-Extensorenloge: • M. tibialis anterior • M. extensor hallucis longus • M. extensor digitorum longus	N. peronaeus profundus	• Weichteiltrauma • Überlastung • Fraktur
Tibialis-posterior-Syndrom		
Tiefe US-Beugerloge: • M. tibialis posterior • M. flexor hallucis • M. flexor digitorum longus	N. tibialis	• Tibiafrakturen • Venenthrombosen
Volkmann-Kontraktur		
Unterarm-Faszienlogen: • Meist Beugerloge - M. flexor digitorum profundus - M. flexor pollicis longus und anderen	• N. medianus • N. ulnaris • (N. radialis)	• Ulnafraktur • Zu enge Verbände • Ischämisch (A. brachialis) • Blutungen • Fehlinjektionen

8.6. Hirnnervenläsionen

8.6.1 N. olfactorius (I)

Ana Fila olfactoria ⇒ Lamina cribrosa ⇒ Bulbus olfactorius ⇒ Tractus olfactorius

Ät
- **Am häufigsten traumatisch:** Abriss der Fila olfactoria, Contusion des Bulbus olf.
- **Postinfektiös:** vor allem nach Virusgrippe bei älteren Menschen
- **Tumorös:** raumfordernde Meningeome, suprasellare oder nasopharyngeale Tumoren
- **Sonstige:** toxisch, angeborene Aplasie des Bulbus olfactorius (Kallmann-Syndrom = hypogonadotroper Hypogonadismus), i. R. einer epilept. Aura (Uncinatus-Krisen)

Kli Patienten berichten eher über Geschmacksstörungen beim Essen, als über Riechstörungen, dabei werden einseitige Läsionen oft nicht wahrgenommen

Üs

Symptom	Definition
Hyposmie/Anosmie	Verminderter/fehlender Geruchssinn
Parosmie	Verkennung wahrgenommener Gerüche
Kakosmie	Empfinden unangenehmer, stinkender Gerüche
Ageusie	Echte Störung des Geschmacksempfindens, die auch als Begleitsymptom der Riechstörung vorkommt

Di
- **Geruchsproben:** seitengetrennt, außerdem Trigeminusreizstoffe zur Abgrenzung von respiratorisch bedingten Riechstörungen und bei V. a. Simulation
- **Bildgebung** (Röntgen, CT): bei V.a. Trauma oder Raumforderung
- HNO-ärztliche Untersuchung

Th der Grunderkrankung
Anm: weitere Erläuterungen zu Hirnnerven II-VI und VIII in Kapitel 1 und Seite → 144

8.6.2 N. facialis (VII)

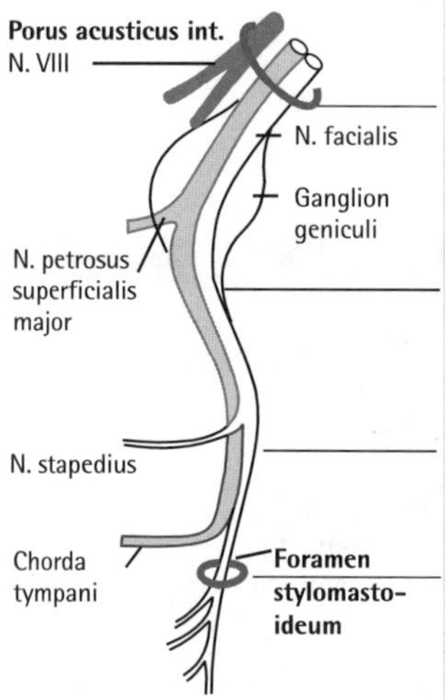

Kleinhirnbrückenwinkel	- Gesichtslähmung und weitere Fazialissymptome - Taubheit (Schwerhörigkeit) - Reduktion der vestibulären Erregbarkeit
Labyrinth	- Gesichtslähmung - Geschmacksstörung der vor d. 2/3 der Zunge - Hyperakusis - Tränen- und Speichelproduktionsstörung
Tympanon	- siehe Labyrinth (aber ohne Tränensekretionsstörung)
Mastoid	- siehe Labyrinth (aber ohne Tränensekretionsstörung und ohne Hyperakusis)
distal extrakraniell	- evtl. teilweise Gesichtslähmung

Schematische Darstellung des Verlaufs des N. facialis und der klinischen Symptomatik in Abhängigkeit von der Läsionslokalisation (modifiziert nach Delank)

Üs

Periphere Fazialisparese	
Lok	Läsion proximal nukleär bis distal extrakraniell ⇒ Symptome abhängig von Läsionshöhe → **140**
Kli	• Hängender Mundwinkel • Stirnrunzeln, Backenaufblasen und Pfeifen beeinträchtigt • Unvollständiger Lidschluss (***Lagophthalmus***) • **Bell-Phänomen:** beim Schließen der Augen wird die physiologische Drehung der Augen nach oben sichtbar • **Signe de cils:** Wimpern sind bei Lidschluss auf der paretischen Seite besser sichtbar • Hyperakusis, Geschmacksstörung, Minderung der Tränensekretion weisen auf eine Schädigung im Felsenbeinabschnitt hin
DD	• **Faziale Parese** (falsche Bezeichnung zentrale Fazialisparese): zentrale (zerebrale) Lähmung der Gesichtsmuskeln bei intaktem peripherem Nerv, Stirnrunzeln und Lidschluss i. d. R. erhalten • Bei sehr langsamer Progredienz **tumoröse Affektion** (Akustikusneurinom, Parotistumoren, Tumoren der Schädelbasis ausschließen.

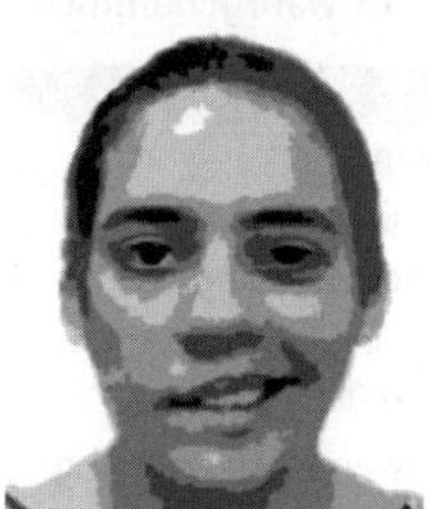

Fazialisparese (rechte Gesichtshälfte)

Verschiedene Ursachen der peripheren Fazialisparese	
Idiopathische Fazialisparese (Bellsche Lähmung)	
Häu	Häufigste Form der Fazialisparese bzw. der kranialen Mononeuropathien
Ät	Unklar (ideopathisch)
Kli	• Praktisch immer einseitig • Prodromal retroaurikuläre Schmerzen, Hyperakusis • Geschmacksstörungen der vorderen 2/3 der Zunge • 30-50% der Betroffenen entwickeln eine komplette Parese
Di	**Primär Ausschluss symptomatischer Fazialisparesen:** • Otoskopie (Zoster oticus, Borrelienserologie, ggf. Liquoruntersuchung • Bei weiteren Hirnnervenläsionen weitergehende Diagnostik mit Bildgebung des Schädels und der Schädelbasis
Th	• Hornhautschutz (**Cave:** Keratitis e lagophthalmo) • Physiotherapie der mimischen Muskulatur • Prednisolon[1] (1 mg/KG über 10 d bei kompletter Lähmung)
Periphere Fazialisparese bei Zoster oticus	
Kli	Kli s.o., starke Schmerzen, häufiger Hypakusis, Herpesbläschen im äußeren Gehörgang
Th	Aciclovir[2] über 7 Tage, 5 x 400 mg

Verschiedene Ursachen der peripheren Fazialisparese	
Periphere Fazialisparese bei Neuroborreliose	
Kli	Sehr häufig bilateral (50%), häufigste Ursache bei Kindern
Di	Borrelienserologie
Th	→ **67**
Periphere Fazialisparese bei Sarkoidose (Heerfordt-Syndrom)	
Kli	Ein- oder doppelseitige Parotisschwellung, Uveitis und Fazialisparese
Periphere Fazialisparese bei Guillain-Barré-Syndrom	
Kli	Sehr häufig bilateral, zumindest neurographisch fast immer beidseitige Demyelinisierung
Periphere Fazialisparese bei Melkersson-Rosenthal-Syndrom	
Kli	• Granulomatöse Erkrankung mit Gesichtsschwellung, v.a. am Mund (Cheilitis granul.) • Landkartenzunge (Lingua plicata) • Rezidivierende, häufig beidseitige Fazialisparesen ab Kindes-/Jugendalter • Wahrscheinlich autosomal-dominant
Weitere Differenzialdiagnosen	
	• **Traumatisch:** vor allem **Felsenbeinfraktur** (Querfraktur 50%, Längsfraktur 20%) • **Infektiös entzündlich:** Otitis media, Mastoiditis, basale Meningitiden (z.B. Tbc) • **Tumoren:** Kleinhirnbrückwinkel- und Parotistumoren • Spasmus facialis/hemifacialis → **141** • Fazialis-Synkinesen → **141**

Spasmus facialis/hemifacialis

Def • Unwillkürliche, spontan einschießende Zuckungen der vom N. facialis versorgten Muskulatur einer Seite

Lok • Typisch am Auge, später am Mund

[1]z.B. Decortin H®, [2]z.B. Zovirax®

Ät
- Irritation der Nervenwurzel (Gefäßschlinge der A. inf. ant. cerebelli, Gefäßmalformationen analog zur Trigeminusneuralgie)
- Raumforderungen im Kleinhirnbrückenwinkel (Tumoren, vaskuläre Malformationen, Megadolichobasiliaris)
- Intrapontine Störungen (z.B. MS, ischämische Läsionen, Tumoren)
- Zustand nach idiopathischer Fazialisparese, traumatischer Fazialisläsion

Fazialis-Synkinesen

Kli
- Durch Fehleinsprossung der Axone in falsche Muskeln nach Fazialisparese kommt es zu pathologischen Mitbewegungen, z.B. zur Mitinnervation des Mundwinkels beim Versuch, die Stirn zu runzeln
- Auch vegetative Fasern ⇒ „Krokodilstränen" (Tränenfluss beim Essen) oder „Geschmacksschwitzen" (⇒ Essen führt zur Schweißsekretion im Gebiet des N. auriculotemporalis)

8.6.3 N. glossopharyngeus (IX)

Austritt Zusammen mit dem N. vagus und dem N. accessorius und der V. jugularis durch das Foramen jugulare, daher isolierte Läsionen selten, meistens mit einer N.-vagus-Läsion kombiniert → 144

Fkt
- **Motorisch:** obere Schlund- und Tubenmuskulatur
- **Sensibel:** Zungenwurzel, Gaumenbögen, oberer und mittlerer Schlund, Paukenhöhle, Tuba eustachii, kleines Hautstück vor dem Tragus
- **Sensorisch:** Geschmacksknospen des hinteren Zungendrittels, viszeral-afferente Fasern vom Glomus caroticum
- **Sekretorisch:** Drüsen der genannten Schleimhäute, Parotis, Wangen-, Unterlippendrüsen

Kli
- Verlust des Geschmacksempfindens im hinteren Zungendrittel
- Fehlen des Würge- und Gaumenreflexes
- **Kulissenphänomen:** Abweichen von Gaumensegel und Rachenhinterwand zur gesunden Seite beim „A"-Sagen
- Anästhesie (Zungengrund, Tonsillen, oberer Pharynx), Schluckstörung (Dysphagie)

Sondf **Glossopharyngeusneuralgie** (ähnlich Trigeminusneuralgie → 208, aber im Bereich des N. IX)

8.6.4 N. vagus (X)

Fkt
- **Motorisch:** mittlere und untere Schlundmuskulatur, Kehlkopfmuskulatur (N. laryngeus superior und N. recurrens)
- **Sensibel:** Dura der hinteren Schädelgrube, äußerer Gehörgang und hintere Ohrmuschel, Larynx, Epiglottis, unterer Pharynx
- **Parasympathisch und sensibel:** Eingeweide des Brust- und Bauchraums

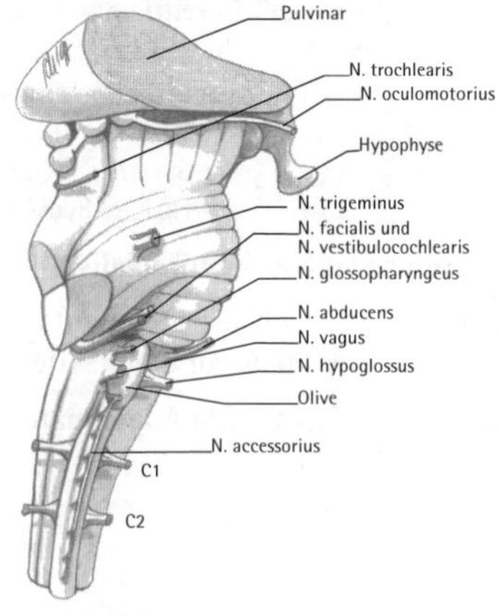

Medulla oblongata mit Nervenaustritten

Kli

• der einseitigen Vaguslähmung:
  - Sprech- und Schluckstörungen
  - Ipsilateral hängendes Gaumensegel, dadurch näselnde Sprache, **heisere Stimme** und Dyspnoe durch Rekurrensparese
  - Tachykardie und Arrhythmien
- **einer doppelseitigen kompletten Vaguslähmung:** rascher Tod durch Asphyxie wegen Larynxparalyse, kardiopulmonale Komplikationen

8.6.5 N. accessorius (XI)

Fkt

Rein motorisch:
M. sternocleidomastoideus,
M. trapezius

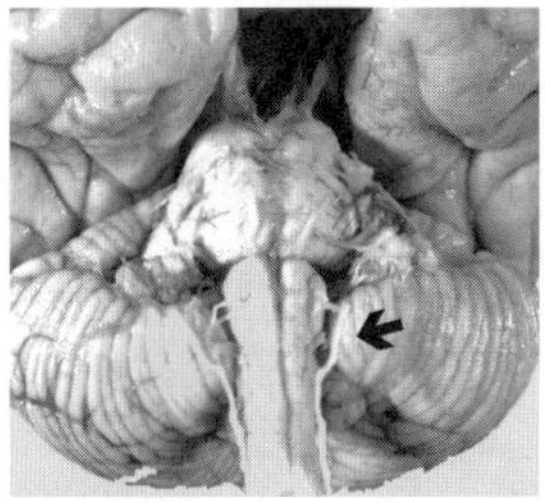

Nervus accessorius

Ät

- Am häufigsten traumatisch
- Chirurgische Eingriffe am lateralen Halsdreieck (LK-Biopsien)
- Im Rahmen einer Polyneuritis cranialis
- Progressive Bulbärparalyse
- Frakturen bzw. Läsionen im Bereich der Schädelbasis und des Foramen jugulare

Kli

- Schultertiefstand
- Eingeschränkte Kopfdrehung
- Schaukelstellung der Skapula: medialer Skapularand steht leicht ab
- Schulterschmerzen

Di

Funktionsprüfung:
- Hochziehen beider Schultern gegen Widerstand (M. trapezius)
- Elevation und Abduktion des Arms
- Kopfdrehung gegen Widerstand, dabei Palpation des M. sternocleidomastoideus der Gegenseite (!)

8.6.6 N. hypoglossus (XII)

Fkt

Rein motorisch: versorgt die gesamte Zungenmuskulatur

Kli

- **Einseitige periphere Läsion (auch nukleär):**
  - Die intakten Muskeln der kontralateralen Seite schieben die Zunge zur kranken (!) Seite
  - Evtl. leichte Dysarthrie, Atrophie (Fältelung), Faszikulationen
- **Einseitige/doppelseitige supranukleäre Läsion:**
  - Parese geringer (kortikale Doppelrepräsentation!)
  - Keine Atrophien oder Faszikulationen
    ⇒ „Pseudobulbärparalyse"
- **Beidseitige periphere (oder nukleäre) Läsion:**
- Sprechen und Schlucken deutlich gestört
- „Bulbäre Dysarthrie"

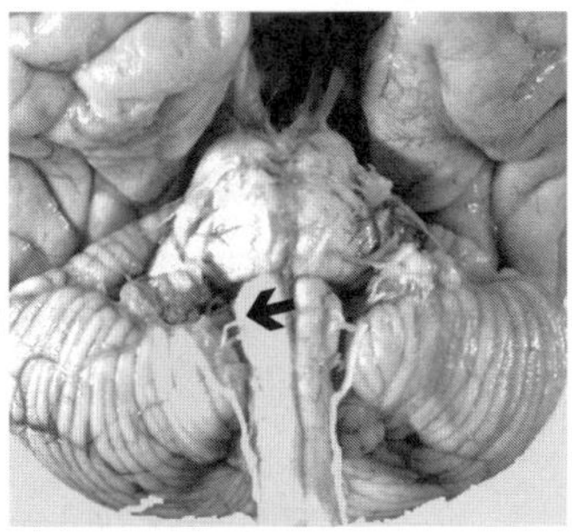

Nervus hypoglossus

8.6.7 Schädelbasis

Loch	Durchtritt von ...
Lamina cribrosa	Nn. olfactorii
Canalis opticus	N. opticus, A. ophthalmica
Fissura orbitalis superior	N. oculomotorius, N. trochlearis, N. abducens, N. ophthalmicus (N. frontalis, N. nasociliaris, N. lacrimalis), V. ophthalmica superior
Fissura orbitalis inferior	N. maxillaris (N. zygomaticus, N. infraorbitalis) V. ophthalmica inferior
Foramen rotundum	N. maxillaris (in die Fossa pterygopalatina)
Foramen ovale	N. mandibularis, Plexus venosus foraminis ovalis, A. meningea accessoria
Foramen lacerum	N. petrosus major (⇐ N. facialis), N. petrosus profundus (⇐ Plexus caroticus internus)
Foramen spinosum	A. meningea media (⇐ A. maxillaris), V. meningea media, R. meningeus des N. mandibularis
Canalis caroticus	A. carotis interna, Plexus caroticus internus (sympath. Anteil), Plexus venosus caroticus int.
Meatus acusticus internus	N. facialis (Austritt: Foramen stylomastoideum), N. vestibulocochlearis, A. labyrinthi (⇐ A. basilaris)
Foramen jugulare	N. glossopharyngeus, N. accessorius, N. vagus, Sinus sigmoideus (⇒ V. jugularis int.), A. meningea post. (⇐ A. pharyngea ascendens)
Canalis hypoglossi	N. hypoglossus, Plexus venosus canalis hypoglossi
Foramen magnum	Übergang Medulla oblongata in Medulla spinalis Aa. vertebrales, A. spinalis anterior, Aa. spinales posteriores, Venenplexus, Radix spinalis des N. accessorius

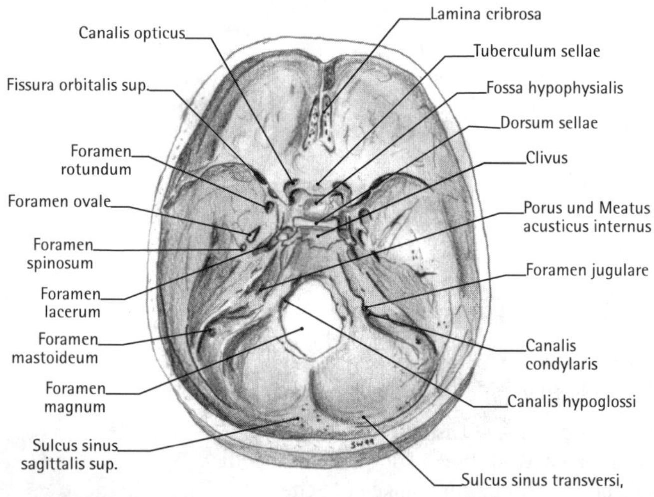

8.6.8 Ausgewählte multiple Hirnnervensyndrome

Syndrom	Hirnnerv	Klinik und Ursachen
Foster-Kennedy-Syndrom	II	• **Klinik:** ipsilaterale Optikusatrophie, kontralaterale Stauungspapille • **Ursache:** Tumoren der vorderen Schädelgrube
Fissura-orbitalis-superior-Syndrom	III, IV, V1, VI	• **Klinik:** komplette Ophthalmoplegie (Ptosis, weite lichtstarre Pupille); Sensibilitätsstörung/Schmerz im 1. Trigeminusastgebiet • **Ursache:** TU, Traumen, Aneurysmen der mittleren Schädelgrube
Orbitaspitzen-S.	" + II	Wie Fissura-orbitalis-superior-Syndrom + Optikusläsion

Sinus-cavernosus-Syndrom	III, IV, V1, VI	• **Klinik:** Nervenausfall III, IV, V1+ VI mit Exophthalmus u. Schmerz • **Ursache:** TU, Aneurysma der ACI, Thrombose (mit Protrusio bulbi, Chemosis, Venenstauung), Carotis-sinus-cavernosus-Fistel (pulsierender Exophthalmus!)
Gradenigo-Syndrom (Felsenbeinspitzen-S.)	V1(2,3), VI, VIII, (VII)	• **Klinik:** Ausfälle und Schmerzen der genannten Nerven • **Ursache:** Prozesse der Pyramidenspitze, v.a. nach Otitiden, Tumore
Kleinhirnbrücken-winkel-Syndrom	VIII, V1/2, VII, VI	• **Klinik:** Initialsymptome abhängig vom betroffenen Nerv • **Ursache:** meistens Akustikusneurinom
Tolosa-Hunt-Syndrom → 209	III, IV, VI, V1	• **Klinik:** schmerzhafte, äußere Ophthalmoplegie ohne Pupillenstrg. • **Ursache:** granulomatöse Entzündung des Sinus cavernosus
Foramen-jugulare-Syndrom	IX, X, XI	• **Ursache:** Siebenmann-Syndrom (bis ins Foramen reichende Schädelbasisfraktur), Thrombose der V. jugularis, Glomus-jugulare-Tumor

Anm:
- N. glossopharyngeus (IX), N. intermedius (VII), N. vagus (X) und der kraniale Teil des N. accessorius (XI) werden auch als „**Vagales System**" zusammengefasst. Sie haben den Nucleus ambiguus (motorisch) und solitarius (sensorisch) gemeinsam.
- **Bei extrakraniellem Aneurysma** der A. carotis können die Hirnnerven IX, X + XII betroffen sein

8.7. Polyneuropathien

8.7.1 Polyneuropathien - Grundlagen

Def Systemische Erkrankung des peripheren Nervensystems mit gleichzeitiger Affektion mehrerer Nerven

Eint

Einteilung nach klinischer Symptomatik	
Nach Beginn der Symptomatik	Akut, chronisch
Nach funktionellen Ausfällen	Isoliert motorisch - sensibel - autonom; gemischt
Nach der topischen Verteilung	Proximal - distal; symmetrisch - asymmetrisch
Mononeuropathie	Ausfälle im Versorgungsgebiet eines Nervs
Mononeuropathia multiplex	Ausfälle im Versorgungsgebiet verschiedener nicht benachbarter Nerven
Distal betonter symmetrischer Typ	Handschuh- oder strumpfförmig ⇒ am häufigsten
Schwerpunktneuropathie	Distal symm. PNP kombiniert mit Mononeuropathia multiplex
Mit oder ohne Hirnnervenbeteiligung	
Nach der Art der Nervenschädigung	Primär axonale Degeneration, primär segmental demyelinisierend, gemischt
Nach dem pathophysiologischen Mechanismus	Entzündlich (immunologisch oder erregerbedingt); metabolisch (endokrine Störungen, v.a. Diabetes mellitus; malnutritiv, v.a. Avitaminosen; Nierenfunktionsstörungen); paraneoplastisch oder paraproteinämisch, toxisch (v.a. Alkohol, Umweltgifte); hereditär

Ät
- **Hereditäre Neuropathien:**
  - Hereditäre motorische und sensible Neuropathie (HMSN)
  - Hereditäre sensible und autonome Neuropathie (HSAN)
  - Hereditäre Neuropathie mit Neigung zu Druckparesen (Tomakulöse N.)
- **Hereditäre Neuropathien mit Stoffwechselstrg + neurologischen Symptomen:**
  - M. Refsum (= HMSN IV, Störung des Phytansäurestoffwechsels)
  - Abetalipoproteinämie Bassen-Kornzweig (Vit.-E-Stoffwechselstörung)
  - Akut intermittierende Porphyrie, familiäre Amyloidosen, Leukodystrophien
- **Stoffwechselbedingt:** Diabetes mellitus, Urämie, Gicht, hepatopathisch (vor allem bei Zirrhose), Hypothyreose, Critical-illness-PNP (CIP, bei bis zu 70% aller Patienten mit Sepsis oder Multiorganversagen, die länger als 2 Wo. beatmet werden! Vermutl. end.-tox.)
- **Entzündlich:** immunologisch: v.a. GBS, CIDP; erregerbedingt: v.a. Borreliose, HIV, Zoster, Lepra, Botulismus u.a.
- **Mangelbedingt:** Vitaminmangel (B_1 ⇒ Beriberi, Wernicke-Enzephalopathie, B_2 ⇒ Pellagra, B_{12} ⇒ funikuläre Myelose, Vit. E, Pantothensäuremangel), Mangelernährung, Sprue
- **Toxisch:** Alkohol, medikamenteninduziert, Lösungsmittel, Schwermetalle
- **Vaskulitis der peripheren Nerven bei Kollagenosen:** Wegenersche Granulomatose, Periarteriitis nodosa, syst. Lupus erythematodes, Sklerodermie, rheumat. Arthritis, Sjögren-Syndrom, „mixed connective tissue disease"; bei anderen Kh: allergische Granulomatose Churg-Strauss, Sarkoidose, Kryoglobulinämie
- **Paraneoplastisch / paraproteinämisch:** Bronchial-, Ovarial-, Magen-Ca, Gammopathien, Makroglobulinämie Waldenström, multiples Myelom (= Plasmozytom)

Typische Klinik distal symmetrischer PNP
- Schleichender Beginn mit überwiegend symmetrischen, „strumpf- bzw. handschuhförmig" verteilten, distalen, beinbetonten sensiblen und motorischen Ausfällen
- Parästhesien, evtl. Brennschmerzen, frühzeitige Verminderung des Vibrationsempfindens
- Distal betonte schlaffe Lähmungen mit Atrophie der kleinen Fuß- bzw. Handmuskeln und frühzeitigem Ausfall der entsprechenden Muskeleigenreflexe
- Im Verlauf Ausbreitung nach proximal, sowie zusätzliche autonome Störungen der Trophik (Haut, Nägel) und der Schweißsekretion

Basisdiagnostik
- **ENG:** demyelinisierend / axonal?
- **EMG:** akut / chronisch?
- **Labor:** vor allem „Zucker", Entzündungsparameter, Serologie
- **Liquor:** bei V.a. entzündliche Neuropathie

8.7.2 Diabetische Polyneuropathie

Häu Die diabetische Polyneuropathie ist zusammen mit Alkoholmissbrauch die häufigste Form der Polyneuropathien (jeweils ca. 30%)

Kli

Symmetrische sensible Neuropathie (50-70%)

- Schleichender distaler Beginn an den Füßen mit Schmerzen und brennenden Missempfindungen:
  - **Hitze- und Kältegefühl:** typisch bei vorwiegendem Befall der dünnen Fasern ⇒ „small fiber neuropathy"
  - **Krämpfe, Kribbelparästhesien, Schwellungs- und Druckgefühl:** bei vorwiegendem Befall großer markhaltiger Fasern
  - Die Missempfindungen nehmen nachts zu und bessern sich bei Bewegung
  - Frühzeitig: ↓ **Vibrationsempfinden** und ↓ **distale Muskeleigenreflexe** (v.a. ASR)
  - **Autonome Störungen:** trophische Störungen der Haut (neuropathisches Ulcus cruris) und der Knochen (diabetische Osteoarthropathie), Anhidrose (trockene Haut), Impotenz, Gastroparese, Obstipation, Kreislaufregulationsstörungen
  - **Motorische Defizite:** treten i.d.R. erst spät auf, können selten aber auch dominieren ⇒ „symmetric proximal lower limb motor neuropathy"

Cave: durch vermindertes Schmerzempfinden können Verletzungen unerkannt bleiben (Druckstellen!)

Asymmetrische Neuropathie (20-25%)

Wegen des raschen Beginns, des vaskulitisähnlichen Verteilungstyps und der häufig spontanen Rückbildung wird ein Diabetes-getriggerter entzündlicher Prozess diskutiert

- Asymmetrische prox. diabetische Neuropathie (Multiplex-Typ): akut oder subakut auftretend, oft schmerzhaft, häufiger an den unteren Extremitäten im Bereich des N. femoralis, selten als Armplexusparese oder thorakoabdominale Radikulopathie, typisch bei oral eingestelltem Diabetes

Diabetische Radikulopathie:
Segmentale gürtelförmige Schmerzen (DD: Herpes zoster, mechanisch)

Diabetische Amyotrophie:
Proximal betonte motorische Neuropathie mit meist einseitiger Läsion des Plexus lumbalis und/oder sacralis

Kraniale Mononeuropathie:
Am häufigsten schmerzhafte Okulomotoriusparese, in der Regel ohne Pupillenbeteiligung, **seltener** N. abducens oder facialis

Di

- **Labor:** BZ-Tagesprofil, HbA1c (Referenzwert > 6,5%), oraler Glukose-Toleranztest
- **EMG, NLG:** bei distal symmetrischer Form finden sich typischerweise gemischt (!) demylinisierende-axonale Veränderungen, die in der Initialphase oft sensibel betont sind.
- **Achillessehnenreflex und Vibrationsempfinden** ↓!

Th

- Optimierte Diabeteseinstellung
- Medikamentös: Amitriptylin[1], Carbamazepin[2], Gabapentin[3]

[1]z.B: Saroten, [2]z.B. Tegretal, [3]z.B. Neurontin

8.8. Polyradikuloneuritiden

8.8.1 Akute inflamm. demyelinisierende Polyradikulopathie

Abk AIDP

Syn **Guillain-Barré-Syndrom (GBS)**

Ät Unklar, vermutet wird eine Antikörperreaktion gegen peripheres Myelin, die u.a. über GM1-Antikörper, TNF-α und T-Lymphozyten vermittelt wird

Häufige Vorgeschichte

1-3 Wo. nach einem fieberhaften Infekt der Atemwege 40% oder des Magen-Darm-Trakts 20% (v.a. Campylobacter jejuni, CMV, EBV, VZV); auch nach Trauma, OP u. Schwangerschaft

Kli

- Im Vordergrund stehen: **motorische Defizite**, initial häufig zusätzlich leichte Dys- und Parästhesien der Akren
- **Paresen:**
  - Beginnen typischerweise distal an den unteren Extremitäten
  - Steigen dann symmetrisch auf und greifen auf die oberen Extremitäten über (**Cave:** Atemlähmung durch Zwerchfellbeteiligung!)
  - Häufig von ziehenden Schmerzen in der Lumbalregion und den Extr. begleitet
- **Häufig Hirnnervenbeteiligung:** v.a. N. facialis (50%)
- **Häufig autonome Störungen:** Brady-, Tachyarrhythmien, extreme Blutdruckschwankungen, Harnverhalt und Hyponatriämie durch ADH-Mangel

Zweifel an GBS:

- Bei ausgeprägter Asymmetrie der Paresen
- Bei deutlicher sensibler Beteiligung mit Querschnittsniveau
- Bei Fieber zu Erkrankungsbeginn und deutlicher Zellzahlerhöhung im Liquor

DD Spinale Prozesse, Querschnittsmyelitis, Botulismus, akute infektiöse Neuropathie (z.B. Poliomyelitis, Borreliose, Tollwut, HIV, CMV, Mumps, Herpes), akute Myopathien, Elektrolytstörungen, Intoxikationen

Di

- **Anamnese, klinischer Befund**
- **Liquor:** zytoalbuminäre Dissoziation, d.h. erhöhtes Eiweiß bei geringer Zellzahl
- **Labor:** Anti-GQ1b, GM1-, GM2-AK, Campylobacter-jejuni-Serologie
- **ENG:** typischerweise NLG ↓, DML ↑, F-Wellen-Latenz ↑
- **EMG:** pathologische Spontanaktivität als Zeichen einer begleitenden axonalen Schädigung, oder Hinweis auf ein „axonales" GBS
- **EKG:** Arrhythmien, Reizleitungsstörungen (v.a. AV-Block)

Th

- **Bei deutlichen Paresen** ⇒ stationäre Aufnahme wegen der Gefahr kardiopulmonaler Komplikationen, EKG-Monitoring, Messung der Vitalkapazität, Thromboseprophylaxe ⇒ ggf. Beatmung (bei Vitalkapazität < 25%) und Behandlung der autonomen Störungen
- **Spezifisch:**
  - **I.v. Immunglobuline (IVIG):** 1. Wahl bei schwerem progredienten Verlauf
  - **Plasmapherese:** bei KI, Komplikationen oder Unwirksamkeit der IVIG
  - Immunadsorption

Anm: Corticosteroide sind ohne Wirkung

8.8.2 Varianten des GBS

Miller-Fisher-Syndrom:
Trias: zerebelläre Ataxie + Areflexie + Ophthalmoplegie (Anti-GQ1b-AK)

Polyneuritis cranialis:
Betont Hirnnervenausfälle (DD: Borreliose)

Elsberg-Syndrom:
Polyradikulitis der Cauda equina ⇒ Ausschluss einer Raumforderung!

Akute Pandysautonomie:
Überwiegen der vegetativen Symptomatik mit Störungen der Pupillomotorik, Tränen-, Speichel- und Schweißsekretion, Darmmotilität und Miktion, sowie orthostatischer Hypotonie und Herzrhythmusstörungen

Akute motorische axonale Neuropathie (AMAN) ⇒ v.a. in Asien und Südamerika

Akute motorisch-sensible axonale Neuropathie (AMSAN) ⇒ ungünstigere Prognose

8.8.3 Chronisch inflammatorische demyelinisierende Polyradikuloneuropathie

Abk CIDP

Inz m:w = 2:1

Syn
- Chronisches Guillain-Barré-Syndrom (cGBS)
- Steroidsensible Polyneuropathie

Pat
- Keine pathognomonischen Antikörper
- Beim Subtyp CIDP-MGUS (monoklonale Gammopathie unbestimmter Signifikanz) monoklonale IgM-AK gegen myelinassoziiertes Glykoprotein (Anti-MaG-AK)

Kli
- Mindestens über 8 Wochen andauernde, progrediente distale und proximale Paresen
- Parästhesien und andere Sensibilitätsstörungen
- Paresen oft symmetrisch proximal betont, Sensibilitätsstörungen eher distal, gelegentlich deutlich armbetont

Th
1. Wahl:
- Im Gegensatz zum GBS **Kortikosteroide** wirksam: z.B. Prednison[1] für mindestens 4 Wo.
- **In schweren Fällen i.v. Immunglobuline** (IVIG)

2. Wahl:
- Plasmapherese
- **Evtl. Immunsuppressiva:** Azathioprin[2], Cyclophosphamid[3], Ciclosporin A[4], Interferon α2a[5]

[1]Z.B. Decortin®, [2]z.B. Imurek®, [3]z.B. Endoxan®, [4]z.B. Sandimmun®, [5]Roferon®

Kap. 9 Myopathien und neuromuskuläre Erkrankungen

F. Trostdorf

Muskeldystrophien	Metabolische Myopathien	Entzündliche Muskelerkrankungen	Myasthenie und myasthene Syndrome	Sekundäre Myopathien bei anderen Grunderkrankungen
Muskeldystrophien I+II Duchenne und Becker	Glykogenosen (Übersicht)	Polymyositis/ Dermatomyositis/ Einschlusskörperchenmyositis	Myasthenia gravis	Endokrine Myopathie
Gliedergürteldystrophien	Glykogenosen II (Pompe)	Myositiden bei Systemerkrankungen/ Infektiöse Myositiden/ Fokale Myositiden	Lambert-Eaton-Syndrom	Medikamentös-toxische Myopathien
Andere Muskeldystrophien	Glykogenosen V (McArdle)	Polymyalgia rheumatica		Rhabdomyolysen
Myotone Muskeldystrophien	Muskellipidosen			Dyskaliämische Lähmungen
Nicht-dystroph. Myopathien	Mitochondropathien			

9. Myopathien und neuromuskuläre Erkrankungen 152

9. Myopathien und neuromuskuläre Erkrankungen
(F. Trostdorf)

9.1. Grundlagen

9.1.1 Myopathie, neuromuskuläre Erkrankungen - Allgemeines

Def Erkrankungen der Muskulatur oder der neuromuskulären Übertragung unterschiedlicher Ätiologie

Kli Unter anderem: Paresen, Myalgien, Atrophien, Hypertrophien, Pseudohypertrophien, Myotonien, Krampi, Faszikulationen, myasthene Syndrome

Zielfragen und Leitsymptome [1]

Symptome	Hinweisend auf
Schmerzlose Schwäche	Bei den meisten org. Muskelerkrankungen
Schmerzen	10-50% der entzündl. Muskelerkrankungen
Belastungsabhängige Schwäche	Myasthene Syndrome, metabol. Myopathien, periodische Lähmungen
Pigmenturie bei Belastung	Rhabdomyolyse bei metabolischen Myopathien
Frühkindliche Symptome	(Mild verlaufende) Muskeldystrophie

His **Myopathisches Gewebssyndrom:** Degeneration einzelner oder in kleinen Gruppen liegender Fasern, Kalibervariation der Muskelfasern, vermehrte zentrale Kerne
Myositisches Gewebssyndrom: perivaskuläre, perimysiale oder endomysiale Infiltrate, granulomatöse Myositis

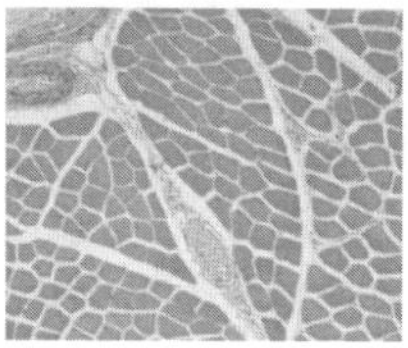

Normaler Muskel

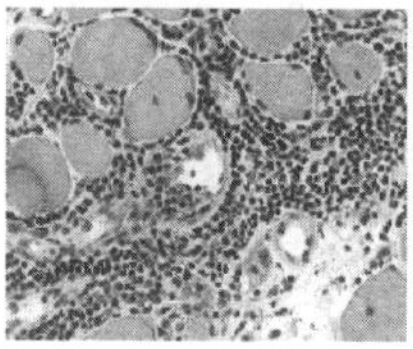

Polymyositis
mit endomysialen Infiltraten

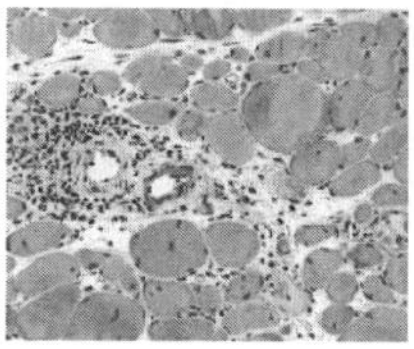

Myopathie
mit pathol. Kalibervariation

[1] Modifiziert nach Pongratz D, Zierz S (Hrsg). Neuromuskuläre Erkrankungen. Deutscher Ärzteverlag 2003.

Eint

Klinik: Dokumentation des Paresegrades einzelner Muskeln (Eint. nach British Medical Research Council)

0	Keine Kontraktion	3	Bewegung gegen die Schwerkraft
1	Kontraktion ohne Bewegungseffekt des betreffenden Gliedes	4	Schwache Kraft gegen Schwerkraft und Widerstand
2	Bewegung bei Ausschluss der Schwerkraft	5	Normale Kraft

Di
- **Muskelbiopsie** (unfixiert als Kryomaterial, formalinfixiert in Paraffin), Histologie, Enzym- (ATPase, SDH, LDH, COX u.a.) und Immunhistochemie (z.B. bei Dystrophien)
- **Labor** (CK, LDH, Myoglobin), Elektromyografie → 35, MRT, Ultraschall
- Metabolische Funktionstests:
  - **Laktat-Ischämie-Test:** Bestimmung von Laktat und Ammoniak vor und nach ischämischer Muskelarbeit. Dabei wird Laktat aus der Glykolyse, Ammoniak aus der Reaktion der Myoadenylatdeaminase (MADA) im gesunden Muskel frei.

Norm: paralleler deutlicher Anstieg von Laktat und Ammoniak;
Pathologisch: isoliert fehlender Anstieg von Laktat bei bei Glykogenosen und isoliert fehlender Anstieg von Ammoniak bei MADA-Mangel.
Durchführung: Laktat vor Belastung abnehmen, Blutdruckmanschette über systolischen Wert aufpumpen. Pat die Hand wiederholt für ca. 2 Min. maximal komprimieren lassen. Manschette lösen, Blutentnahme nach 1, 5, 10, 15 und 20 Min.

- **Fahrradbelastungstest**: Bestimmung von Laktat und Pyruvat unter leichter aerober Muskelarbeit. Durchführung: Fahrradergometer mit 30 Watt für 15 Min. Blutentnahme (ungestaut) vor, in 5-minütigen Abständen während und 15 Min. nach Belastung. Norm: kein Anstieg von Laktat/Pyruvat, bei Mitochondriopathien pathologischer Anstieg

9.2. Dystrophische Myopathien

9.2.1 Dystrophinopathien Duchenne und Becker

Def Erbliche x-chromosomal rezessive Muskelerkrankungen mit progressiver Muskelschwäche und -atrophie

Form Duchenne-Typ, Becker-Typ

Häu Duchenne: 1/3500 Neugeborenen, Prävalenz 40/1000000

Pg Genetischer Defekt muskelmembranassoziierter Proteine (Dystrophine)

Kli Muskelschwäche im Beckengürtel- und Oberschenkelbereich, nachfolgend Schultergürtel- und Oberarmbereich, Wadenhypertrophie (Pseudohypertrophie)
Klinisches Bild bei Duchenne und Becker ähnlich, Progredienz unterschiedlich

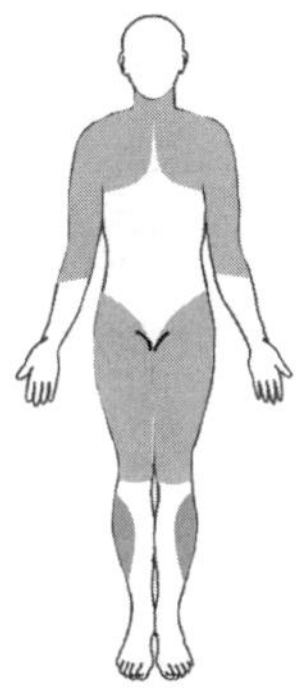

Muskeldystrophie Typ Duchenne u. Becker (Verteilung der Muskelschwäche)

Typ	Klinik
Duchenne	• Manifestation vor dem 5. Lj. • Gehfähigkeit bis ca. 12 Lj. • Lebenserwartung 20-30 J. • Kognitive Defizite möglich
Becker	• Manifestation nach dem 5. Lj. • Gehfähigkeit bis 20-30 Lj. gelegentlich bis 50. Lj. • Geringere Progredienz

Di Klinik, Familienanamnese, Labor (CK typischerweise 10-50-fach erhöht), EMG Muskelbiopsie mit Immunhistochemie für Dystrophine (fehlende oder stark reduzierte Expression), Westernblot, DNA-Deletionstest des Dystrophingens (PCR), keine Routine

Th Keine kausale Behandlung möglich, Physiotherapie zur Vermeidung von Kontrakturen

Ko Kardiomyopathien, Pneumonien, Skoliosen

Anm Klinische Varianten der Dystrophinopathien nach Kardinalsymptomen: Quadrizeps-Myopathie, distale Myopathie, dilatative Kardiomyopathie

9.2.2 Muskeldystrophien (Gliedergürteldystrophien/LGMD)

Def Heterogene Gruppe von erblichen Muskelerkrankungen mit unterschiedlichen Defekten muskelmembran-assoziierter Proteine

Vererbung	Erkrankung	Proteindefekt
Typ 1 autosomal-dominant	LGMD1A	Myotilin
	LGMD1B	Lamin A/C
	LGMD1C	Caveolin
	LGMD1D	Unbekannt
	LGMD1E	Unbekannt
Typ 2 autosomal-rezessiv	LGMD2A	Calpain-3
	LGMD2B	Dysferlin
	LGMD2C	χ-Sarkoglykan
	LGMD2D	α-Sarkoglykan
	LGMD2Ei	β-Sarkoglykan
	LGMD2F	δ-Sarkoglykan
	LGMD2G	Telethonin
	LGMD2H	TRIM 32
	LGMD2I	FKRP

Weilbach, F X et al. (1999) Akt. Diagn. bei Muskeldystrophien. Nervenarzt 70: 89-100

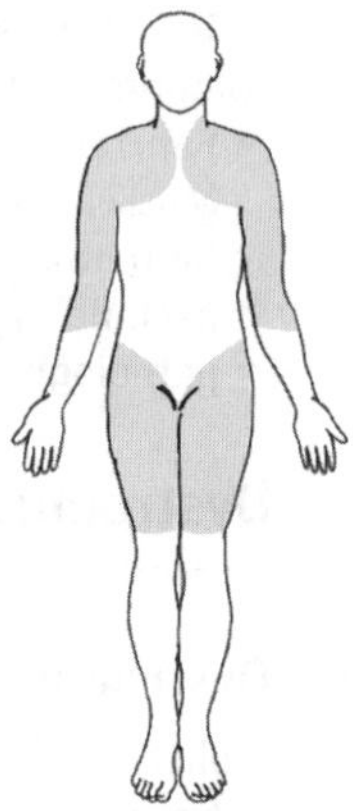

Gliedergürteldystrophien

Kli
- Paresen von Schulter- und Beckengürtel, Oberarmen und Oberschenkel variabler Ausprägung; milde und schwere Verläufe.
- Mögl.: Kontrakturen (Achillessehne), Hypertrophien, kardiale Beteiligung
- Erkrankungsalter überwiegend 1. und 2. Dekade

Di Klinik, Familienanamnese, Muskelbiopsie, Molekulargenetik

Pro Vorzeitiger Tod bei wenigen Subtypen (z.B. LGMD2C) möglich, sonst überwiegend langsame Progredienz, Verlust der Gehfähigkeit möglich

9.2.3 Andere Muskeldystrophien

Typ	Erbgang	Manifestation	Paresen/Dystrophien
Emery-Dreifuss MD	X-chrom.-rez.	1.-2. Dekade	Kontrakturen von Ellenbogen und Achillessehne (früh), skapulohumeroperonaeale Paresen, Kardiomyopathie
Distale Myopathie Typ I -III	Aut.-dom.	Spätes Erw.-Alter	Hände und Unterschenkel
Distale Myopathie Typ IV-V	Aut.-rez.	Früh. Erw.-Alter	Hände und Unterschenkel
Fazioskapulohumerale MD	Aut.-dom.	2. Dekade	Facies myopathica, Schultern, Oberarme
Okulopharyngeale MD	Aut.-dom. GCG-Repeat Erkr.	>40 J.	Ptose, Dysphagie, prox. Extremitäten

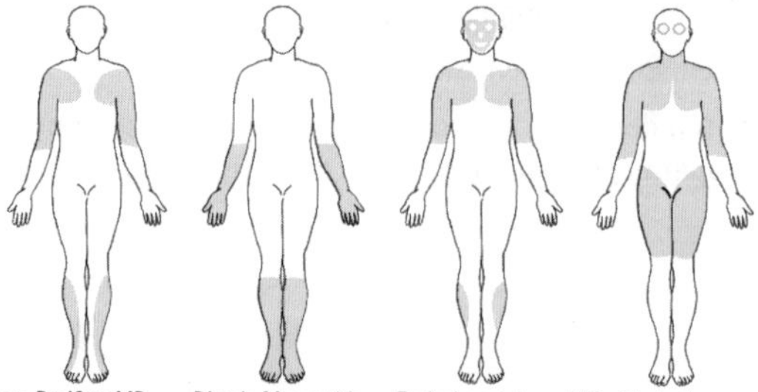

Muskuläre Dystrophien
(Verteilung der Muskelschwäche)

9.3. Nicht-dystrophische Myotonien

9.3.1 Nicht-dystrophische Myotonien (genetische Ionen-Kanal-Erkrankungen)

Def Klinisch durch eine verzögerte Muskelrelaxation charakterisierte erbliche Muskelerkrankungen mit dem Leitsymptom der Muskelsteifigkeit

Form Myotonia congenita Thomsen, Myotonia congenita Becker

Ät Punktmutationen auf Chromosom 7, autosomal-dominant (Thomsen), autosomal-rezessiv (Becker), bisher ca. 20 bekannte Mutationen

Pg Verringerte Chloridleitfähigkeit der Muskelfasermembranen
⇒ instabiles Ruhemembranpotential

Kli Muskelsteifigkeit durch verzögerte Erschlaffung der Muskulatur
- **Thomsen**: Manifestation im frühen Kindesalter, häufig ungeschicktes Greifen, keine wesentliche Progredienz
- **Becker**: Manifestation mit 10-15 J., häufig Muskelhypertrophien (75 %), keine wesentliche Progredienz

Di
- Anhaltende Kontraktion nach Beklopfen der Muskulatur („Perkussionsmyotonie")
- Familienanamnese
- EMG: myotone Entladungsserien (Sturzkampfbombergeräusch)

Th Keine kausale Therapie, bei schweren Formen membranstabilisierende Medikamente (Mexiletin) mit allerdings geringer therapeutischer Breite.
CAVE: keine depolarisierenden Muskelrelaxantien bei Narkose

Anm 8 weitere autosomal dominante Myotonien (Na-Kanal-Erkrankungen) sind bekannt (Beispiel: Hyperkaliämische episodische Paralyse)

9.4. Myotonien mit multisystemischen Manifestationen

9.4.1 Myotone Muskelerkrankung mit multisyst. Manifestationen

Form
- Myotone Dystrophie (DM/Curschmann-Steinert-Erkrankung)
- Proximale myotone Myopathie (PROMM/Ricker-Syndrom)

Pg
- DM: autosomal dominant, instabile Vermehrung von Trinukleotid-Repeats (Chromosom 19q), Phänotyp abhängig von Repeat-Sequenz (CTG)
- PROMM: autosomal dominant, Chromosom 3q21, CCTG Expansion

Kli
- Variable Kombination muskulärer und extramuskulärer Symptome
- Myotone Symptome (Steifigkeit) häufig bei DM1, selten bei PROMM

	DM1	PROMM / DM2
Kardinal-symptome	Distal betonte Muskelschwäche und Myotonie	Schwäche der proximalen Beinmuskeln (Hüftbeuger)
	Facies myopathica	Muskelschmerzen
	Schwäche der Halsbeuger	Myotone Symptome
	Myotone Katarakt ("Christbaumschmuck-Katarakt")	Katarakt (ca. 1/3)

Andere extramuskuläre Symptome:
- Herzrhythmusstörungen
- Diabetes mellitus
- Kognitive Einschränkungen (bei DM1)

Di Klinik, myotone Entladungen im EMG („Sturzkampfbombergeräusch"), Familienanamnese

Prg Bei DM selten Rollstuhlpflichtigkeit, Lebenserwartung meist normal

9.5. Muskelsymptome bei anderen Grundleiden

■ 9.5.1 Dyskaliämische periodische Lähmungen

Def Hereditäre Ionenkanalrankheiten mit dem klinischen Leitsymptom kaliumabhängiger attackenförmiger Lähmungserscheinungen

Form Hyper- und hypokaliämische periodische Lähmung (hyper-/hypoPP)

Ät Genmutation, autosomal dominanter Erbgang

PPh Defekt des muskulären Natrium- (hyperPP) bzw. Kalziumkanals (hypoPP)

Kli Attackenförmige Lähmungserscheinungen überwiegend der Extremitäten, Dauer Stunden bis Tage, Symptombeginn häufig nachts (morgendliches Aufstehen erschwert), Befall einzelner Muskelgruppen (symmetrisch) oder generalisiert, Verschlechterung durch körperliche Belastung bei hyperPP

Di
- Wichtig: Familienanamnese, Kaliumkonzentration zu Beginn der Attacke (bei hypoPP in der Attacke Signalstille im EMG paretischer Muskeln)
- Provokationstests:
  - HyperPP: Kaliumzufuhr, Fahrradergometertest
  - HypoPP: Glucosezufuhr + Insulin

Th
- HyperPP: kohlenhydratreiche und kaliumsparende Ernährung, Meiden von starker körperlicher Aktivität, ggf. Kalium senkende Diuretika (z.B. Hydrochlorothiazid); med. Langzeitbehandlung z.B. mit Acetazolamid[1]
- HypoPP: kohlenhydratarme Ernährung, med. Langzeitbehandlung s.o.; in der Attacke orale Kalium-Gabe (z.B. zwei Kaliumtabletten[2])

■■■ 9.5.2 Glykogenosen

Def Metabolische Erkrankungen mit pathologische Glykogenspeicherung im Muskel und anderen Organen durch Enzymdefekte der Glykolyse/Glykogenolyse

Ät Typ IX x-chrom rez, Typ VIII aut. und x-chrom. rez., alle übrigen Typen aut. rez.

Typ	Enzymdefekt	Klinik und Verlauf
Typ II Pompe	Saure Maltase	→ **157**
Typ III Forbes	Debranching-Enzym	• **Infantile Form:** Hepatomegalie, Entwickungsverzögerung • **Adulte Form:** progr. Muskelschwäche, proximal und beinbetont
Typ IV Anderson	Branching-Enzym	Kongenitaler Beginn, Leberbeteiligung, Tod vor dem 4. Lj. im Leberkoma
Typ V Mc Ardle	Myophosphorylase	→ **157**
Typ VII Tarui	Phosphofruktokinase	Wie Typ V

[1]Diamox®, Kalinor®

Typ VIII	Phosphorylase-b-Kinase	X-chrom. Hepatopathie, aut. rez. Hepatomyopathie oder reine Myopathie
Typ IX	Phosphoglyceratkinase	Epileptische Anfälle, mentale Retardierung, hämolytische Anämie
Typ X	Phosphoglyceratmutase	Belastungsabhängige Schwäche, Krämpfe, Schmerzen, Myoglobulinurie
Typ XI	Laktatdehydrogenase	Belastungsabhängige Schwäche, Krämpfe, Schmerzen, Myoglobulinurie

9.5.3 Glykogenose Typ II (Pompe)

Ät Autosomal-rezessiver Erbgang

PPh Fehlen des lysosomalen Enzyms saure Maltase (α1,4-Glukosidase) ⇒ intralysosomale Glykogenspeicherung im Skelettmuskel, Herz, zentralem und peripherem Nervensystem

Kli
- **Typ Pompe im Säuglingsalter:**

Progrediente Muskelschwäche, Hypotonie, Vergrößerung des Herzens, Leber und Zunge. Tod aufgrund respiratorischer oder kardialer Insuffizienz

- **Infantil-juveniler Typ:**

Proximal betonte Myopathie, Beteiligung der Atemmuskulatur möglich. Lebenserwartung bis 20 J.

- **Adulter Typ:**

Proximaler Schwerpunkt und Bevorzugung einzelner Muskeln (Oberschenkeladduktoren und M. biceps brachii), Ateminsuffizienz

Di CK, EMG, Muskelbiopsie mit PAS-positiven Vakuolen der Muskelfasern, Biochemischer Nachweis des Saure Maltase-Mangels im Muskel, pränatale Diagnostik durch Chorionzottenbiopsie

Th Proteinreiche Diät, Injektion rekombinanter α-Glukosidase (tierexperimentell)

9.5.4 Glykogenose Typ V (Mc Ardle)

Ät Autosomal-rezessiver Erbgang

PPh Mangel an Myophosphorylase, verschiedene Isoenzyme für Muskel, Leber und Gehirn

Kli
- Manifestationsalter: <15 Lj. (85%); 15-30 Lj. (9%); >30 Lj. (6%)
- Belastungsinduzierte Muskelschmerzen, Krampi, Schwäche, Muskelsteife und Kontrakturen, in Ruhe schnell reversibel, Paresen jedoch häufig persistent über Stunden
- Beinträchtigung der jeweils belasteten Muskulatur, z.B. auch Sprech- und Kaumuskulatur
- Myoglobulinurie bei ca. 50%,
- Anm: klinische Ausprägung sehr variabel, heterozygote Träger können eine klinische Symptomatik zeigen

Di
- CK, EMG
- Ischämietest mit geringem oder fehlendem Lactat-Anstieg
- Histochemischer Nachweis des Phosphorylase-Mangels in der Muskelbiopsie

Th Symptomlinderung durch Glukose oder Fruktose

Anm Häufigste Glykogenspeicherkrankheit

9.5.5 Muskellipidosen

Def Akkumulation von Lipiden als Folge von substantiellen und enzymatischen Defekten überwiegend des mitochondrialen Energiestoffwechsels

Form
- Substantiell: primärer Carnitinmangel (systemischz/muskulär)
- Enzymatisch: Defekt der β-Oxidation [Carnitin-Palmityl-Transferase (CPT)-Mangel]

Kli
- Carnitinmangel: progressiv, prox. betonte schmerzlose Paresen und Atrophien mit Manifestation zwischen 2. und 50. Lj. Bei syst. Mangel frühzeitig Schwäche, Kardiomyopathie, Hepatopathie und Hypoglykämie
- CPT-Mangel: rez. Episoden von Myalgien, Muskelschwäche und Myoglobinurie, häufig nach mehrstündiger Belastung. Manifestation in Kindes- und jungen Erwachsenenalter, häufig Multiorganbefall: Herz, Leber, Niere, ZNS

Ko Rhabdomyolyse ⇒ Myoglobulinurie ⇒ Nierenversagen
β-Oxidationsdefekte: wie bei primärem Carnitin-Mangel

Di Routine-Labordiagnostik, Carnitin in Plasma und Urin, Lactat, Pyruvat, Belastungstests mit langkettigen Fettsäuren, EMG, Muskelbiopsie

Th Carnitinmangel: Substitution von L-Carnitin, fettreduzierte Diät
CPT-Mangel: kohlenhydratreiche Diät, Vermeidung starker körperlicher Belastung
β-Oxidationsdefekte: Carnitin-Substitution, Vitamin B2 u.a.

9.5.6 Purinstoffwechselstörungen

Def Autosomal-rezessiv vererbter Mangel an Myoadenylatdeaminase (MADA) unklarer klinischer Signifikanz (Befund bei 1-2 % aller Muskelbiopsien)

9.5.7 Mitochondriopathien

Def Hereditär oder spontan auftretende Gruppe heterogener Erkrankungen mit Multiorganbefall durch Störungen des mitochondrialen Energiestoffwechsels

Form Häufige klinische Syndrome (mit Muskelbeteiligung):
- **Chronisch progrediente externe Ophthalmoplegie**: Manifestation im Erwachsenenalter mit im Vordergrund stehender Augenmuskellähmung, Dysphagie, Dysarthrie, Extremitätenschwäche
- **Kearns-Sayre-Syndrom (KSS)**: chronisch progredient verlaufende neuromuskuläre Erkrankung mit Ophthalmoplegie, Retinitis pigmentosa, Manifest. vor dem 20. Lj.; häufige akzessorische Sympt.: kardiale Reizleitungsströrung, Ataxie, endokrine Strg.
- **Mitochondriale Enzephalomyelopathie mit Laktat-Azidose und schlaganfallähnlichen Symptomen (MELAS)**: Manifestation im Kindes- oder Erwachsenenalter. Entwicklungsverzögerung, Kleinwuchs, belastungsabhängige Muskelschwäche, epileptische Anfälle, Demenz, Hypakusis, Retinitis pigmentosa und schlaganfallähnliche Episoden
- **Myoklonus Epilepsie mit „Ragged Red Fibers" (MERRF)**:

Manifestation im Kindes- und frühen Erwachsenenalter. Myokloni, Ataxie, Epilepsie, Myopathie mit RRF, seltener Taubheit und Demenz

Di Klinische Befunde, Familienanmanese, Laktatwert, Fahrradergometertest, Muskelbiopsie, Molekulargenetik, zerebrale Bildgebung (CCT, CMRT) bei MELAS mit fokalen parieto-occipitalen Läsionen

Th Coenzym Q_{10} Behandlung nur bei Coenzym Q10 Defizienz evidenzbasiert, in Einzelfällen Besserung durch Vit. B1, Vit. C und Vit. K, α-Liponsäure

9.5.8 Endokrine Myopathien

Def Muskuläre Manifestation unterschiedlicher Hormonstoffwechselstörungen mit dem Leitsymptom der Muskelschwäche

Eint

Erkrankung	Klinik	Häu
Hyperthyreose	Akute und chron. hyperthyreote M., thyreotox, episodische Lähmung, myasthenisches Syndrom, akute okulofaziobulbäre Myopathie	60-80 %
Hypothyreose	Hypertrophische Myopathie, atroph. Myopathie, okuläre Myopathie, Myalgie, Krampi, myasthenisches Syndrom	30-40 %
M. Cushing	Proximal und beinbetonte Muskelschwäche und -atrophie	50-80 %
M. Addison	Generalisierte Muskelschwäche, vorzeitige Ermüdbarkeit	häufig
M. Conn	Episodisch verstärkte oder chron. Muskelschwäche (Hypokaliämie)	ca. 70 %
Akromegalie	Prox. betonte Muskelschwäche, Hypertrophien	30-50 %
Hyperparathyreodismus	Prox. betonte Muskelschwäche und -atrophie	ca. 30 %
Hypoparathyreodismus	Steigerung der neuromuskulären Erregbarkeit (Tetanie) im Rahmen der assozierten Elektrolytstörungen (Hypokalzämie, Hyperphosphatämie und oft Hypomagnesiämie)	häufig

Di CK, EMG, Hormondiagnostik

Th Behandlung der Grunderkrankung

9.5.9 Medikamentös-toxische Myopathien

Urs Zahlreiche Medikamente in therapeutischen Dosierungen
häufig: Steroide, Cholesterin- und Lipidsenker (z.B. Lovastatin), Succinylcholin
toxisch vornehmlich durch Alkohol und andere Drogen

Form Unterschiedliche Manifestationen z.B. mit Myalgien, Muskelschwäche oder histologisch fassbare Myopathien (**Typ II-Atrophie** = Steroidmyopathie), **vakuolär** (Chloroquin, Amiodaron), **mitochondrial** (AZT), **nekrotisierend** (häufigste Form) bzw. **Rhabdomyolyse** → 159

9.5.10 Steroidmyopathie

Form
- Bei chronischer Th frühestens nach 4 Wo. bei einer Äquivalenzdosis von >10 mg Prednison / die (in bis zu 20 %) mit prox. und beinbetonter Muskelschwäche und -atrophie
- Akute quadriplegische „critical-care“-Myopathie bei hochdosierten Steroiden + Muskelrelaxantien / Aminoglykosiden

9.5.11 Alkoholmyopathie

Form
- Akute nekrotische Myopathie /Rhabdomyolyse → 159
- Akute hypokaliämische Myopathie
- Chronisch alkoholische Myopathie mit ausgeprägten Atrophien und Paresen

9.5.12 Rhabdomyolysen

Def Akute ausgedehnte Muskelfaseruntergänge mit Myoglobinurie, CK-Anstieg und Elektrolytveränderungen und dadurch möglichem Nierenversagen oder Herzrhythmusstörungen

Ät
- Exzessive Muskelaktivität: körperliche Überlastung („march myoglobulinuria"), Status epilepticus, Tetanus, Delir
- Traumatisch: ausgedehnte Quetschungen, lange Liegezeit
- Ischämisch: arterieller Verschluss, Kompartmentsyndrom
- Metabolisch: angeborene Stoffwechselerkrankungen z. B. Carnitin-Palmityl-Transferase-Mangel, Hypokaliämie, Hyper-/Hyponatriämie, diabetische Ketoazidose
- Extreme Körpertemperaturen: Fieber, Verbrennungen, Hypothermie
- Medikamente, Drogen und Toxine: Alkohol, ε-Aminocapronsäure, Amiodaron, Antidepressiva (alle Klassen), Barbiturate, Benzodiazepine, Benzafibrat, Clofibrat, Gemfibrocil, Cocain, Opiate, Penicillamin, Phenytoin, Statine (Cerivastatin, Lovastatin)
- Außerdem: malignes neuroleptisches Syndrom, serotonerges Syndrom
- Infektiös: selten, bakteriell oder viral

Kli Akute variable Ausbildung von Muskelnekrosen mit
- Muskelschmerzen
- Muskelschwellung
- Muskelschwäche
- Rotbraune Färbung des Urins (Myoglobinurie)

Ko
- Niereninsuffizienz bzw. akutes Nierenversagen („crush Niere")
- Hyperkaliämie, Hypokalzämie

Di CK-Erhöhung 10 000 - 1000 000U/l, Myoglobinerhöhung im Serum

Th Allgemeine Maßnahmen: Flüssigkeitszufuhr, forcierte Diurese, Elektrolytausgleich, Hämodialyse bei Niereninsuffizienz

9.6. Myositiden

9.6.1 Entzündliche Muskelkrankheiten

Def Autoimmun entzündliche Erkrankungen der quergestreiften Muskulatur mit fakultativem Befall der Haut und innerer Organe

Form
- Polymyositis (PM)
- Dermatomyositis (DM)
- Einschlusskörperchenmyositis (IBM)

Assoziierte Erkrankungen
- Malignome: ca. 40% der Pat. mit DM, ca. 15% bei PM
- Overlap-Syndrome: Kombination mit Kollagenosen (heterogene Gruppe klinischer Syndrome mit spezifischen Autoantikörpern; siehe Diagnostik)

Kli

Klinische Kardinalsymptome der DM, PM und IBM			
Klinische Befunde	Dermatomyositis	Polymyositis	Einschlusskörperchenmyositis
Beginn der Symptome	Kindheit u. Erwachsenenalter	> 18 J.	> 50 J.
Progredienz der muskulären Symptome	Akut	Subakut	Langsam
Verteilung der Paresen	Proximal	Proximal	Distal > proximal
Muskelatrophien	Gering	Bei chron. Verlauf	Ausgeprägt
Myalgien	Häufig	Manchmal	Nie
Hauteffloreszenzen	Vorhanden (Augenlider, Wangen, vord. Halsdreieck)	Fehlend	Fehlend
Befall innerer Organe	Häufig	Gelegentlich	Selten

Mod. nach Pongratz D, Zierz S (Hrsg.). Neuromuskuläre Erkrankungen. Deutscher Ärzteverlag 2003.

Betroffene innere Organe: Pharynx u. unterer Ösophagus; Herz (Rhythmusstörungen, Kardiomyopathie); Lunge

Di

Labor

- CK (bis auf das 50fache der Norm, bei >90% der Patienten pos.); Aktivitätsparameter
- BSG fakultativ erhöht
- Myositis-assoziierte Ak vornehmlich bei Overlap-Syndromen,
- Jo-1 Ak ⇒ Antisynthetasesyndrom (häufigste Form)
- PM-Scl ⇒ Sklerodermie
- U1 RNP ⇒ Crest-Syndrom
- EMG
- Spontanaktivität und myopathische Potentiale: klein, kurz, polyphasisch
- **Muskelbiopsie** (immer erforderlich, negatives Ergebnis schließt Diagnose nicht aus):
- PM: entzündliche Infiltrate (endomysial CD8 positiv)
- DM: entzündliche Infiltrate (perimysial CD4 positiv)
- IBM: entzündliche Infiltrate (endomysial CD8 positiv), rimmed vacuoles" mit eosinophilen Einschlüssen
- **MRT und Sonografie** (hilfreich auch bei Wahl des Biopsieortes): Muskelödem

DD

- Myopathien (toxisch, infektiös, metabolisch)
- Sporadische progressive Muskeldystrophien

Th

Polymyositis und Dermatomyositis

- **Akut**: Prednison 1-2 mg/kg/d morgens für mind. 3-4 Wo., bei Ansprechen Dosisreduktion ca. 5-10 mg/Wo. bis Erhaltungsdosis gefunden ist (Kontrolle von CK u. BSG). Therapiedauer ein bis mehrere Jahre
- Alternativ (bei schweren Fällen): initial 1000 mg Prednisolon i.v. (z.B. Solu Decortin®) an 3 aufeinander folgenden Tagen, Wiederholung ggf. nach 4 Wo. bis zum klinischen Ansprechen, danach orale Erhaltungsdosis.
- **Verlauf**: Azathioprin 2 mg/kg/d (falls Glucocorticoide im Verlauf > Cushing-Schwelle)
- Immunglobuline i.v. (alternativ bei KI für Steroide, bei Kindern 1. Wahl)
- Ciclosporin A, Cyclophosphamid (evtl. bei Overlap-Syndromen)

Einschlusskörperchenmyositis (IBM)

- Immunglobulintherapie i.v. als Einzelfallentscheidung, z.B. bei Hinweisen auf rasche Progredienz oder frühen Erkrankungsbeginn

Prg **Polymyositis und Dermatomyositis**
- Remission bei > 90 % unter Steroiden
- Rezidive meist innerhalb der ersten 5 Jahre
- Bei schweren Verläufen selten Defektheilungen

Einschlusskörperchenmyositis (IBM)
- Langsam progredienter Verlauf
- Immobilisierung meist 10-15 Jahre nach Diagnosestellung

9.6.2 Polymyalgia rheumatica

Def Entzündliche Muskelerkrankung des höheren Lebensalters unkgeklärter Ätiologie mit symmetrischen Schultergürtel- und Beckengürtelmyalgien, Sturzsenkung und gutem therapeutischem Ansprechen auf Kortikosteroidtherapie.

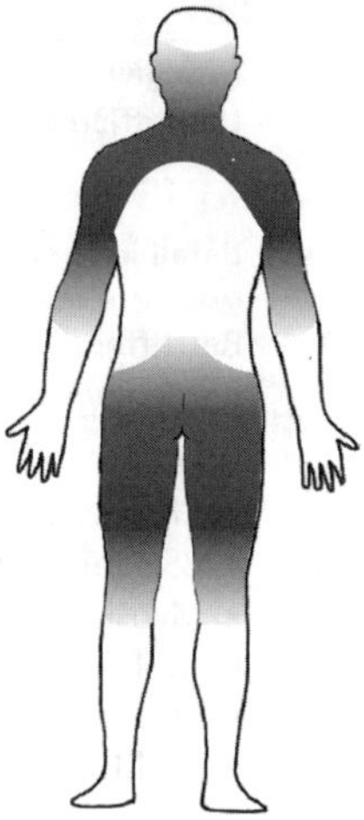

Polymylagia rheumatica
mod. n. Gerber

Ät Wahrscheinlich exogene Triggerung bei endogener Prädisposition.

Kli
- Subakut auftretende symmetrische Muskelschmerzen, häufig proximal betont
- Muskelsteifigkeit, ∅ Paresen, ∅ Atrophien
- Allgemeinsymptome (Abgeschlagenheit, Appetitlosigkeit, Fieber)

Di Sturzsenkung, CRP ↑, CK normal
seltener: Anämie, Thrombozytose, alpha2-Globuline ↑

Th
- Hochdosierte Kortikosteroide, Reduzierung auf Cushing-Schwellendosis innerhalb von 6 Mo., Dosisanpassung nach klin. Symptomen und CRP/BSG.
- Kombinationsbehandlung mit Immunsupressiva möglich
- Therapiedauer: mind. 2 Jahre

Anm Assoziation mit arteriitischer Manifestation (Arteriitis temporalis) in ca. 50%.

9.7. Myastenia gravis und myastheniforme Syndrome

9.7.1 Myasthenia gravis

Def Autoimmunerkrankung mit belastungsabhängiger Muskelschwäche durch Antikörperbildung gegen Acetylcholinrezeptoren der motorischen Endplatte

Ät Ungeklärt, Assoziation mit Thymom (pathophysiologischer Zusammenhang unklar)

PPh Antikörperbildung gegen nikotinerge Acetylcholinrezeptoren der postsynaptischen Region der motorischen Endplatte ⇒
- a) Komplement-abhängige Lyse der postsynaptischen Membran
- b) Cross-link von Rezeptoren durch bivalente Antikörper ⇒ kompensatorischer Anstieg der AChR-Synthese

Form
- Okuläre Myasthenie (lokal begrenzt)
- Generalisierte Myasthenie

Kli Erstmanifestation akut oder subakut:
belastungsabhängige schmerzlose Paresen, Ptose und Doppelbilder, reduzierte Mimik (Facies myopathica), bulbäre Symptome mit Sprech-, Kau- und Schluckstörungen, verminderte Nackenbeugung und -streckung, Extremitätenschwäche häufig proximal betont.

CAVE: **Myasthene Krise**: neurologischer Notfall. Rasch eintretender Zustand generalisierter Muskelschwäche mit Gefahr der Ateminsuffizienz, Dysphagie und Aspiration. Auslöser häufig: Überdosierung von AChE-Hemmern, grippale Infekte, Operationen, Entbindungen

Di
- **Klinisch:** Besinger-Score durch Provokationstest, z.B. Simpson-Test (Ptose bei Aufwärtsblick), Vorhalteversuche der Extremitäten, Vitalkapazität etc.
- **Tensilon-Test:** Gabe eines kurz wirksamen ACh-Esterase-Hemmers führt zu transienter Rückbildung der Symptome
- **EMG:** ↓Amplitude des mot. Muskelsummenpotentials > 10% (path. Decrement) bei repetitiver supramaximaler Nervenstimulation mit 3 Hz, Einzelfaser-EMG
- **AChR-AK** (in ca. 85 % bei generalisierter Myasthenie; in 40-50% bei okulärer M.)
- **Nach Diagnosestellung:** Thorax-CT (Thymom)

Th[2]
- **Basistherapie:**
  - Acetylcholinesterase-Hemmer (Pyridostigmin[1]) alle 4-5h, in der Regel kombiniert mit immunsuppressiver Therapie aus
  - Kortikosteroiden (60-100mg Methylprednisolon bis zur Remission, dann ⇓)
  - CAVE: transiente, z.T. gravierende Verschlechterung bei bis zu 50% mögl. und
  - Azathioprin (Immurek®) 2,5 - 3mg/kg/Tag
- **Thymektomie:**
  - Benefit bei Patienten < 60 J. mit gen. Myasthenie
  - Nicht bei okulärer Myasthenie
  - Thymome sollten altersunabhängig entfernt werden
- **Langzeittherapie:**
  - Azathioprin + minimale Kortikosteroiddosis
- **Myasthene Krise:**
  - Plasmapherese
  - Immunglobuline i.v.

DD
- Generalisiert: Lambert-Eaton-Syndrom, kongenitale myasthene Syndrome, Botulismus, Guillain-Barré-Syndrom, PNP, Myopathien
- Okulär: mitochondriale Zytopathien, endokrine Orbitopathie, okulopharyngeale Muskeldystrophie

Prg
- Langzeit-Th mit guter Symptomrückbildung, Remission möglich, infektassoziierte Exazerbation

9.7.2 Lambert-Eaton-Syndrom

Def Autoimmunkrankheit mit Myasthenie-artiger Muskelschwäche der Bein-, Arm- und Rumpfmuskulatur mit Abschwächung der Muskeleigenreflexe

Ät Paraneoplastisch bei 60% (überwiegend kleinzelliges Bronchialkarzinom), idiopathische Autoimmunerkrankung in den übrigen Fällen

PPh Antikörperbildung gegen spannungsabhängige Kalziumkanäle (VGCC) der präsynaptischen Membran der motorischen Endplatte mit verminderter Freisetzung von Acetylcholin in den synaptischen Spalt

[1]Mestinon®, [2]mod. nach Pongratz D, Zierz S (Hrsg.). Neuromuskuläre Erkrankungen. Deutscher Ärzte-Verlag 2003.

Kli Belastungsabhängige Schwäche der Extremitätenmuskulatur (proximal betonte Paresen); Mundtrockenheit, orthostatische Dysregulation, Obstipation, Harnverhalt MER häufig abgeschwächt

Di Anstieg des Muskelsummenaktionspotential bei Hochfrequenzstimulation (50 Hz, Inkrement). Bei Einzelreizung i.d.R. amplitudengemindert, aber nach kurzer tonischer Anspannung deutlicher Anstieg, Nachweis der spezifischen Antikörper (anti-VGCC), neg. Tensilon-Test, Tumorscreening

Th
- Ggf. Tumorbehandlung
- Symptomatische medikamentöse Th mit 3,4-Diaminopyridin (Verlängerung des präsynaptischen Aktionspotentials) ⇒ Effekt auf mot. und vegetat. Symptome
- Glukokortikoide, Immunsuppressiva, Plasmapherese, Immunglobuline

Prg Therapie insgesamt weniger effektiv als bei der Myasthenia gravis, bei paraneoplastischer Genese Remission bei kurativer Tumorbehandlung möglich

Kap. 10 Neuroonkologie

K. Ruprecht

Tumoren

- Neuroepitheliale Tumoren
- Tumoren kranialer Nerven
- Meningeome
- Lymphome
- Sonstige Tumoren

Metastasen

- Hirnmetastasen
- Spinale Metastasen
- Meningeosis neoplastica

Paraneoplastische Syndrome

Fehlbildungen

- Phakomatosen
- Fehlbildungen des kraniozervikalen Übergangs
- Syringomyelie

Liquorzirkulationsstörungen

- Hydrozephalus
- Pseudotumor cerebri

10. Neuroonkologie und Fehlbildungen 167

10. Neuroonkologie und Fehlbildungen (K. Ruprecht)

10.1. Neoplasien

10.1.1 Hirntumoren

Epi

- **Inzidenz primärer ZNS-Tumoren:** 5-15/100.000 pro Jahr, Altersgipfel 40. u. 70. Lj.

Kindesalter	Erwachsenenalter
Zweithäufigste Tumoren (nach Leukämien) v.a.	Vor allem
• Medulloblastom	• Meningeome
• Kleinhirnastrozytom	• Gliome
• Ependymom	• Metastasen

- **Inzidenz von Hirnmetastasen:** 4-12/100.000 pro Jahr
- Zum Vgl. Inzidenz aller bösartigen Neoplasien 400/100.000 pro Jahr

Kli

- **Kopfschmerzen:** ggf. ↑ morgens und bei Hirndruckschwankungen (Bücken, Pressen)
- **Hirndruckphänomene:**
  - Übelkeit und Erbrechen, Kopfschmerzen, Stauungspapillen
  - Insbesondere bei Tumoren der hinteren Schädelgrube
- **Neuropsychologische Beeinträchtigungen, Persönlichkeitsveränderungen:** Verlangsamung, Interesse-, Antriebslosigkeit, Verflachung, Konzentrations- und Gedächtnisstörungen
- **In Abhängigkeit von der Tumorlokalisation fokale neurologische Defizite:** z.B. Gesichtsfeldausfälle, Hemiparese, Hemiataxie
- **Epileptische Anfälle:** bei ca. 30% aller Hirntumorpatienten
  Cave: jeder erstmalig im Erw.-Alter aufgetretene epilept. Anfall ist tumorverdächtig!

Karnofsky-Index Aktivitätsindex, der den klinischen Zustand von Tumorpatienten beschreibt

100%	Normal, keine Beschwerden	50%	Fremde Hilfe häufig nötig, häufige Arztbesuche
90%	Normale Lebensführung, geringe Sympt.	40%	Regelm. fremde Hilfe erforderl., pflegebedürftig
80%	Sympt., die normale Lebensführung unter Anstrengung zulassen	30%	Stark geschwächt, hospitalisiert, noch stabil. Zustand
70%	Selbstversorgung mögl., regelm. Arbeit nicht	20%	Stark geschwächt, hospitalisiert, bedrohl. Zustand
60%	Selbstversorgung mit gelegentl. Hilfe mögl.	10%	Moribund

Di

- **CT, kraniale Kernspintomografie** (Methode der Wahl): jeweils ohne und mit KM
- **Angiografie:** bei speziellen (präop.) Fragestellungen; evtl. mit Embolisation (z.B. bei Meningeom)
- **18F-Desoxyglukose-PET:** zur Unterscheidung von Strahlennekrose und Tumorrezidiv
- **Offene/stereotaktische Biopsie:** wenn OP nicht ind., aber therap. Option besteht

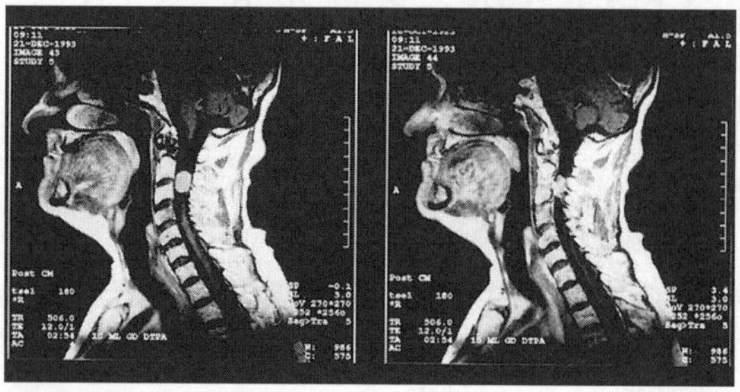

Extramedulläres Meningeom, MR
IMPP-Abbildung

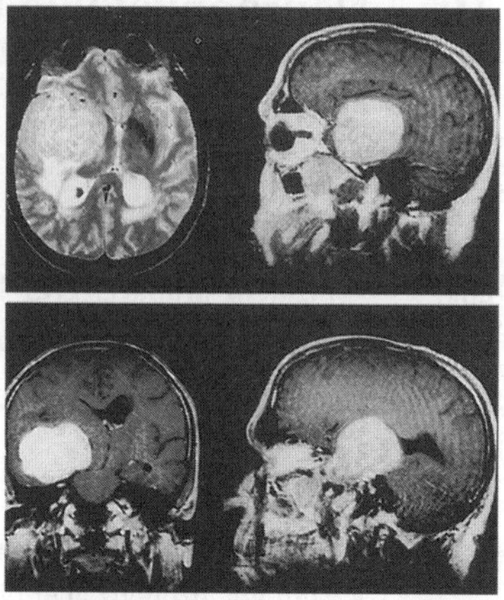

Meningeom, temporobasal
IMPP-Abbildung

Eint
- **Intrakranielle intrazerebrale Tu:** hirneigene, oft von Gliazellen abstammende Tumore (Gliome)
- **Intrakranielle extrazerebrale Tu:** von Hirnanhangsgeweben ausgehende Tu, z. B. Meningeome

Häu
- **Erw:** Glioblastome (~1/3), Astrozytome (~1/3), Meningeome (~1/5)
- **Kinder:** pilozytisches Astrozytom, primitive neuroektodermale Tumore (PNET), Tu-Lokalisation bei Kindern häufig in hinterer Schädelgrube

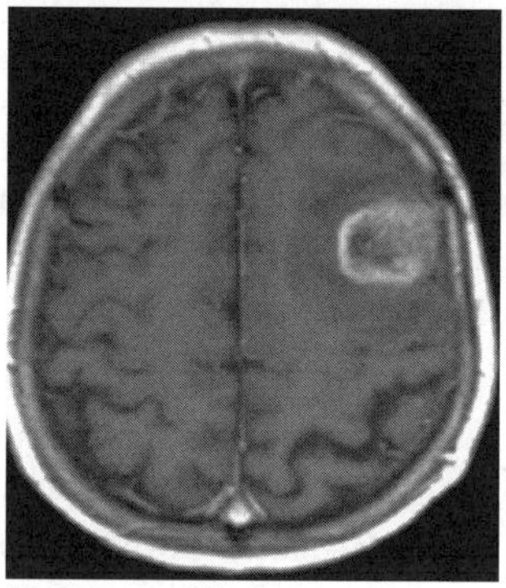

Glioblastoma multiforme
T_1-Wichtung nach Kontrastmittel-(KM-)gabe: KM-affiner TU mit perifokalem Ödem

Pat/Epi Eint der Malignität von Hirntumoren in WHO-Grad I-IV nach histol. Kriterien (z.B. Mitosen, Nekrosen, Gefäßproliferation) ⇒ **WHO-Grade korrelieren mit Prg:**
- Bei Grad-I-Tumoren (z.B. pilozytisches Astrozytom)durch OP Heilung möglich
- Bei Glioblastom (WHO IV) mediane ÜLZ ca. 10. Mo., 5-JÜR < 5%

WHO-Klassifikation von Gehirn-Tumoren

Auszugsweise; in Klammern WHO-Grad

Neuroepitheliale Tu	Tu kranialer Nerven	Tu der Meningen	Lymphome	Tu der Sellaregion
• Astrozytom (I-III) • Glioblastom (IV) • Oligodendrogliom (II, III) • Mischgliom (II, III) • Ependymom (II, III) • Medulloblastom (IV)	• Schwannom (I) • (Akustikus-Neurinom) • Neurofibrom (I)	• Meningeom (I-III)	• Non-Hodgkin-Lymphom des ZNS	• Hypophysen-adenom (I) • Kranio-pharyngeom (I)

Einteilung nach Zülch

Neuroepitheliale TU (50%)	Mesodermale TU (22%)	Ektodermale TU (11%)	Andere TU, Metastasen (6%)
Glioblastome (12%)	Meningeome (18%)	Hypophysenadenome (8%)	
Astrozytome (11%)	Sarkome (3%)		
Oligodendrogliome (8%)	Angioblastome (1%)	Kraniopharygeome (3%)	
Ependymome (4%)			
Medulloblastome (7%)			
Neurinome (7%)			
Pinealome (1%)			

TNM

	Supratentoriell	Infratentoriell
T1	Eine Hirnhälfte, Tumor <5cm	Eine Hirnhälfte, Tumor <3cm
T2	Eine Hirnhälfte, Tumor >5cm	Eine Hirnhälfte, Tumor >3cm
T3	Einbruch in das Ventrikelsystem	
T4	Infiltration der anderen Hirnhälfte oder Ausbreitung nach infratentoriell	Infiltration der anderen Hirnhälfte oder Ausbreitung nach infratentoriell
N	Befall regionärer Lymphknoten	Bei Hirntumoren nicht berücksichtigt
M	Fernmetastasen	

T: Primärtumor; N: regionäre Lymphknoten; M: Fernmetastasen

His

G1 = Grad I	G2 = Grad II	G3 = G III	G4 = G IV
Gut differenziert	Mäßig differenziert	Schlecht differenziert	Nicht differenziert

Th

- **Operativ:** OP fast immer an 1. Stelle des Therapiekonzeptes!
  - **Ziel:** makroskopisch komplette Tumorentfernung
  - **Prinzip:** Tumorreduktion so radikal wie möglich, so schonend wie nötig ⇒ Inoperabilität bei Tumorlokalisation in „eloquenten Arealen" (z.B. Präzentralregion, Broca-Areal)⇒ bei WHO-Grad-I-Tu evtl. kurativ, Rezidivverzögerung bei WHO-Grad-II-IV-Tu
- Radiatio
  - **Zielvolumina:** erweiterte Tumorregion, Gesamthirn, gesamter Liquorraum
    - evtl. externe fokussierte stereotaktische Bestrahlung
  - **Maximaldosen:** Gehirn 60 Gy, Rückenmark 50 Gy
  - Während Bestrahlung Gabe von Kortikosteroiden
  - Ind zur postoperativen Strahlentherapie im Allgeinen bei malignen Hirn-Tu (WHO-Grad III u. IV)
- **Chemotherapie**:
  - **Indikation:** bei malignen Gliomen (WHO-Grad III u. IV), zerebralen Lymphomen
  - **Substanzen:** u.a. Nitrosoharnstoffe (ACNU, CCNU), Temozolomide, bei primär zerebralen Lymphomen Methotrexat

- **Symptomatische Therapie:**
  - **Bei symptomatischen Anfällen med. Anfallsprophylaxe:** z.B. Carbamazepin, Valproinsäure
  - **Ödem-Th:** Kortikosteroide ⇒ vasogenes Hirnödem ↓ und Glyzerinsaft p.o.
  - **Sonstige:** externe Ventrikeldrainage bei Liquoraufstau, psychische Betreuung, Aufklärungsgespräch, regelmäßige Tumornachsorge
- **Tu-Rezidiv/-malignisierung:** individuell (z.B. Re-OP, stereotaktische Bestrahlung, Chemotherapie, Therapieabbruch)

10.1.2 Spinale Tumoren

Epi Seltener als Hirntumoren, Inzidenz 3/100000 pro Jahr

Eint Nach Lage innerhalb des Wirbelkanals:

Intradural extramedullär	Intradural intramedullär	Extradural
• Meningeome • Neurinome • Durale AV-Fistel • Lipome	• Ependymome • Astrozytome • Hämangioblastome • AV-Angiom	• Metastasen (z.B. Mamma-Ca, Prostata-Ca) • Sarkome

Kli
- Schmerzen (evtl. Zunahme im Liegen), Lhermitte-Zeichen[1], radikuläre Ausfälle
- Abhängig von Tumorlokalisation Ausbildung von spinalen Syndromen: Querschnittssyndrom, zentromedulläres Syndrom, Brown-Sequard-Syndrom
- Sphinkterstörungen
- Entwicklung der Symptome in Abhängigkeit von Dignität des Tu über Wo.-J.
- Akute Verschlechterung bei Einblutung u. akuten tumorinduzierten Durchblutungsstörung

Di Spinales MRT (⇒ Methode der Wahl), Rö, Wirbelsäulen-CT, Myelografie, evozierte Pot.

DD Zervikale Myelopathie, Syringomyelie, multiple Sklerose mit spinaler Betonung, funikuläre Myelose, spinale durale AV-Fistel

Th
- **Extramedulläre Tumoren:** OP
- **Intramedulläre Tumoren:** OP (wenn möglich), Strahlentherapie
- **Symptomatische Therapie bei Rückenmarkskompression:** hochdosierte Kortikosteroide

10.1.3 Metastasen

Form
- **Solitäre Metastase:** keine weitere Organabsiedelung
- **Singuläre Metastase:** einzelne Hirnmetastase bei möglicher weiterer Organabsiedelung

Ät
- Bronchialkarzinom ⇒ Primärtumor bei ca. 30%
- Mammakarzinom (30%), Nierenzellkarzinom (20%), malignes Melanom (15%), Lymphome, Leukosen, Schilddrüsen-, Kolon-, Prostata-, Hoden-, Harnwegstumoren (5%) ⇒ unterschiedliche „Neurotropie" von Primärtumoren, z.B.: malignes Melanom - hohe ZNS-Affinität, Prostatakarzinom - niedrige ZNS-Affinität

Di
- **MR:** T_2 hyperintens, ausgedehntes perifokales Ödem, Kontrastmittelenhancement
- **Histologische Diagnosesicherung** (Resektion) in Abhängigkeit von Gesamtkonstellation, sinnvoll bei solitären und singulären Metastasen

[1] Dysästhesien, ähnlich "elektrischer Entladungen" entlang der Wirbelsäule bei Reizung der Hinterstrangareale

- **Bei unbekanntem Primärtumor** (CUP-Syndrom = Carcinoma of unknown primary): histologische Klärung durch Resektion, Primärtumorsuche (CT-Thorax/Abdomen, Hautinspektion, gynäkologische Untersuchung, Sonografie, Tumormarker)

Th
- Oft palliative Therapie im Vordergrund stehend
- **OP** bei solitären und singulären Metastasen
- **Ganzhirnbestrahlung:** postoperativ oder primär bei multiplen Metastasen, ggf. stereotaktische Einzeitbestrahlung
- Evtl. Chemotherapie
- **Supportive Therapie:** Kortikoide, Glyzerinsaft

Prg Ungünstig, abhängig von Primär-Tu, unter Th mittlere Überlebenszeit ≤ 12 Monate

10.1.4 Meningeosis neoplastica (leptomeningeale Metastasen)

Def Ausbreitung von Tumorzellen in weichen Hirnhäuten und Subarachnoidalraum bei meist vorangeschrittenem malignem Tu-Leiden ⇒ bei ca. 50% gleichzeitig solide Hirnmetastasen

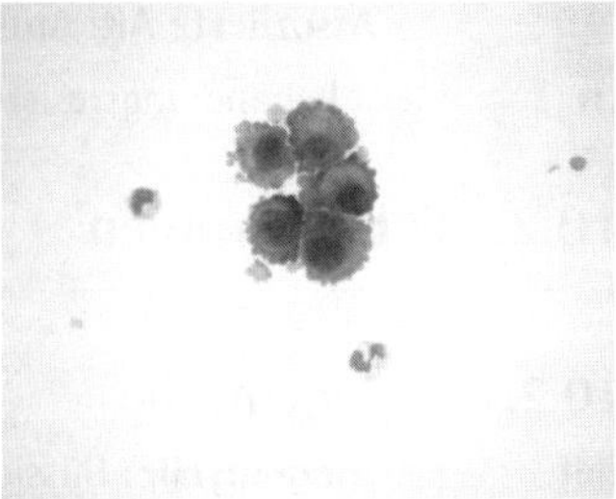
Tumorzellen im Liquor bei Mamma-Ca.

Ät Mammakarzinom, Bronchialkarzinom, malignes Melanom, akute lymphatische Leukämie, (Non-)Hodgkin-Lymphome

Kli **Typischerweise multiple neurologische Symptome:** Kopfschmerzen, Übelkeit, Hirnnervenausfälle, spinale Symptome (polyradikuläre Symptome/ Schmerzen, Sphinkterstörungen), Meningismus, neuropsych. Störungen, Persönlichkeitsveränderungen, Krampfanfälle

Di
- **Liquor:** Tumorzellen (beweisend), wiederholte Untersuchungen notwendig (Nachweis bei Erstuntersuchung nur in 50-80%), Gesamtprotein, Laktat, Zellzahl und Liquordruck meist ↑, Glukose ↓
- **Kraniales u. spinales MRT mit Kontrastmittel:** meningeales Enhancement

DD Chronische subakute Meningitiden (z.B. tuberkulöse Meningitis), Borreliose, Neurosarkoidose

Th
- Insgesamt palliative Therapiesituation
- Intrathekale **Chemotherapie** (Methotrexat, Ara-C) über Ommaya-Reservoir (günstiger als lumbale Applikation), evtl. systemische Chemotherapie
- **Radiatio** (Ganzhirnbestrahlung)

Prg Ungünstig, mittlere Überlebenszeit unter Therapie 4-7 Monate

10.1.5 Paraneoplastische Syndrome

Def Neurologische Symptome im Rahmen eines Tumorleidens, die nicht durch den Tumor direkt und nicht durch Metastasen oder eine Meningeose verursacht sind

Anm Auftreten paraneoplastischer Syndrome u.U. Monate bis Jahre vor Tu-Entdeckung!

Ät
- Vermutlich autoimmuner Mechanismus: Kreuzreaktion von gegen Tumorgewebe gerichteter Immunantwort mit ZNS- oder PNS-Strukturen (klass. Bsp.: ⇒ Lambert-Eaton-Syndr.)
- Insgesamt selten, am häufigsten bei kleinzelligem Bronchialkarzinom und gynäkologischen Tumoren

Di Klinisches Bild und Nachweis von Autoantikörpern (z.B. Anti-Hu, Anti-Yo)

Kli Exemplarische paraneoplastische Krankheitsbilder:
- **Subakute sensorische Neuronopathie:**
  - **Path:** Untergang von Spinalganglienzellen
  - **Kli:** Schmerzen, Parästhesien, Dysästhesien, schwere sensible Ataxie, Reflexverlust
  - **häufigster assoziierter AK:** Anti-Hu
  - **Assoziierter Tumor:** kleinzelliges Bronchial-Ca
- **Paraneoplastische zerebelläre Degeneration:**
  - **Kli:** subakute Kleinhirndegeneration mit Ataxie, Dysarthrie, Nystagmus
  - **Häufigster assoziierter AK:** Anti-Yo
  - **Assoziierte Tumoren:** Mamma-Ca, gynäkologische Tumoren (Ovarial-Ca)
- **Limbische Enzephalitis:**
  - **Kli:** Wesensänderung, Gedächtnisstrg., Verwirrtheit, Psychosen, Krampfanfälle
  - **Assoziierte AK:** Anti-Hu (kleinzelliges Bronchial-Ca), Anti-Ta (Hoden-Ca)

Th Meist behandlungsresistent, nur selten Besserung nach Tu-Entfernung

10.2. Fehlbildungen

10.2.1 Syringomyelie

Def
- **Syringomyelie:** flüssigkeitsgefüllte Höhlenbildung im zervikalen/thorakalen Myelon (Syrinx gr. = Flöte)
- **Syringobulbie:** Ausbreitung nach rostral bis in Medulla oblongata

Kli
- Abhängig von Ausdehnung der Syrinx in Längs- und Querschnitt des RM
- **Zentromedulläres Syndrom:** dissoziierte Sensibilitätsstrg.: Schmerz- und Temperaturwahrnehmung ↓ bei erhaltenen übrigen sensiblen Qualitäten
- **Bei Pyramidenbahnaffektion:** zentrale Paresen
- **Bei Affektion von Vorderhornzellen:** atrophische Paresen
- **Trophische/autonome Strg. bei Beteiligung der Seitenhörner:** Schweißsekretion u. Piloarrektion ↓, Nagelveränderungen, schlechte Wundheilung, Horner-Syndrom
- **Schmerzen** in Nacken, Rücken, Schultern, Armen (oft Frühsymptom)
- **Bei Paresen der Rückenmuskulatur:** Kyphoskoliose
- **Syringobulbie:** kaudale Hirnnervenausfälle, Nystagmus, Abschwächung des Kornealreflexes, dissoziierte Sensibilitätsstörung im Gesicht

Ät Embryonale Fehlbildung, posttraumatisch, tumorassoziiert, Liquorzirkulationsstörung (z.B. bei Arnold-Chiari-Malformation, Hydrozephalus)

DD Intraspinale Tumoren (Ependymome, Gliome), Hämatomyelie, Multiple Sklerose

Di
- Darstellung der Syrinx im spinalen MR
- Evozierte Potentiale (SEP, MEP)
- Evtl. Myelografie

Th Ggf. OP bei klinisch progrediente Symptomatik (Syringostomie, Foramen-magnum-Dekompression)

10.2.2 Phakomatosen (Neurokutane Syndrome)

Morbus Recklinghausen (Neurofibromatose = NF)	
Ät	Autosomal dominant vererbt; 100%ige Penetranz
Kli	**NF-1** (Chr. 17q11.2): Café-au-lait-Flecken (> 5 mm prä-, > 15 mm postpubertär), Neurofibrome, hyperpigmentierte Maculae in Axilla oder Inguinalregion, Optikusgliom, Lisch-Knötchen (= bräunliche Hamartome der Iris), Knochenbeteiligung (Keilbeinflügeldysplasie, Skoliose) **NF-2** (Chr. 22q11-q13), 5–10% d. Pat. mit NF: uni-/bilat. Akustikusneurinome, Meningeome, Gliome, seltener Café-au-lait-Flecken
Von-Hippel-Lindau-Syndrom	
Syn	Zerebelloretinale Hämangioblastomatose
Ät	Autosomal dominant; Penetranz >90% (Chr. 3p)
Pat	**Hauptläsionen:** Kapilläres Hämangiom der Retina (Angiomatosis retinae, u.U. durch akuten schmerzlosen Visusverlust symptomatisch) , Hämangioblastome des Kleinhirns, selten spinal **Nebenläsionen:** Pankreaszyste, Nierenzysten, -zellkarzinom, Phäochromozytom, Nebenhodenzystadenome

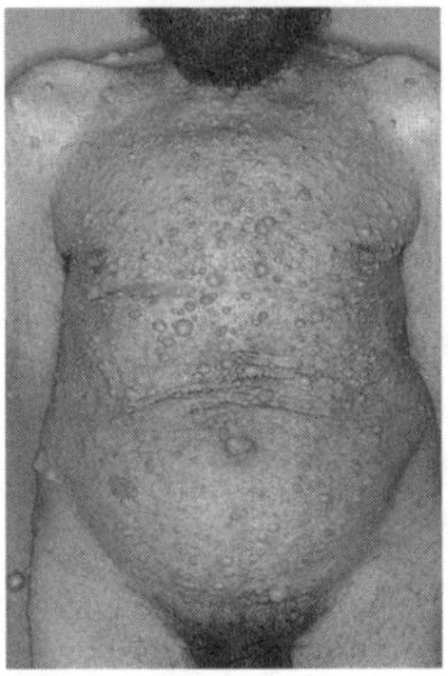

Neurofibromatose
IMPP-Abb.

Sturge-Weber-Syndrom (enzephalofaziale Angiomatose)	
Pat	Kapilläre Angiome der Hirnhäute, der gleichseitigen Gesichtshälfte (Naevus flammeus) und der Aderhaut des gleichseitigen Auges
Kli	Unilat. Naevus flammeus, epilept. Anfälle, Kopfschmerzen, evtl. Hemiparese und Hypotrophie, verzögerte kognitive Entwicklung, Glaukom
Morbus Bourneville-Pringle (tuberöse Sklerose)	
Vork	Autosomal dominant mit variabler Penetranz
Pat	• **Beweisend:** kortikale Tubera (noduläre Hamartome), subependymale Knoten, Hamartome der Retina, faziale Angiofibrome (= Adenoma sebaceum), Nagelfalzfibrome, fibröse Stirnplaque, multiple Angiomyolipome der Niere • **Assoziiert:** Riesenzellastrozytome des ZNS, Rhabdomyome des Herzens, Lymphangiomyomatose der Lunge
Kli	**Trias:** epileptische Anfälle (80%, Beginn häufig im Säuglingsalter), Minderbegabung, Adenoma sebaceum

Phakomatosen (Fehlbildungen des kraniozervikalen Übergangs)

Arnold-Chiari-Malformation	
Def	Embryonale Fehlbildung des kraniozervikalen Übergangs
Typ I	• **Def:** Tiefstand der Kleinhirntonsillen und angrenzender Kleinhirnanteile mit Verlagerung in oberen Zervikalkanal (Kleinhirntonsillenspitzen 5 mm unter Foramen-magnum-Ebene i. MRT) • **Kli:** Kopf-/Nackenschmerzen, kaudale Hirnnervenausfälle, Tortikollis, Downbeat-Nystagmus, Manifestation unter Umständen erst beim Erwachsenen
Typ II	• Komplexe Fehlbildung mit deutlicher Kleinhirnkaudalverlagerung • Begleitende Anomalien von Hirnstamm, Großhirn und Balken • Lumbale Myelomeningozele, frühzeitiger Hydrozephalus
Th	Ggf. Shuntanlage, okzipitale Dekompression
Anm	Beide Formen mit Syringomyelie assoziiert

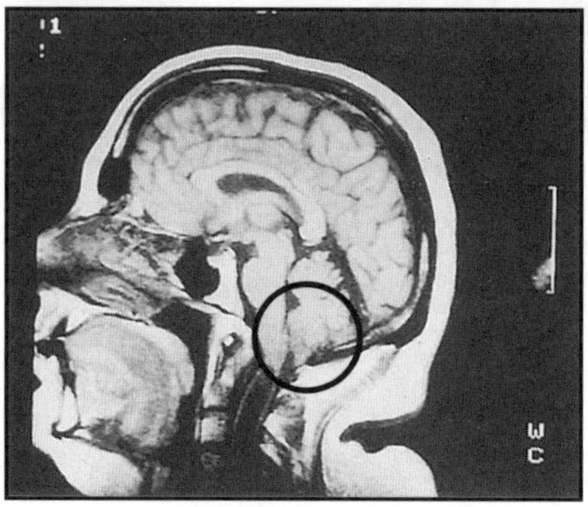

Kleinhirnherniation im Foramen magnum im Sinne einer Arnold-Chiari-Malformation
NMR; IMPP-Abbildung

10.3. Liquorzirkulationsstörungen

10.3.1 Hydrozephalus

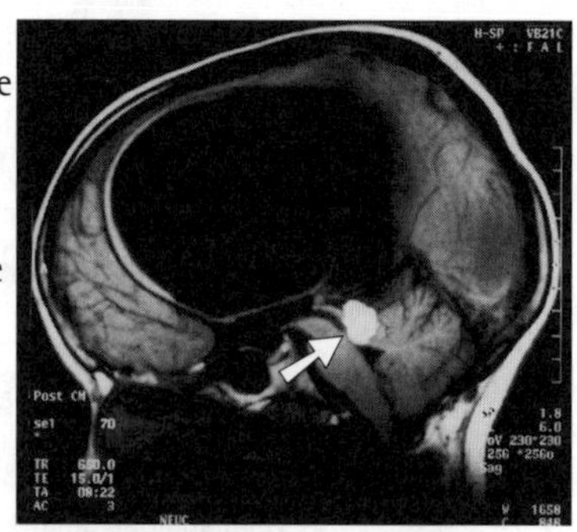

Hydrocephalus occlusus
Hydrocephalus occlusus durch kontrastmittel-anreichernden Prozess im Bereich des Aquaeductus mesencephali (Markierung); IMPP-Abbildung

Def
- **Hydrozephalus:** Erweiterung der Liquorräume
- **Hydrocephalus internus:** Erweiterung nur der Ventrikel
- **Hydrocephalus externus:** Erweiterung der äußeren Liquorräume (Sulci/Zisternen), beide Typen häufig kombiniert
- **Hydrocephalus e vacuo:** Ventrikelerweiterung bei Untergang von Hirngewebe
- **H. occlusivus oder occlusus:** Ventrikelerweiterung bei Verlegung des Liquorabflusses aus dem Ventrikelsystem
- **H. communicans (= NPH):** Ventrikelerweiterung bei erhaltenem Liquorabfluss aus dem IV. Ventrikel in den Subarachnoidalraum

Pg des H. occlusivus: Tu des III. Ventrikels (z.B. Kolloidzyste), Aquäduktblockade/-stenose,Blockade der Foraminae Luschkae u. Magendii (tumor- oder entzündungsbedingt), Kleinhirninfarkte/-blutung, Fehlbildungen (Arnold-Chiari-Malformation), Foramen-Monroi-Blockade (⇒ Seitenventrikelaufstau)

Kli
- Bei Kindern <2 J.:
  - Vergrößerter Kopfumfang, vorgewölbte Fontanellen
  - Sonnenuntergangsphänomen: an Augen obere Sklerapartie sichtbar
  - Entwicklungsverzögerung, Reizbarkeit, Apathie, spastische Tonuserhöhung, path. Refelexe
- **Nach Schluss der Schädelnähte und bei Erwachsenen:** Hirndrucksymptome, Doppelbilder (N. abducens-Parese), neuropsychologische Beeinträchtigungen

Th
- Ventrikuloatriale oder ventrikuloperitoneale Shunt-Anlage
- Bei akutem Hydrozephalus notfallmäßige externe Ventrikeldrainage (EVD)

Normaldruckhydrozephalus (= kommunizierender Hydrozephalus)

Eint
- **Idiopathischer Normaldruckhydrozephalus:** Pg unbekannt
- Sekundärer Normaldruckhydrozephalus:
  - Pg verminderte Liquorresorption in Pacchioni-Granulationen u. basalen Zisternen bei Z.n. Meningitis, Subarachnoidalblutung (SAB), Meningeose (= Hydrocephalus malresorptivus)

Kli **Typische Trias:** Gangstörung (breitbasig, kleinschrittig, unsicher ⇒ Gangapraxie), Demenz, Blasenstörungen

Di
- **Bildgebung CT/MRT:** erweiterte Seitenventrikel und III. Ventrikel bei normalem IV. Ventrikel, periventrikuläre „Druckkäppchen", enge kortikale Sulci
- **Probe-Lumbalpunktion:** Ablassen von ca. 40 ml Liquor ⇒ Besserung der Symptomatik (Ganguntersuchung, neuropsychologische Testung)

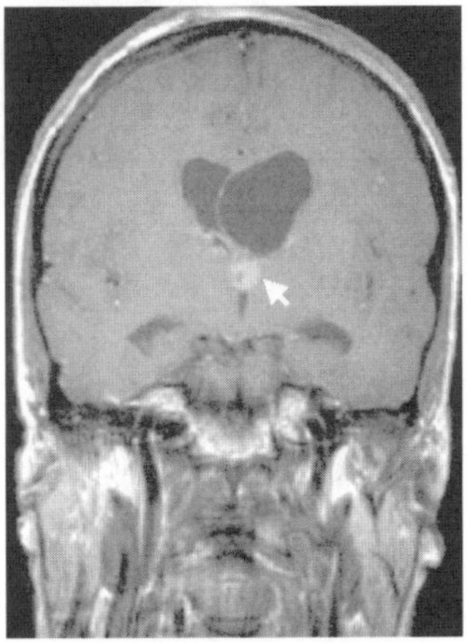

Akuter Seitenventrikelaufstau bei Kolloidzyste des III. Ventrikels (symptomat. Hydrozephalus)

Th Ausgewählte Patienten mit Ansprechen auf Liquorentnahme: Shuntanlage

10.3.2 Pseudotumor cerebri

Def Erhöhter intrakranieller Druck ohne gleichzeitige intrakranielle Raumforderung

Ät Unterschiedlich, z.B. Sinusthrombose, Übergewicht, Medikamente

Kli Kopfschmerzen, Sehstörungen, Stauungspapillen (siehe Abb.), vergrößerter blinder Fleck, oft sind adipöse junge Frauen betroffen

Di
- **Bildgebung:** Ausschluss Raumforderung, normale oder enge Ventrikel
- **Lumbalpunktion:** Liquordruckerhöhung > 25 cm H_2O

Th
- Wiederholte Entlastungspunktionen
- Azetazolamid[1], evtl. Furosemid[2]
- Evtl. Shunt, Optikusscheidenfensterung

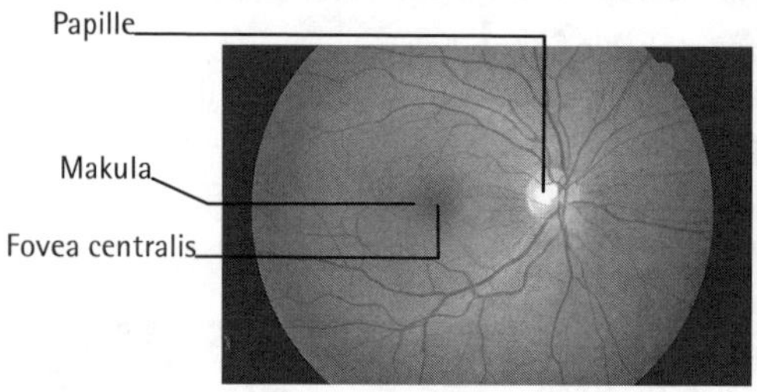

Augenhintergrund: normaler Fundus

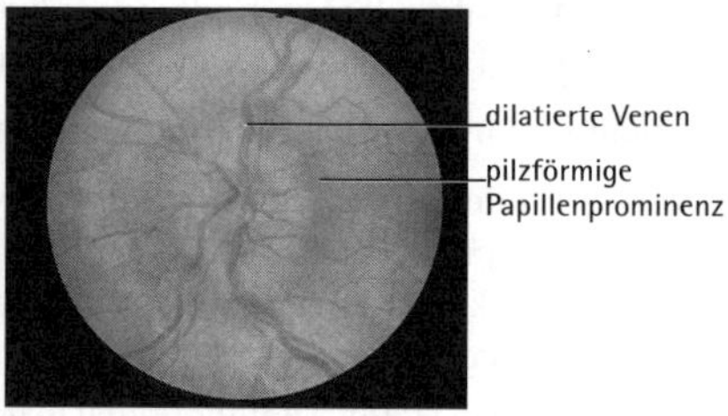

Stauungspapille

---

[1]Diamox®, [2]Lasix®

Metabolische Erkrankungen

S. von Stuckrad-Barre, T. Klopstock

- Metabolische Enzephalopathien
  - Hepatische Enzephalopathie
  - Enzephalopathie bei Niereninsuff.
  - Seltenere Enzephalopathien
    - Aminosäure, Kohlenhydrat-Fettstoffwechselstörungen
    - Akute intermittierende Porphyrie
- Vitaminmangelerkrankungen
- Alkoholfolgeerkrankungen
- Mitochondriale Erkrankungen

11. Metabolische und toxische Erkrankungen

(S. v. Stuckrad-Barre, T. Klopstock)

11.1. Enzephalopathien

11.1.1 Metabolische Enzephalopathie

Zerebrale Hypoxie
- Z.n. Reanimation
- Pulmonale Erkrankungen
- Anämie

Zerebrale Ischämie → 42
- Kardiovaskuläre Erkrankungen
- Subkortikale arteriosklerotische Enzephalopathie
- Hyperviskositäts-Syndrome

Erkrankungen innerer Organe und systemische Erkrankungen
- Hepatische Enzephalopathie
- Urämische Enzephalopathie
- Pankreatische Enzephalopathie
- Endokrine Dysfunktion:
  - Hypo- und Hyperglykämie
  - Hypo- und Hyperthyreose
  - M. Addison, M. Cushing
  - Hypo- und Hyperparathyreoidismus
- Elektrolytstörungen
- Fieber
- Infektionen und Sepsis
- Porphyrie
- Malnutrition, z.B. Vitaminmangelerkrankungen

Toxische Substanzen
- Alkohol
- Sedativa - Psychopharmaka

Zerebrale Allgemeinsymptome	Fokalneurologische Symptome
Psychopathologische Auffälligkeiten	**Nicht-lokalisierende Hirnstammzeichen**
Konzentrations- und Merkfähigkeitsstörung	Orale und faziale Automatismen
Desorientiertheit	Enthemmungsphänomene, z. B. Schnauzreflex
Störungen in Antrieb und Affekt	Tremor, Asterixis
Formale und inhaltliche Denkstörungen	Multifokaler Myoklonus
Halluzinationen	Dekortikations- und Dezerebrationshaltungen
Delir, Verwirrtheit u. psychomot. Erregungszust.	
Vegetative Symptome	**Lokalisierende Hirnstammzeichen**
Übelkeit und Erbrechen	Hirnnervenausfälle
Atemstörungen	Nystagmus, Blickparesen
Tachykardie, Blutdruckregulationsstörung	Dysarthrie, Dysphagie
Schwitzen	Tetraspastik
	Ataxie
Epileptische Anfälle	**Hemisphären-Symptome**
Bewusstseinsstörungen	Sehstörungen
Somnolenz	Aphasie, Apraxie
Sopor	Sensomotorische Halbseitensymptome
Koma	

11.1.2 Hepatische Enzephalopathie

Def Akute, reversible zerebrale Funktionsstörung bedingt durch mangelnde Entgiftung neurotoxischer Stoffe durch die Leber

Urs Leberzirrhose, akutes Leberversagen (z.B. Hepatitis, Knollenblätterpilzvergiftung)

PPh Portosystemischer Shunt/ausgefallene Leberfunktion ⇒ Akkumulation von im Darm gebildeten neurotoxischen Substanzen (Ammoniak, Merkaptane, Phenole, kurzkettige Fettsäuren) ⇒ Störung der zerebralen Neurotransmission, Hirnödembildung

Kli
- Stadienabhängig (s.u.)
- **Leitsymptome:** Psychosyndrom, Vigilanzstörung, Hirnleistungsstrg., Asterixis (Flapping Tremor)
- **Fakultativ:** gesteigerte Eigenreflexe, zerebelläre Zeichen, epileptische Anfälle

Stad

Symptom	Stad. 0	Stad. 1	Stad. 2	Stad. 3	Stad. 4
Psychischer Befund	Normal	Aufmerksamkeits- u. Konzentrationsstrg., Angst, Euphorie	Desorientiertheit, Lethargie, Persönlichkeits-veränderungen	Somnolenz, Stupor, völlige Desorien-tiertheit	Koma
Zahlenver-bindungstest	<30sec	31-50sec	51-80sec	81-120sec	>120sec
Asterixis	Keine	Selten	Irregulär	Häufig	Ständig
EEG-Grund-rhythmus	Normal	7-8/sec	5-7/sec	3-5/sec	<3/sec
Arterieller NH_3-Spiegel	<150 µg/dl	151-200 µg/dl	201-250 µg/dl	251-300 µg/dl	>300 µg/dl

Di
- Untersuchung: Zahlenverbindungstest als Bedside-Verfahren
- Labor
  - **Zelluntergang:** Transaminasen ↑
  - **Syntheseleistung der Leber** ↓: Cholinesterase ↓, PTT ↑, Quick ↓, INR ↑, Thrombos ↓, Bilirubin ↑, Albumin ↓
  - Arterieller Ammoniakspiegel (> 150 µg/dl); Hepatitis-Serologie
- **EEG:** Grundrhythmusverlangsamung, evtl. triphasische Delta-Wellen, Amplitude ↓

Th
- **Basistherapie:** Ausgleich von Störungen des Elektrolyt- und Flüssigkeitshaushalts, Therapie der Grunderkrankung (z.B. Hepatitis, Intoxikation), Beseitigung der auslösenden Ursache (z.B. Alkohol), Meiden lebertoxischer Medikamente
- **Proteinarme Diät:** initial 20-30 g Tag (bis 3 Tage), später nicht >40 g/Tag
- **Kalorienzufuhr:** Kohlenhydrate, Lipide, zusätzlich Folsäure (1 mg/Tag) und Vit. K (10 mg/Tag)
- **Gabe von verzweigtkettigen Aminosäuren:** z.B. Comafusin® 500-1000 ml/Tag
- **Verringerung der enteralen Stickstoffaufnahme:** Spülungen, Einläufe, Laktulose[1], nichtresorbierbare Antibiotika z.B. Neomycin[2] initial 6-8 g/Tag p. o., Dauerbehandlung 2 g/Tag (**Cave:** Nephro- und Ototoxizität)
- **Bei fulminantem Leberversagen:** Notfall-Lebertransplantation

11.1.3 Urämische Enzephalopathie

Ät Bei akutem Nierenversagen oder chronisch dekompensierter Niereninsuffizienz

PPh Konzentration von harnpflichtigen, wasserlöslichen Molekülen mit neurotoxischer Wirkung ↑ und Elektrolyt-Verschiebung ⇒ Störung der Blut-Hirn-Schranke ⇒ Enzephalopathie

[1]Bifiteral®, [2]Bykomycin®

Kli
- **Frühsymptome:** Aufmerksamkeits-, Konzentrations-, Vigilanzstörungen
- Myoklonien, Hyperreflexie, Muskeltonuserhöhung
- Meningismus, Kopfschmerzen, Erbrechen
- Epileptische Anfälle (z.B. bei akutem Nierenversagen)

Di
- **Lab:** Harnstoff↑, Kreatinin↑, Phosphat↑, Ca^{2+}↓, Mg^{2+}↓, Anämie, Liquorpleozytose bis 100/3 Zellen
- **EEG:** leicht- bis mittelgradige Allgemeinveränderungen

DD Intrakranielle Blutungen/Ischämien, Meningoenzephalitis, andere metabolische Enzephalopathien, epileptische Anfälle

Th
- **Korrektur** von Störung des Elektrolyt- und Flüssigkeitshaushalts, Th der Grunderkr.
- **Dialyse:** intermittierend oder kontinuierlich
- **Antikonvulsive Behandlung:** Clonazepam[1], Diazepam[2] i.v. (akut); Anfallsprophylaxe mit Carbamazepin[3], Phenytoin[4] oder Valproat[5]

Anm Aufgrund eines verminderten Eiweißspiegels werden bei Phenytoin und Valproat trotz hohen Anteils freier Wirksubstanz nur niedrige Plasmaspiegel gemessen (Hypalbuminämie, nichtalbumingebundener Anteil vergrößert)

Verl Dialyse verbessert rasch die klinische Situation, Rezidive möglich

11.1.4 Dialyse-Dysäquilibrium-Syndrom (DDS)

Kli Hirnsymptome als Folge der Hämodialyse bei Urämie (mit sehr hohen Blutharnstoffwerten). Tritt infolge verbesserter Verfahren nur noch selten bei exzessiver Hämodialyse auf.

Ät Zu rasch durchgeführte Dialyse ⇒ Elektrolytverschiebungen, Liquorazidose verzögerte Harnstoffelimination ⇒ Hirnödem (meist 1 Tag nach Dialyse)

Kli Schwindel, Übelkeit, Erbrechen, bilaterale Kopfschmerzen, Verschwommensehen, Muskelkrämpfe, Myoklonien, Tremor, epileptische Anfälle

Di
- **Labor:** Kreatinin, Elektrolyte, Harnstoff (meist normal), Hb (Anämie?), BB
- **EEG:** Allgemeinveränderung
- **CCT:** Ausschlussdiagnostik (z.B. Tumor, Ischämie)

Th Symptomatische Therapie, in der Regel nach mehreren Tagen selbstlimitierend

Pro Kürzere Dialysezeit bei erhöhter Frequenz, Zugabe osmotisch aktiver Substanzen zum Dialysat, Peritonealdialyse, Hämofiltration

Anm DDS = Ausschlussdiagnose, andere neurologische Erkrankungen nicht übersehen!

11.1.5 Dialyse-Enzephalopathie

Def Progressives, zum Tode führendes dementielles Syndrom bei chronischer Hämodialyse (> 1 Jahr)

Ät Bislang unklar

Eint
- Endemische Form bei Aluminiumkontamination des Dialysats
- Sporadische Fälle unklarer Ätiologie
- Demenz, die mit frühkindlichen Nierenerkrankungen, auch ohne Dialyse, assoziiert ist

Kl
- **Frühsymptome:** Sprech- und Sprachstörung
- Persönlichkeitsveränderungen, dementielle Entwicklung, Myoklonien, epileptische Anfälle

[1] Rivotril®, [2] Valium®, [3] Tegretal®, [4] Zentropil®, [5] Ergenyl®

Di
- Klinik, Verlauf
- **EEG:** epilepsietypische Potentiale, Verlangsamung des Grundrhythmus
- **Labor:** Aluminiumspiegel i. S. > 200 mg/l

Th
- Aluminiumzufuhr und aluminiumhaltige Antazida vermeiden
- Versuch mit Desferoxamin[1] 2 g i. v. während der Dialyse

11.1.6 Enzephalopathien bei wichtigen Stoffwechselstörungen

Üs

Erkrankung	Genetik, Defekt, Pathologie	Klinik	Therapie
Aminosäurestoffwechselstörungen			
Phenylketonurie	AR, Phenylalaninabbau gestört	Blonde + blauäugige Kinder, epileptische Anfälle, mentale Retardierung, Spastik, mäusekotartiger Geruch	Diät
Leuzinose (Ahornsirup-Kh)	Leuzin, Isoleuzin, Valin ↑	Myoklonien, Neugeborenenkrämpfe, maggiartiger Geruch, Demenz, Muskelhypertonie	Diät
Hartnup-Krankheit	Renale und intestinale Transportstörung v. a. von Tryptophan, Alanin, Histidin	Photosensitive Dermatitis, zerebelläre Ataxie, Spastik	Diät
Kohlenhydratstoffwechselstörungen			
M. Pfaundler-Hurler	Mucopolysaccharidspeicherung in Leber, Herz, Gehirn	Minderwuchs, Hypakusis, Hornhauttrübung, Retardierung, Hydrozephalus	Sympt.
Progressive Myoklonus-epilepsie	Mucopolysaccharidspeicherung im Kortex, Subst. nigra, Muskulatur, Leber	Epileptische Anfälle, Myoklonien, Demenz	Sympt.
Galaktosämie	Galakt.-1-Phosphat-Uridyltransferase ↓, AR	Ikterus, Katarakt, Retardierung	Diät

Lipidspeicherkrankheiten			
Gespeichertes Lipid	**Lokalisation**	**Leitsymptome**	**Erkrankungen**
Phospholipide **Ganglioside**	Zellkörper, Synapsen ⇒ Poliodystrophien	Demenz, epileptische Anfälle, Sehstörungen	Pelizaeus-Merbacher-Erkrankung, XC Morbus Tay-Sachs, AR Morbus Sandhoff, AR
Sulfatide **Cerebroside**	Markscheiden ⇒ Leukodystrophien	Spastik, Ataxie	Metachromatische Leukodystrophie, AR M. Gaucher, AR M. Krabbe, AR

AR = autosomal rezessiv
XC = x-chromosomal

[1] Desferal®

11.2. Elektrolytstörungen

11.2.1 Neurologische/internistische Symptome bei Elektrolytstörungen

Neurologische / Internistische Symptome bei Elektrolytstörungen (modifiziert nach Berzewski 2002)

	Leitsymptome				
	Neurologische		Internistisch		
Elektrolytstörung	Zentral	Peripher	Kardiovaskulär	Gastro-intestinal	Renal
Hyponatriämie	Vigilanzstörung, epileptische Anfälle	Muskelkrämpfe	ZVD ↓, Hypotonie, Tachykardie, Exsikkose, ZVD ↑, Ödeme, Herzinsuffizienz	Appetitlosigkeit, Erbrechen	
Hypernatriämie	Apathie, epileptische Anfälle, Rigor, Delir, Koma	Paresen, Myoklonien, im Extremfall Rhabdomyolysen (in Komb. mit Hypokaliämie + Hypophosphatämie)	Fieber	Erbrechen	Cave: Akutes Nierenversagen
Hypokaliämie	Vigilanzstörung, delirante Symptome	Paresen, Hypo- bis Areflexie, Adynamie; im Extremfall: Rhabdomyolyse	Akute Herzinsuffizienz, orthostatische Hypotonie, Arrhythmien, Kammerflimmern	Obstipation, Paralyse	Polyurie, Isosthenurie
Hyperkaliämie	Vigilanzstörung	Paresen, Hypo- bis Areflexie, Parästhesien, Muskelkrämpfe	Arrhythmien, Kammerflimmern, AV-Block 2.-3. Grades, Hypotonie, Bradykardie		
Hypokalziämie	Verwirrtheit, epileptische Anfälle	Hyperreflexie, Tetanie	Koronarspasmen	Darmspasmen, Erbrechen	
Hyperkalziämie	Vigilanzstörung	Hyporeflexie, Neuromuskuläre Erregbarkeit ↓	Arrhythmien	Paralyse, Erbrechen	Polyurie, Nephrolithiasis
Hypomagnesiämie	Epileptische Anfälle	Tetanie, Hyperreflexie	Arrhythmie, Extrasystolie, Hypotonie, Koronarspasmen	Darmspasmen	
Hypermagnesiämie (selten)	Somnolenz	Hyporeflexie, Muskelschwäche	Bradykarde Arrhythmie, AV-Block	Darmparalyse	
Hypo-phosphatämie	Vigilanzstörung	Parese, Rhabdomyolyse, muskuläre Schwäche, Hypo-bis Areflexie	Spät: Herzinsuffizienz, Kardiomyopathie	Nausea, Erbrechen	NI
Hyper-phosphatämie	Kommt nicht isoliert vor, selten renale Beteiligung				Nephrolithiasis, NI

11.3. Hypovitaminosen

11.3.1 Übersicht neurologisch relevanter Hypovitaminosen

Vit.	Klinik	Diagnostik	Therapie
A	Nachtblindheit, Atrophie und Verhornungsstrg. der Haut und Schleimhaut, Keratomalazie, Xerophthalmie, Liquorresorptionsstörungen mit Hirndrucksymptomatik (Pseudotumor cerebri)	Vit.- A und Karotin-Spiegel im Serum	**Retinol**[1]: 100 mg/Tag für mehrere Monate
B_1	Sensomotorische PNP, Wernicke-Enzephalopathie z. T. mit Korsakoff-Syndrom, Strachan Syndrom, sensible spinale Ataxie	Thiamin i. S. ↓, Pyruvat-, Laktatspiegel i. S. ↑	**Thiamin**[2]: 50 mg/Tag i.v.(Beriberi); 50 mg i. v. (Wernicke-Enzephalopath.), dann 50 mg i.m. bis orale Gabe möglich (300mg/Tag)
Niacin	Enzephalopathie, extrapyramidale Symptome, Myelopathie, Pellagra	Ausscheidung von Niacinmetab. i. Urin ↓	**Akut:** 3 x 200 mg/Tag Niacin[3] oral; **später:** 1-3 x 100 mg/Tag Niacin oral
B_6	Sensomotorische PNP, Epilepsie	Pyridoxin i. U. ↓; Xanthurensäure i. U. ↑	Subst.: 50-150 mg/Tag Pyridoxinhydrochlorid[4]; bei PNP: 300 mg/Tag

B_{12}	Sensomotorische axonale PNP, funikuläre Myelose, Enzephalopathie mit Psychose	Cobalamin i. S. ↓, Schilling-Test, makrozytäre Anämie	**Akut:** Cobalamin[5] 1mg/Tag i.m. 1-2 Wo; **Chron.:** Cobalamin[5] 1mg/ i. m. 2 x/Wo, später 1 x/Mo
D	Tetanie, Myopathie, extrapyramidale Symptomatik, selten Epilepsie	25-Hydroxycholecalciferol i. S. ↓	**Vit.** D_3[6]: 5-10 mg/Tag oral oder 15 mg/d i. m.
E	Spinozerebelläres Syndrom, Dying-back-Neuropathie, selten Retinitis pigmentosa	Tocopherol i. S. ↓ in Abhängigkeit zu Lipiden	**Alpha-Tocopherol**[7] 2g/Tag oral für 14 Tage; danach 800 mg/d; nach 1 J 100 mg/Tag
Folsäure	Sensible PNP, funikuläre Myelose, Restless-legs-Syndrom, psychische Störungen, makrozytäre, hyperchrome Anämie, Glossitis	Folsäure i. S. o, makrozyt.. Anämie, Histidinbelastungstest, Homocystein u. Methylmalonyl i. S. o	**Akut:** Folsäure[8]15 mg/Tag i.m., später 2-3 x 5 mg/Tag oral für 1-2 Wo; **chron.:** 2-4 mg/Tag oral

Anm Hypervitamosen: nur Vit. A (Pseudotumor cerebri), B_6 (PNP, Ataxie) + D (Kopfschmerz, Epilepsie)

11.3.2 Vitamin B_1-Mangel

Ät Mangelernährung bei chronischem Alkoholabusus, einseitiger Ernährung (polierter Reis), Schwangerschaft, chronischen Darmerkrankungen

Pg Axonale Degeneration, segmentale Demyelinisierung, Chromatolyse von Spinalganglien und Vorderhornzellen

Kli
- **Beriberi:** akrodistal betonte, symmetrische, sensomotorische Polyneuropathie (PNP) vom aszendierenden Typ mit Dysästhesien und Schmerzen
  kardiovaskulär: Tachykardie, Herzinsuffizienz
- **Wernicke-Enzephalopathie:** → 184
- **Strachan-Syndrom:** Trias aus Optikusatrophie, sensorischer spinaler Ataxie, Innenohrschwerhörigkeit

Di
- **Labor:** Thiamin i. S.↓
- **Elektroneurografie:** primär axonale PNP mit geringer sekundärer segmentaler Demyelinisierung

Th Thiamin[9] 50 mg i. v. für 7 Tage, dann 10 mg/Tag p. o.

11.3.3 Wernicke-Enzephalopathie

Ät Thiaminmangel bei Fehlernährung, v. a. bei Alkoholikern

Pat
- **Makroskopisch:** symmetrische hämorrhagische, spongiforme Läsionen periventrikulär, im Thalamus, Hypothalamus, periaquäduktal, am Boden des 4. Ventrikels, im Kleinhirnwurm, in den Corpora mamillaria
- **Mikroskopisch:** Partialnekrosen mit Vakuolisierung, Astrozytose, Mikrogliaprolif.

Kli
- **Klassische Trias:** Okulomotorikstörung, Stand- und Gangataxie + hirnorganisches Psychosyndrom[10]
  - **Okulomotorikstrg.:** Nystagmus, konjugierte Blicklähmung, Augenmuskelparesen, Pupillenstörung

[1]Vitamin-A-Saar®, [2]Betabion®, [3]Nicobion®, [4]Hexobion®, [5]Cytobion®, [6]Vigorsan®, [7]Eusovit®, [8]Lafol®, [9] Betabion®, [10]nur etwa 1/3 der Patienten zeigt die klassische Trias

- **Ataxie:** Rumpfataxie
- **Psych. Veränderungen:** Verwirrtheit, Vigilanzstörung, Korsakow-Psychose mit Verlust des Lang- u. Kurzzeitgedächtnisses, Desorientiertheit, Konfabulationen

• PNP, veget. Dysregulation mit Hypothermie, Hypotension; epileptische Anfälle

Di **Lab:** Pyruvat↑, Laktat↑ i. S., **MRT (T_2-Gewichtung):** hyperintense Herde (s. Pat)

Th
• **Grundregel:** Th bei klinischem Verdacht und/oder Vigilanzstörung unklarer Genese!
• **Akut:** 50 mg Thiamin[2] i. v. + 50 mg i. m.
• **Chron.:** tägl. 50 mg i. v., bis auf orale Th. umgestellt werden kann (300 mg/d)

Verl Unter Th bessern sich Augenbewegungsstrg. meist binnen Tagen, die Ataxie mit Residualstörung über Wo., amnestische Strg. werden nicht wesentlich beeinflusst

Anm
• Mortalität trotz akuter Therapie mit 17% hoch (vegetative Dysregulation)
• Durch parenterale Gabe konzentrierter Glukose bei Pat. mit beginnendem Entzugssyndrom u. Thiamindefizit ggf. iatrogene Auslösung einer WE ⇒ Glukose immer mit B-Vit. geben!

■ 11.3.4 Vitamin B_6-Mangel

Ät
• **Ungenügende Zufuhr:** Säuglinge mangelernährter stillender Mütter, Alkoholismus, Anorexia nervosa
• **Pyridoxin-Antagonisten:** INH, Hydralazin, Penicillamin
• **Mangelhafte intestinale Resorption:** chronische Darmerkrankungen mit Malabsorption, Leberzirrhose

Pat Myelinverlust in peripheren Nerven, Schwellung zentraler Neurone

Kli
• **PNP:** symmetrisch, distal-betont, sensomotorisch mit Parästhesien (burning feet), Paresen
• **Epileptische Anfälle:** v. a. bei Säuglingen

Di
• **Lab:** Pyridoxalphosphat i. S.↓, Pyridoxinsäureexkretion i. U.↓ (< 1,0 mg)
• **Funktionstest:** Tryptophanmetaboliten i. U. nach oraler Belastung mit Tryptophan, Aktivitätsminderung der Transaminasen in Erythrozyten und im Plasma

Th
• **PNP:** Pyridoxinhydrochlorid[1] (200-300 mg/Tag oral oder i. v.)
• **Epileptische Anfälle:** Pyridoxinhydrochlorid[1] 100-150 mg/Tag p. o., auf Dauer: 10 mg/Tag p. o.

■■■ 11.3.5 Vitamin B_{12}-Mangel (Funikuläre Myelose)

Ät
• **Unzureichende Zufuhr:** chron. Alkoholismus, extreme vegetarische Ernährung
• **Erhöhter Verbrauch:** Schwangerschaft, Laktation
• **Resorptionsstörungen:** Gastrektomie, Ileumresektion, Pankreasinsuffizienz
• **Störung der Vit.B_{12}-Absorption:** Med. (Antikonvulsiva, Malariamittel, Zytostatika)
• **Autoimmun:** Ak gegen Vit.-B_{12}, Intrinsic factor und Belegzellen des Magens

Pat Subakute, kombinierte Degeneration von Hintersträngen und der Pyramidenbahn des Zervikal- und Thorakalmarkes (funikuläre Myelose)

Epi Erkrankungsgipfel bei 50-Jährigen und 65 bis 75-jährigen

[1] z. B. Benadon®

Kli
- **Hämatologisch:** makrozytäre, hyperchrome Anämie (perniziöse Anämie)
- **Gastrointestinal:** Schleimhautatrophie des oberen Intestinaltraktes
- **Zentral-/periphernervös:** „Enzephalomyeloneuropathie" mit Störung der Tiefensensibilität, spinaler Ataxie, sensorischer, symmetrischer, distal- und beinbetonte PNP, Myelopathie, Kombination aus verminderten/fehlenden/ gesteigerten Reflexen sowie Pyramidenbahnzeichen, Blasenstörung, selten Hirnnervenausfälle

Di
- **Lab:** Serum-B_{12} < 150 pg/ml, Methylmalonsäure↑, Homozystein↓, Schilling-Test[1]
- **Tibialis-SEP:** Nachweis der Hinterstrangläsion
- **Transkran. Magnetstimulation:** zentralmot. Latenz ↑ (Pyramidenbahnschaden)
- **Suralis-Neurografie:** verlangsamte Nervenleitgeschwindigkeit

Th
Akut: Vit. B_{12}[2] 1 mg/Tag i. m. 1-2 Wo; **chron.:** 1 mg/i. m. 2 x/Wo, später 1 x/Mo

Anm
Daran denken bei Kombination **von Hinterstrang-Symptomen, Pyramidenbahnzeichen** und **Paresen** mit verminderten/fehlenden Reflexen

11.3.6 Folsäuremangel

Ät
- **Unzureichende Zufuhr:** Alkoholismus, Anorexia nervosa
- **Verminderte Absorption:** Darmerkrankung, z.B. Sprue
- **Gesteigerter Bedarf:** Schwangerschaft, Dialyse, Tumoren
- **Medikamenteninteraktion:** Methotrexat, Phenytoin, Carbamazepin, Valproat

Kl
- **Hämatologisch:** makrozytäre, hyperchrome Anämie
- **Klinisch:** sensible PNP, Restless-legs-Syndrom

Di
- Makrozytäre Anämie (MCV↑), Folsäurespiegel i. S. (unzuverlässig)
- Histidinbelastungstest (FIGLU): orale Gabe von Histidin ⇒ ↑ Ausscheidung von N-Formiminoglutamat i. U. bei Folsäuremangel

Th
- Folsäure 15 mg/ Tag i. m. oder 2-3 x 5 mg/ Tag p.o.
- Prophylaxe während Schwangerschaft und Laktation: 400-500 µg/Tag

11.4. Alkoholfolgeerkrankungen

11.4.1 Alkoholfolgeerkrankungen - Übersicht

	Klinik	Therapie
Alkoholintoxikation - Leichter Rausch (0,5-1,5‰)	Psychomotorische Leistungsfähigkeit↓, Enthemmung, verminderte Selbstkontrolle, alkoholischer Lagenystagmus	Keine spezifische Therapie
- Mittelgradiger R. (1,5-2,5‰)	Euphorie, Aggressivität, verminderte Selbstkritik	Keine spezifische Therapie
- Schwerer Rausch (> 2,5‰)	Vigilanzstörung, Angst, Erregung, Ataxie, Schwindel, Dysarthrie, Nystagmus	Haloperidol[1] 5-10 mg i. v., Maximaldosis in 24h < 60 mg parenteral, ggf. intensivmed. Überwachung
- Pathologischer Rausch	Erregung, Desorientiertheit, Personen-, Situationsverkennung	
Alkoholhalluzinose	Akustische Halluzinationen	Stationär, Neuroleptika[1]
Alkoholentzugssyndrom	Delir/Prädelir	→ **187**
Alkohol. Kleinhirnatrophie	Stand-Gangataxie	Alkoholabstinenz, Vit.-B-Komplexe[2]

[1]Schilling-Test: Differenzierung zw. Intrinsic-Faktor-Mangel und verminderter Resorption anderer Ursache, [2]Cytobion®

Alkohol. Polyneuropathie	Distale beinbetonte sensomotorische axonale PNP, Schmerzen, Parästhesien	Alkoholabstinenz, Vit.-B-Komplexe[2]
Alkoholmyopathie	Akute oder chronische proximale, gelegentlich symmetrische Schwäche, Myalgien, Muskelatrophien; Rhabdomyolyse und Myoglobinurie bei akuter Verlaufsform	Behandlung des akuten Nierenversagens, Alkoholabstinenz
Tabak-Alkohol-Amblyopie	Visus ↓, Skotome, Farbsehstrg., Papillenabblassung	Alkoholabstinenz, Vit.-B-Komplexe[2]
Marchiafava-Bignami-Syndrom	Demenz, Vigilanz-, Gangstörung, Dysarthophonie, epileptische Anfälle	Symptomatisch
Wernicke-Enzephalopathie	→ 184	
Zentrale pontine Myelinolyse	→ 188	

[1] Z.B. Haldol®; [2] z.B. Neuro-ratiopharm

11.4.2 Alkoholentzugsdelir

Def Schwerwiegende Form des Alkoholentzugssyndrom

Epi 1-15% der Alkoholiker

Kli

Prädelir	Tremor (6-8/sec), Verstärkung bei motorischer/emotionaler Belastung, Übelkeit/Erbrechen, vegetative Dysregulation mit Tachykardie, Schwitzen, orthostatischer Hypotonie, Ängstlichkeit, epileptische Anfälle, evtl. depressive Verstimmung und Reizbarkeit, Dauer: Tage, Wochen, fließender Übergang zum Delir
Delir	• **Symptomatik der organischen Hirnfunktionsstrg.:** Vigilanzstörung, Desorientiertheit, gestörter Schlaf-wach-Rhythmus, affektive Störungen, psychomotorische Unruhe • **Symptomatikder halluzinatorischen Psychose:** Suggestibilität, optische, haptische, taktile Halluzinationen • **Symptomatik der neurovegetativen Entgleisung:** Fieber, Hypertonus, Tachykardie

Di

- **Befund:** Tachykardie, Mydriasis, Schwitzen, Hyperreflexie, Myoklonien, Suggestibilität; Beginn ca. 8-12 Std. nach Alkoholkarenz, Dauer: 4-7 Tage
- **Lab:** Elektrolyte, BSG, BB, Entzündungsparameter (CRP, Leukos), Leberwerte
- **Apparative Diagnostik:** EKG, Rö-Thorax, Liquorpunktion, EEG, CCT

Th

Allgemein	Überwachung der Vitalparameter, der Kalorienzufuhr, des Flüssigkeits- und Elektrolythaushaltes, langsame Korrektur der Hyponatriämie, bei Ammoniak-Erhöhung: Laktulose
Obligat. adj.	Thiamin[1] 100 mg i. v. für 5 Tage
Basistherapie im Entzug	• **Prädelir:** Carbamazepin[2] 600-1200 mg/Tag • Clomethiazol[3] oral initial 2-8 Kps.; Erhaltungsdosis max. 2 Kps./h oder (bei KI für Clomethiazol[3] wie z.B. Asthma bronchiale) Benzodiazepine[4] p.o. 10-40 mg, dann ca. 4 x 10-20 mg • **Bei psychotischen Symptomen:** Zusätzlich Neuroleptikum[5] 3 x 5 bis 6 x 10 mg i. v.
Vollbild	• Intensivstation, Intubationsbereitschaft • Clomethiazol[3] i. v.: 500-2000 ml/Tag, möglichst frühe Dosisreduktion oder (z.B. bei obstruktiven Atemwegserkrankungen): Benzodiazepine[4] bis 20 mg/h i. v. + Neuroleptikum[5] 6 x 1 mg i. v. • **Bei starkem Sympathikotonus:** Clomethiazol[3] i.v. + Clonidin[6]: ini. 0,15 mg i. v., dann bis 1,2 mg/Tag mit Perf.

[1] z. B. Betabion®, [2]Tegretal®, [3]Distraneurin®, [4]Dormicum®, Rivotril®, [5]Haloperidol®, [6]Catapresan®

11.4.3 Zentrale pontine Myelinolyse

Def Akute, symmetrische, nichtentzündliche Demyelinisierung typischerweise im zentralen Ponsanteil, auch extrapontin (10%) in Thalamus, Capsula int., Zerebellum

Ät Zu rascher Ausgleich einer Hyponatriämie (bes. bei anhaltender Hyponatriämie)

PPh Serum-Na^+↓ ⇒ interstitielle Flüssigkeit im Liquorraum ↑, E'lyt-Verlust d. Hirnparenchyms ⇒ schnelle Korrektur d. Hyponatriämie ⇒ Hirndehyratation + Myelinschaden

Urs Alkoholentzugsdelir, Mangelernährung, Z.n. Lebertransplantation, Verbrennungen, SIADH-Syndrom[1]

Kli Beginn meist 2-5 Tage nach Ausgleich einer Hyponatriämie
- **Leitsymptome:** Vigilanzstörung bis hin zum Koma, bilat. Pyramidenbahnzeichen
- **Okulomotorik:** Miosis, Doppelbilder, Nystagmus, horizontale Blickparese
- **Zentrale Tetraparese:** Hyperreflexie, pos. Babinski-Zeichen, Locked-in-Syndrom[2]
- **Pseudobulbärparalyse:** Dysarthrie, Dysphagie

Di
- **Lab:** E'lyte i. S. (Na^+ < 120 mmol/l); Routinelabor einschließlich Liquor als Ausschlussdiagnostik
- **MRT:** zentral in der Pons lokalisierte, bilaterale Läsionen (T_1-hypointens, nicht raumfordernd, nicht KM-aufnehmend, T_2-hyperintens), Ausdehnung korreliert nicht mit Schwere der Erkrankung

DD Basilaristhrombose, Wernicke-Enzephalopathie, Multiple Sklerose, ADEM

Th Keine kausale Therapie bekannt; symptomatisch, Embolie-, Pneumonieprophylaxe

Anm Ausgleich Serum-Na ≤ 5-10 mmol/Tag und < 24 mmol/l/Tag; regelmäßige Kontrolle des Na-Spiegels

11.5. Porphyrien

11.5.1 Akute intermittierende Porphyrie

Def Autosomal dominante Erbkrankheit mit Verminderung der Aktivität der Uroporphyrinogen-I-Synthetase

PPh
- ↓ Aktivierung der Uroporphyrinogen-I-Synthetase ⇒ δ-ALS↑, Porphobilinogen↑ (Stau)
- Zusätzlich Enzyminduktion der δ-ALS-Synthetase ⇒ δ-ALS↑, Porphobilinogen↑
- Auslösung eines Schubes durch: Infekte, OP, sog. porphyrinogene Stoffe wie z.B. Alkohol, Barbiturate, Sulfonamide, Halothan, Hormone

Kli ⅔ asymptomatisch, nur ⅓ klinisch manifest
- **Internistisch:** Abdominalkoliken, Obstipation, Erbrechen, Meteorismus, roter Urin, evtl. arterieller Hypertonus, Tachykardie
- **Neurologisch:** Polyneuropathie, Paresen, Hirnnervenbeteiligung (Fazialisparese, Dysphagie, Augenmuskelparesen, Neuritis nervi optici), Adynamie, Psychose

Di Klinik + Nachweis von δ-ALS und Porphobilinogen im Urin (Ehrlichsche Probe)

Th
- Noxen absetzen, vermeiden (s. PPh)
- Kombinierte Glukose- und Diuretikainfusion + Hämarginin ⇒ ↓Aktivität der δ-ALS-Synthetase, Verminderung der Porphobilinogene
- Symptomatische Therapie der Kolikschmerzen und Hypertonie

[1]**SIADH-Syndrom:** Syndrom der inadäquaten ADH-Sekretion; [2]**Locked-in-Syndrom:** Unfähigkeit, sich bei erhaltenem Bewusstsein sprachlich bzw. durch Bewegung verständlich zu machen; Augenbewegungen sind möglich

Pro Bei neuen Medikamenten genaue Prüfung der Verträglichkeit!
„erlaubte Medikamente": z.B. ASS, Digitoxin, Cephalosporine

11.6. Mitochondriale Erkrankungen

11.6.1 Mitochondriale Erkrankungen

Epi 6/100.000/Jahr, klin. Manifestation in jedem Alter möglich, häufig 1.-2. Dekade

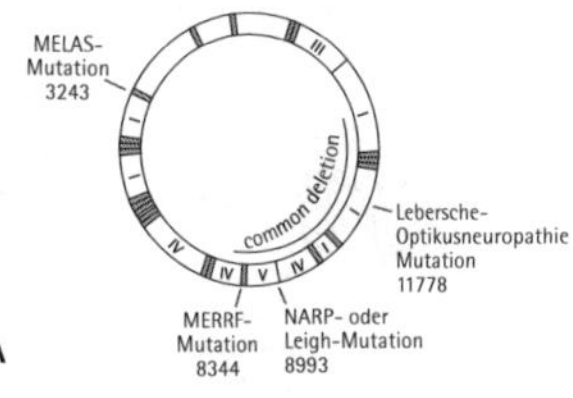

Gen **Maternaler Erbgang:** während die mütterliche Eizelle viele Mitochondrien enthält, steuert das väterliche Spermium keine Mitochondrien bei.
Krankheiten, die auf Mutation der mitochondrialen DNA beruhen,werden daher nur von der Mutter übertragen

Pat Störungen der mitochondralen Energiegewinnung führt v. a. in Organen mit hoher Abhängigkeit vom aeroben Stoffwechsel (Skelettmuskel, Myokard, ZNS) zu Symptomen

Kli

Chronisch progressive externe Ophthalmoplegie	
Kearns-Sayre-Syndrom	
Gen/Pat	mtDNA-Deletionen
Kli	Progressive externe Ophthalmoplegie, Retinitis pigmentosa und Beginn vor dem 20. Lj., plus eines der Symptome Ataxie, kardialer Leitungsblock, erhöhtes Liquoreiweiß, fakultativ Myopathie, Demenz, Spastik, extrapyramidale Symptome
MELAS-Synd. (mitoch. Myopathie, Enzephalopathie, Laktatazidose, stroke-like episodes)	
Gen/Pat	Punktmutation an mtDNA 3243
Kli	„Stroke-like episodes", epileptische Anfälle, häufig mit Status; Kopfschmerzen, episodisches Erbrechen, Myopathie, Innenohrschwerhörigkeit, Kleinwuchs
MERRF-Syndrom (Myoklonusepilepsie und „ragged red fibers")	
Gen/Pat	mtDNA-Deletionen; "ragged red fibers" in Muskelbiopsie
Kli	Form der progressiven Myoklonusepilepsie (Myoklonie, Epilepsie, Ataxie); fakultativ Myopathie
Morbus Leigh	
Kli	Säugling/Kind: Retardierung, Muskelschwäche, Seh-, Okulomotorikstörung, Epilepsie, Ataxie

Lab
- Klinik
- **Serum:** Laktat in Ruhe und nach Belastung z. Teil ↑, CK z. Teil ↑
- **Liquor:** Laktat z. Teil ↑, evtl. Protein z. Teil ↑

Di
- **EEG:** z. Teil Grundrhythmusverlangsamung
- **EMG:** normal/diskrete myopathische Zeichen
- **Neurografie:** axonale, demyelinisierende, distale PNP v. a. bei Leigh Syndrom
- **Muskelbiopsie:** mikroskop.: "ragged red fibers", histochemisch: Cytochrom-C-Oxidase-defiziente Fasern, biochemisch: Atmungskettenenzymmangel
- **Molekularbiologisch:** Nachweis von Deletionen oder Punktmutationen

Th
- **Metabolisch:** Einzelberichte zu positiven Effekten von Vit. C, Coenzym Q_{10}, Kreatin; größere Studien fehlen oder sind widersprüchlich
- **Symptomatisch:**
  - **Bei höhergradigem AV-Block:** Schrittmacherimplantation
  - **Bei Epilepsie:** Carbamazepin[1] **Cave:** Valproat[2]
  - **Bei Ptose:** ggf. operative Lidraffung

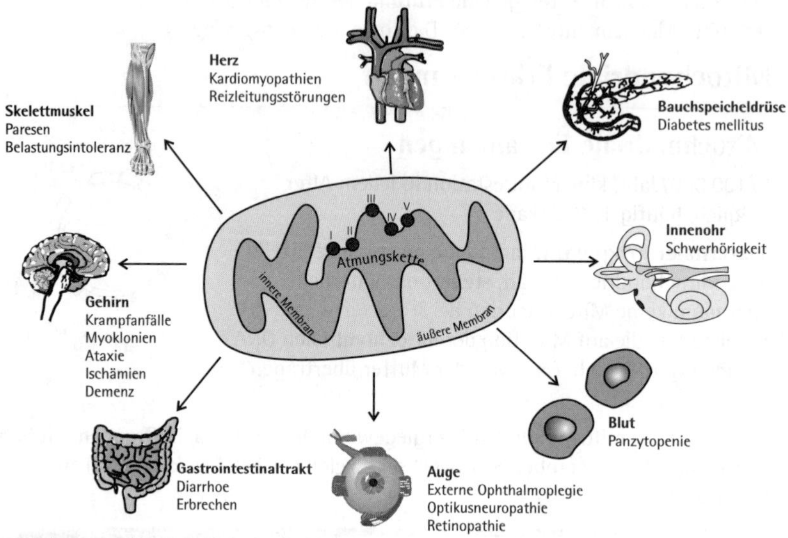

Multiorganbeteiligung bei bei mitochondralen Enzephalopathien (modifiziert nach Berlit 1999)

Kap. 12

Neurotraumatologie

D. Sommerlad, S. Menon

Schädel-Hirn-Trauma (SHT)
- SHT I-III
  - Folgeschäden
- Intrakranielle traumatische Blutungen
  - Epiduralhämatom
  - Akutes/Chronisches Subduralhämatom
  - Traumatische SAB

Wirbelsäulen- und Rückenmarkstrauma
- Commotio/Contusio spinalis
- HWS-Distorsion

Hirntod
- Klinik, Diagnostik

12. Neurotraumatologie 193

12. Neurotraumatologie (D. Sommerlad, S. Menon)

12.1. Schädel-Hirn-Trauma

12.1.1 Schädel-Hirn-Trauma (SHT)

Def
- **Schädelprellung:** Schädeltrauma ohne Vigilanzstörung und neurologische Ausfälle
- **Commotio cerebri:** SHT Grad I mit Vigilanzstörung <1 h, Amnesie <1 h, evtl. postkommotioneller Verwirrtheitszustand <24 h
- **Contusio cerebri:** SHT Grad II/III mit traumatischer Hirnsubstanzschädigung, mit Vigilanzstörung >1 h, Amnesie >1 h, Verwirrtheitszustand >24 h, fokalneurologischen Ausfällen und/oder Nachw. der Hirnsubstanzschädigung im EEG oder Bildgebung >24 h nach Trauma

Ät Verkehrsunfälle (40-50%), Stürze (20-30%), Sport (bis 35%), Überfall, Schussverl.

Eint

Nach Dauer der Vigilanzstörung und begleitenden fokalen Zeichen			
	Schädel-prellung	**Leichtes SHT (Commotio cerebri, SHT I°)**	**Mittelschweres und schweres SHT (Contusio cerebri, SHT II° und III°)**
Vigilanzstörung	Keine	Max. 1 h	SHT II°: < 24 h SHT III°: > 24 h oder Hirnstammschädigung
Amnesie	Selten	Bis 1 h	Über 1 h
Restitutio	Wenige Tage	Wenige Wochen	Dauerbeschwerden möglich
Glasgow coma scale score (GCS) → 17	15	13-15	SHT II°: 9-12 SHT III°: 3-8
Nach Art der Schädigung			
Schädelfraktur	Kalotte	Längs/quer; Impression/keine Impression; offen/geschlossen (Dura)	
	Basis	Mit/ohne Liquorfistel; mit/ohne Fazialisparese	
Intrakranielle Läsion	Fokal	Epidural, subdural, intrazerebral	
	Diffus	Diffuse axonale Schädigung	

Di
- **Untersuchung:** „ABC-Regel" (**Cave:** HWS-Verletzungen!), Vigilanz, Pupillen, Reflexbefund/Motorik (→ 17), Begleitverletzungen
- **CCT:** bei V.a. Schädelfraktur bzw. zum sicheren Ausschluss, sekundärer Verschlechterung, progredienter Symptomatik, fokalneurologischen Ausfällen (z.B. Anisokorie, Halbseitensymptomatik, Hirnnervenläsionen), bei anhaltender Vigilanzstörung (GCS <15), Gerinnungsstörungen
- **MRT:** elektiv, empfindlichste Nachweismethode für zerebrale Läsionen
- **Labor:** BB, Gerinnung, Elektrolyte
- **EEG:** bei komatösen Patienten (nonkonvulsiver epileptischer Status)
- **SEP:** bei Verdacht auf zusätzliche Querschnittssymptomatik
- **Doppler:** bei traumatischer SAB (Vasospasmus?)
- **(MR-)Angiografie:** bei Gefäßdissektion, Sinusverletzung, Carotis-Cav.-Fistel

Th
- **Überwachung** (und Stabilisierung): RR, O_2-Sättigung, Temp., BZ
- **Fakultativ:** Analgetika, Kortikosteroide (z.B. Dexamethason i.v., Datenlage uneinheitlich), Hirndrucktherapie, -sonde, neurochirurgische Therapie (z.B. bei intrakraniellem Hämatom)
- **Antikonvulsiv:** z.B. Phenytoin, Clonazepam nach epileptischen Anfällen oder bei Pat. mit penetrierenden und/oder gleichzeitigen HWS-Verletzungen

Ko Ziel der Akutversorgung ist die Vermeidung sekundärer Hirnschädigungen:

Primäre Hirnschädigung (Akutmanifestation)	Sekundäre Hirnschädigung (verzögerte Manifestation)
Skalpverletzung	Hypoxie/Ischämie
Schädelverletzung	Hirnödem
Hirnprellung oder -quetschung	Intrakranielle Druckerhöhung
Intrakranielle Blutung	Hydrocephalus
Diffuse axonale Hirnschädigung	Verzögerte intrakran. Hämatome, Infektion (z.B. Meningitis)

12.1.2 Folge von Schädel-Hirn-Verletzungen

Üs
- Epiduralhämatom, Subduralhämatom→ 57, Subarachnoidalblutung→ 55
- Posttraumatische epileptische Anfälle
  - Def: innerhalb von 2 Jahren nach SHT auftretende epileptische Anfälle
  - Urs: Glianarben
  - Th: antiepileptische Therapie wie bei fokalen Anfällen → 109
- Phänotypen diffuser Hirnschädigung

DD Phänotypen diffuser Hirnschädigung

	Schlaf-wach-Rhythmus	Motorische Funktion	Atmung	EEG	Evozierte Potentiale
Locked-in-Syndrom (z.B. bilaterale Ponsinfarkte)	Intakt	Nur Augenbewegungen	Variabel	Meist normal	SEP meist ausgefallen; AEP variabel
Persistierender vegetativer Status (Defekt des Neokortex)	Intakt	Keine gezielten Bewegungen	Normal	Allgemein verändert	SEP meist ausgefallen; AEP variabel
Koma	Fehlt	Keine gezielten Bewegungen	Variabel, meist beeinträchtigt	Stark allgemein verändert	variabel, kann normal sein
Hirntod	Fehlt	keine, spinale Automatismen	Apnoe	Null-Linie	Keine zentralen Potentiale
Akinet. Mutismus (z.B. bei M. Alzheimer, Creutzfeld-Jakob-Erkrankung)	Intakt	Fehlt	Variabel, meist beeinträchtigt	Allgemein verändert	Variabel

Anm Bis zum Beweis des Gegenteils ist bei entsprechendem Trauma (SHT II°, III°) von einer Fraktur der HWS auszugehen. Vor Frakturausschluss keine Prüfung von Meningismus und vestibulo-okulärem Reflex

12.2. Wirbensäulen- und Rückenmarksverletzungen

12.2.1 Rückenmarksverletzungen - Einführung

Ät Meist Verkehrsunfälle, selten Wirbelkörperfrakturen, Stich- und Schussverletzungen

Anat

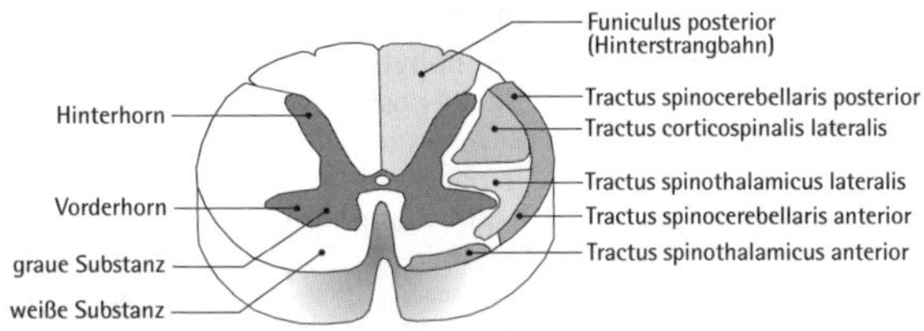

Rückenmarksquerschnitt und -bahnen

Kli

Allgemein: partielle oder komplette Querschnittslähmung	
Phase I	**Schlaffe** Paresen, Lähmung der Blasen- und Mastdarmfunktion
Phase II	**Spastische** Paresen, **neurogene** Blase

Spezielle Symptomatik, je nach Lokalisation:		
Lok:	**Zervikalmark**	**Thorakalmark**
Sympt.:	**Tetraplegie**: vollständige - **Tetraparese**: unvollständige- Lähmung **aller** Extremitäten	**Paraplegie:** vollständige - **Paraparese**: unvollständige- Lähmung der **unteren** Extremitäten

CAVE **Schädigungen oberhalb des 4. HWK werden meist nicht überlebt, da die Spontanatmung massiv beeinträchtigt bzw. aufgehoben ist (Pares des N. phrenicus, versorgt aus den Wurzeln C4 und C5)**

Ko
- Ödembildung ⇒ spinaler Druck ↑⇒ M.-oblongata-Kompression ⇒ **Atem- und Kreislaufinsuffizienz**
- **Irritation des N. phrenicus-Kernes** ⇒ Zwerchfelllähmung ⇒ **Atembeschwerden**
- Dekubitus, tiefe Venenthrombose, Lungenembolie, Pneumonie, HWI

Di
- **Anamnese, körperliche** und **neurologische** Untersuchung
- **Röntgen in zwei Ebenen, CT, Myelografie**

Th

Akut- und Allgemeinmaßnahmen
Akut: engmaschige klinische Überwachung, Sicherung der Vitalfunktionen, i.v. Zugang, Vakuummatratze, Halskrawatte (Schanz-Verband), axiale Extensionslage, Analgesie **Allgemein:** Ödemprophylaxe (Kortikoide), Antikoagulation, Krankengymnastik zur Kontrakturprophylaxe, evtl. operative Wirbelsäulenstabilisierung

Procedere bei sofortiger kompletter Querschnittslähmung
Keine neurochirurgische Intervention sinnvoll, irreversibler Schaden

Procedere bei Querschnittslähmung mit sakraler Schnittaussparung
chirurgische Intervention, Prognose günstig

Procedere bei Querschnittslähmung nach beschwerdefreiem Intervall
Entlastungsoperation zur Entfernung von Knochensplittern, Hämatomen, prolabiertem Bandscheibengewebe und evtl. zur Ödemprophylaxe

12.2.2 Rückenmarkskompressionssyndrome

Üs	**Wurzelkompressions-syndrome**	**Myelopathie, zervikale, spondylogene**	**Wirbelkanalstenose**
Def	Druckbedingte Reizung von **Spinalnervenwurzeln**	Bewegungsabhängige Irritation des **Rückenmarks** durch verengten zervikalen Spinalkanal	Veränderung des lumbalen **Spinalkanaldurchmessers**
Ät/Pg	**Diskusprolaps**, Tumor, Knochenfragmente z.B. bei Wirbelfraktur	**Osteophyten** (Spondylose) ⇒ Verengung des Spinalkanals ⇒ RM-Kompression/ Ischämie	**Angeboren** (= primäre W.) **degenerativ** (= sekundäre W.): Osteophyten, ...
Eint	**Hard disc:** Osteophyten **Soft disc:** echter Diskusprolaps		**Relative** (10-20 mm) und **Absolute** (< 10 mm) Stenose
Kli	• Schmerzen • Parästhesien • Sensible und motorische radikuläre Ausfälle (Paresen)	• Motorische Ausfälle • Faszikulationen • Pathologische Reflexe • Sensibilitätsstörungen • Spastik	• **Claudicatio intermittens spinalis:** Krämpfe, Schmerzen und Sensibilitätsstörungen, die lage- und belastungsabhängig sind (vgl.: Schaufensterkrankheit)
Di	**Röntgen:** frontaler, lateraler und schräger Strahlengang zur Beurteilung der Foramina intervertebralia CT, MRT, Myelogramm, Myelo-CT, EMG		
DD	Tumor, Wirbelkörperfraktur, amyotrophische Lateralsklerose, funikuläre Spinalerkrankung		
Th	**Konservativ:** kurzfristige Ruhigstellung, Analgetika, Wärme, KG, Stufenbett		
	Operativ	**Operativ:** Entfernung der Osteophyten, Gelenkverblockung	**Operativ:** Spinalkanalerweiterung

12.2.3 Bandscheibenleiden

Anat **Bandscheibe (Zwischenwirbelscheibe):** größtes gefäßloses Teilelement des Körpers, nicht regenerationsfähig, **bestehend aus** äußerem Faserknorpel **(Anulus fibrosus)** und innerem Gallertkern **(Nucleus pulposus)**

Phy
- **Grundsubstanz**: Glykosaminoglykane mit hohem H_2O-Bindungsvermögen
- Die Bandscheibe ist ein **„hydraulisches" Wasserkissen**, das unter Belastung Wasser verliert und in Entlastung Wasser speichert (⇒ **Stoffaustausch** ⇒ Ernährung der Bandscheibe!); „die Bandscheibe lebt von der Bewegung" (H. Junghanns)

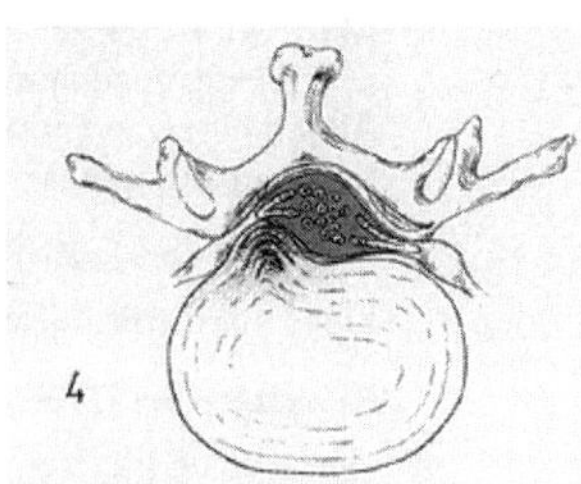

Lat. Bandscheibenvorfall
(IMPP-Abb.)

PPh Verlust der Wasserbindungskapazität im Alter
⇒ Degeneration ⇒ Verlust der „Pufferwirkung"
⇒ mechanische Überlastung der Bandscheibe
⇒ **Stabilitätsverlust** ⇒

Bandscheibenprotrusion	**Bandscheibenprolaps**	**Bandscheibensequester**
Vorwölbung des Anulus fibrosus	Einriss des Anulus fibrosus, Vorfall von Bandscheibeninnengewebe	Ablösung des vorgefallenen Bandscheibenanteils

Unterschiedliches Schädigungsmuster je nach Vorfallrichtung der Bandscheibe:

Vorfall nach lateral	Vorfall nach medial (seltener)	Vorfall nach mediolateral
⇒ Druckschädigung der **Spinalnervenwurzel** (zervikal, lumbal)	⇒ Kompression des Markraums und damit Druckschädigung des **Rückenmarks** bzw. der Fasern der **Cauda equina**	⇒ V.a. Kompression und Druckschädigung der **Spinalnervenwurzel**, evtl. auch des Rückenmarks und Cauda-equina-Fasern

12.2.4 Höhendiagnostik

Wurzel	Diskus	Muskel	Reflex	Sensible Störung
C5	HWK 4/5	M. deltoideus, M. biceps brachii	BSR	Schulter, lateraler OA
C6	HWK 5/6	M. biceps brachii M. brachioradialis	BSR, RPR	Radialer UA, Digitus I
C7	HWK 6/7	M. triceps brachii, M. pronator teres	TSR	Dorsaler UA, Digiti II, III
C8	HWK 7/ BWK 8	Mm. interossei	TSR	Ulnarer UA, Digiti IV, V
L3	LWK 2/3	M. quadriceps femoris M. iliopsoas	PSR	Ventraler OS vom Trochanter major bis zum medialen Knie
L4	LWK 3/4	M. quadriceps femoris M. tibialis anterior	PSR	Laterale Hüfte und OS, medialer US
L5	LWK 4/5	M. extensor hallucis longus M. extensor digitorum brevis	TPR	Lateraler US, Fußrücken, dorsale Großzehe
S1	LWK 5/ SWK 1	Mm. peronaei, M. triceps surae, M. glutaeus maximus	ASR	Dorsaler OS und US, Fußaußenrand

BSR = Bizepssehnenreflex, RPR = Radiusperiostreflex, TSR = Trizepssehnenreflex, PSR=Patellarsehnenreflex, TSR = Tibialis-posterior-Reflex, ASR = Achillessehnenreflex, OA/UA = Ober-/Unterarm, OS/US = Ober-/ Unterschenkel

12.2.5 Radikuläre Dermatome

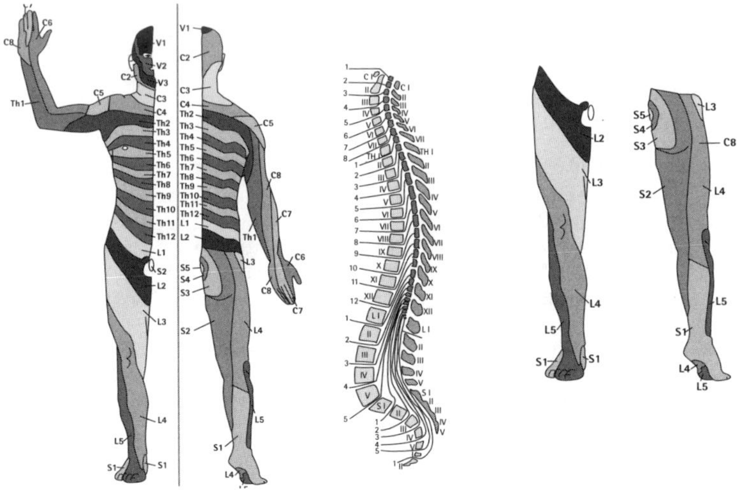

12.2.6 Zervikale Bandscheibenvorfälle

PPh

HWS und LWS	BWS
Großer Bewegungsumfang ⇒ starke mechanische Beanspruchung der Bandscheiben ⇒ **häufige Degeneration mit Vorfall**	Durch knöchernen Thorax starke Bewegungseinschränkung ⇒ **Vorfälle selten**

Kli
- Schmerzen (Kopf, Schulter, Arm, Hand), Parästhesien: Symptomlokalisation in bestimmten radikulären Dermatomen ermöglicht Zuordnung zur entsprechenden Nervenwurzel und damit Höhendiagnostik des Bandscheibenschadens)
- Paravertebraler Muskelhartspann
- Bewegungseinschränkung

Di
- **Röntgen** (frontaler, lateraler und schräger Strahlengang zur Beurteilung der Foramina intervertebralia): meist unauffällig, evtl. Steilstellung der HWS, verschmälerte Bandscheibenetage
- **CT, MRT, ggf. Myelografie** (Methode der Wahl bei V.a. Protrusio und Prolaps)

Th

Primär konservativ	Operativ
Ind: keine progredienten neurologischen Ausfälle **Procedere:** • NSAR (evtl. parenteral), Muskelrelaxantien • Paravertebrale Nervenwurzelblockaden mit Lokalanästhesie (ggf. und Cortison) • Physikalische Therapie (Fango, Massage, Elektrotherapie)	**Ind:** zunehmende neurologische Ausfälle, frustrane konservative Therapie von mehr als 6 Wo **Procedere:** • Neurochirurgische Dekompression mit Wirbelkörperverblockung (ACIF-OP= anterior cervical interbody fusion)

12.2.7 Lumbale Wurzelkompressionssyndrome

Ät

Meist Bandscheibenprolaps (**N**ucleus **p**ulposus **P**rolaps/NPP) od. -protrusion im LWS-Bereich

Kli
- Ins Bein einstrahlende Schmerzen, Parästhesien, Hyp-/Anästhesien; typischerweise Lokalisation im jeweiligen **Dermatom**
- **Reflexdefizite** der betroffenen Nervenwurzel
- **Minderung der groben Kraft**
- **Klinische Zeichen:**

Positiv bei L5- und S1- Syndrom:	
Positives Lasègue-Zeichen	**Paradoxes Lasègue-Zeichen**
Flexion des **„kranken"** Beines im Hüftgelenk ⇒ **Schmerzauslösung** auf der **kranken** Seite (LWS/Glutäalregion)	Flexion des **"gesunden"** Beines im Hüftgelenk ⇒ Schmerzauslösung auf der **"kranken"** Seite
Pos. Bragard-Zeichen: Schmerzverstärkung im Lasègue-Test durch Dorsalextension des Fußes	

Positiv bei L4-Syndrom
Umgekehrtes Lasègue-Zeichen
Hyperextension im Hüftgelenk ⇒ Schmerzauslösung

Ko

Kauda-Syndrom	Konus-Syndrom
Läsion multipler Wurzeln unterhalb LWK2, Druck auf Cauda equina: • Urin- und Stuhlinkontinenz • Hyp-/Anästhesie in der Perianalgegend (Reithosenanästhesie) • Ausfall des ASR • Paresen der unteren Extremitäten	Läsion des Conus medullaris (unteres Ende des Rückenmarks in Höhe des 1. oder 2. LWK • Urin und Stuhlinkontinenz • Hyp-/Anästhesie in der Perianalgegend (Reithosenanästhesie) • Reflexe der unteren Extremitäten erhalten (ASR intakt!!) • Keine Paresen der unteren Extremitäten

Anm

Kauda- und Konussyndrom sind neurochirurgische Notfälle ⇒ unverzügliche Dekompression

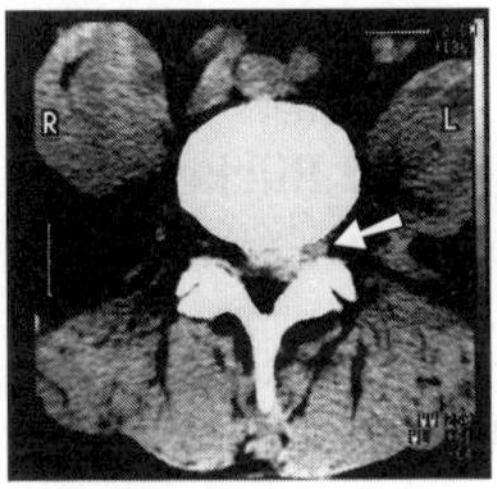

Mediolaterale Diskushernie;
Kompression der Wurzel
L4/5
IMPP-Abb.

Di

- **Röntgen:** meist unauffällig; evtl. Entlordosierung der LWS verschmälerte Bandscheibenetage
- **CT, MRT, ggf. Myelografie**: Nachweis von Protrusio/Prolaps, Nachweis von Ausdehnung und Ausmaß der Wurzelirritation

Th

Primär konservativ	Operativ
Ind: keine progredienten neurologischen Ausfälle Procedere: • NSAR, Muskelrelaxantien • Paravertebrale Nervenwurzelblockaden mit Lokalanästhetika (ggf. + Cortison) • Physikalische Therapie: Fango, Massage, Elektrotherapie, Stufenbett	**Ind:** • Kauda- und Konus-Syndrom • Zunehmende neurologische Ausfälle • Erfolgloser konservativer Therapieversuch von mehr als 6 Wo Dauer

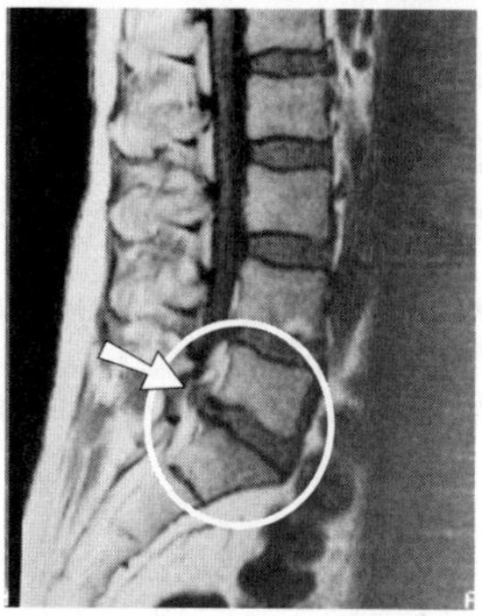

Intraspinal-medialer perforierter Diskusprolaps L5/S1; IMPP-Abb.

12.2.8 Traumatische Schädigung v. Wirbelsäule und Rückenmark

Def

- **Spinaler Schock:** schlaffe Lähmung und fehlende Muskeleigenreflexe bei akutem Querschnitt (innerhalb von Std.-Min.)
- **Commotio spinalis:** keine morph. Veränderungen, Sympt.-Rückbildung binnen 72 h
- **Contusio spinalis:** bleibende Symptome eines Querschnittssyndroms > 72 h

Kli

- **Initial (spinaler Schock):** schlaffe, danach spastische Para-, Tetraparese, sensible Querschnittssymptomatik, evtl. radikuläre Ausfälle/Schmerzen
- **Autonome Störungen:** Blasenstörung (akut meist Überlaufblase), Darmmotilitätsstörungen, Temperaturregulationsstörungen (Läsionen oberhalb Th 9-10), Bradykardie, orthostatische Hypotension

Di

- **Untersuchung:** Reflexstatus, Motorik, Sensibilität (sensibler Querschnitt? Reithose?), Analreflex, Sphinktertonus, Füllungszustand der Blase, Darmgeräusche
- **Bildgebung:** Röntgen-Nativ in 2 Ebenen, Dens-Spezialaufnahme, CT (mit Knochenfenster), MRT (medulläre Läsion/Kompression?)
  Indikationen für Notfall-MRT:
  - Querschnittssyndrom ohne Frakturnachweis
  - Inkomplettes Querschnittssyndrom und regelrechte Frakturstellung
  - Verschlechterung der Symptomatik, aufsteigendes Querschnittsniveau
  - Diskrepanz zwischen neurologischem Defizit und nachgewiesenem pathologischem Korrelat
- **SEP, MEP, EMG** (radikuläre Schäden, Höhendiagnostik, Verlaufsbeurteilung)
- Restharnbestimmung

Th

- Transport nur in stabilisiertem Zustand
- Cortisongabe[1]: umstritten, führt evtl. im Langzeitverlauf nach akutem Trauma zu einer Verbesserung des Outcomes
- Kreislaufstabilisierung
- Keine orale Ernährung (Darmatonie), Blasenkatheter
- Operativ: bei Instabilität, Luxation, Raumforderung
- Frühzeitige Rehabilitation in speziellen Zentren

[1] z.B. Methylprednisolon

Ko
- Thrombose
- Pneumonie (z.B. durch Hypoventilation und/oder Aspiration)
- Paralytischer Ileus
- Magen-Darm-Ulzera
- Dekubitus

12.2.9 Halswirbelsäulendistorsion

Syn HWS-Beschleunigungsverletzung

Cave Begriff Halswirbelsäulenschleudertrauma obsolet

Kli
- **Kardinalsymptome:** Stunden bis Tage nach dem Trauma, Kopf- u. Nackenschmerzen
- **Fakultativ:** vier posttraumatische Subsyndrome nach HWS-Distorsion (nach Keidel):

Schmerz-Syndrom	Vegetatives Syndrom	Neurasthenisches Syndrom	Depressives Syndrom
Zervikalsyndrom	Orthostat. Dysregulation	Irritabilität	Antriebsreduktion
Zervikzephalgie	Hyperhidrose	Schlafstörung	Affektlabilität
Zervikobrachialgie	Schwindel	Erschöpfbarkeit	Stimmungsreduktion
	Tinnitus	Leistungsminderung	Angst
	Tremor	Konzentrationsminderung	Reduzierte Befindlichkeit

Di
- **Untersuchung:** Anamnese, HWS-Beweglichkeit, HWS-Klopf- und -druckschmerz, Palpation, Wurzelschadenhinweise, Plexusläsion, zerebrale oder spinale Schädigung
- **Nativ-Röntgen:** HWS in 4 Ebenen mit Funktionsaufnahmen, Dens-Darstellung
- fakultativ nach Befund:
  - **Medulläre Läsion:** spinales MRT, transkranielle Magnetsimulation
  - **Traumatisches Dissekat:** A. vertebralis/A. carotis: Doppler, MRT, Angiografie
  - **Zervikale Wurzelschädigung:** spinales CT, evtl. Myelo-CT oder MRT, EMG, Lumbalpunktion bei V.a. Wurzelausriss
  - **Plexus-brachialis-Affektion:** Elektroneurografie, evozierte Potentiale (N. medianus, N. ulnaris) (inklusive F-Welle), EMG,
  - **Hörstörung/Schwindel:** HNO-Untersuchung, Tonaudio., Elektronystagmografie

Th
- **Akut:** Analgetika (z.B. Paracetamol 500-1000 mg/Tag (max. 1500 mg/Tag), kurzzeitige Immobilisation mit Halskrause (**Cave:** Inaktivitätshypotrophie der Hals-/ Nackenmuskulatur), Physiotherapie (z.B. isometrische Übungen)
- **Chronisch:** Therapieversuch mit Amitriptylin[1] niedrig dosiert (z.B. 0-0-25 bis max. 25-25-75 mg/Tag), intensive Physiotherapie

Pg Beschwerdefreiheit bei 50-70% innerhalb von 3-6 Monaten, chronische Beschwerden (> 6 Monate) bei 15-40%.
Prädiktoren für ungünstigen Verlauf:
- Initial ausgeprägte Kopf- / Nackenschmerzen
- Rotierter Kopf beim Aufprall
- Unvorhergesehener Unfall
- Stehendes Fahrzeug
- Prätraumatische Erkrankung: chronische Kopfschmerzen, Z.n. SHT

Anm Cave: Einfluss von paramedizinischen Faktoren (mögliche Entschädigung) auf Chronifizierung

[1] Saroten®

12.3. Hirntod

12.3.1 Hirntod

Def Vollständiger und irreversibler Ausfall der gesamten Hirnfunktion, gleichzusetzen mit dem Tod des Individuums

Di Diagnose erfolgt in drei Schritten

- **1. Ausschluss von Ursachen eines reversiblen Ausfalls der Hirnfunktion:** Intoxikationen, Medikamenteneffekte, metabolisches und endokrines Koma, primäre Hypothermie, entzündliche Erkrankungen (z.B. Hirnstammenzephalitis)
- **2. klinischer Befund fehlender Hirnfunktion (2 unabhängige Untersucher):** Koma, Ausfall der Spontanatmung (Apnoetest) und der Hirnstamm- und Hirnnervenreflexe, Pupillen mittelweit/weit und lichtstarr, Kornealreflex beidseits negativ; vestibulookulärer Reflex, Würge-, Hustenreflex (beim Absaugen) und Trigeminusschmerzreaktion fehlen; Kalorik negativ

Hirntodzeichen	
Fakultativ	**Obligat**
• Mydriasis • Hypothermie • Blutdruckabfall • Diabetes insipidus	• Lichtstarre Pupillen • Fehlende Tagesrhythmik der Temperatur • Fehlende Reaktion auf Karotis- und Bulbusdruck sowie 2 mg Atropin

- **3. Beobachtungszeit:** Erwachsene und Kinder ab 3. Lebensjahr mit primären und supratentoriellen Hirnschäden (Blutung, SHT) 12 h, mit sek. Hirnschäden (Hypoxie, Intoxikation) 72 h; Verkürzung bei positiven technischen Hilfsuntersuchungen; bei primär infratentoriellen Läsionen immer EEG-Ableitung, VEP erforderlich

12.3.2 Hirntoddiagnostik

Üs

- **EEG:** fehlende bioelektrische Großhirnaktivität in kontinuierlich mind. 30-minütigem standardisiertem EEG (doppelte Verstärkung, Zeitkonstante 1,5)
- **Evozierte Potentiale (EP):** fehlende AEP oder SEP bei primär supratentorieller oder sekundärer Hirnschädigung
- **Doppler:** fehlende Hirnzirkulation bei zweimaliger dopplersonographischer Untersuchung im Abstand von > 30 min
- **Arterielle DSA (Angiografie):** fehlende Gefäßfüllung oberhalb der Schädelbasis (nur vertretbar zur Ursacheneinordnung einer behandelbaren Erkrankung)
- **Radionuklidperfusionsszintigrafie:** fehlende intrakranielle ^{99m}Tc- HMPAO-Isotopen-Aktivität

Kap. 13

Neurologische Schmerzsyndrome

M. Pfaender

Kopfschmerzen

- Migräne
- Spannungskopfschmerz
- Clusterkopfschmerz
- Medikamenten-induzierter Kopfschmerz

Neuralgien

- Trigeminusneuralgie
- Glossopharyngeusneuralgie
- Tolosa-Hunt-Syndrom
- Postherpetische Neuralgie

Andere Schmerzsyndrome

- Komplexes regionales Schmerzsyndrom

13. Neurologische Schmerzsyndrome (M. Pfaender)

13.1. Allgemeines

13.1.1 Terminologie

Def
- **Allodynie**: Schmerzauslösung durch Reiz, der normalerweise keinen Schmerz verursacht
- **Analgesie**: Aufhebung der Schmerzempfindung
- **Hyperalgesie**: verstärkte Empfindung schmerzhafter Reize
- **Dysästhesie**: spontane oder z.B. durch Berührung provozierbare unangenehme, qualitativ veränderte Empfindung
- **Parästhesie**: subjektive, nicht unangenehme Missempfindung (Kribbeln)
- **Hyperästhesie:** verstärkte Empfindung nicht schmerzhafter Reize (Schwellenerniedrigung)
- **Hyperpathie**: Überempfindlichkeit für Reize bei erhöhter Reizschwelle
- **Neuralgie**: Schmerz im Versorgungsgebiet eines Nervs
- **Kausalgie**: brennender Dauerschmerz mit Allodynie und Hyperpathie sowie vegetativen und trophischen Veränderungen nach Nervenläsion

Form
- **Akuter Schmerz**: Dauer < 1 Monat im Rahmen eines akuten Ereignisses
- **Chronifizierter Schmerz**: Dauer > 1 Monat
- **Chronischer Schmerz**: Dauer > 3-6 Monate, Störung von Befindlichkeit, Stimmung und Denken, schmerzbezogene Verhaltensstörung, Mobilitäts- und Funktionseinschränkung

Anam Lokalisation, Ausstrahlung, Dauer, Beginn und Verlauf, Qualität, Stärke, Quantität, provozierende, verschlimmernde und lindernde Faktoren, Begleitsymptome, Verhalten beim Schmerz, bisherige Therapieversuche, warum gerade jetzt Arztbesuch?

13.2. Kopfschmerzen

13.2.1 Migräne

Def Anfallsartige, pulsierende, meist einseitige (Hemikranie) periodisch auftretende Kopfschmerzen, die zwischen 4 und 72 Stunden andauern und oft mit vegetativen (Übelkeit, Erbrechen, Lärm- und Lichtscheu), visuellen oder neurologischen Symptomen einhergehen

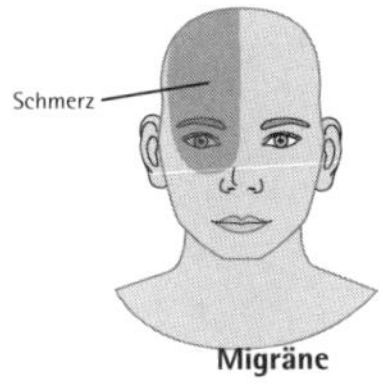

Migräne

Epi Prävalenz 10-30%, w:m = 4:1 (Erw.), 1:1 (Kinder), Gipfel 35. - 45. Lj.

PPh Vermutlich Hemmung kortikaler neuronaler Aktivität von okzipital ausbreitend (spreading depression)/Modulation neuronaler Aktivität im Hirnstamm ⇒ Vasodilatation zerebraler Arterien, Freisetzung vasoaktiver Substanzen (Substanz P, Serotonin, calcitoninegene-related peptide CGRP) ⇒ aseptische perivask. Entzündung ⇒ Schmerz

Ät Hormone (Menstruation, Kontrazeptiva), Nahrung (Käse, Schokolade), Änderung des Schlaf-Wach-Rhythmus (Stress, Koffein), Medikamente

Eint

Form	Merkmale
Ohne Aura (85-90%) Syn: einfache Migräne	4-72 h, einseitig, pulsierend, Übelkeit, Lärm-/Lichtscheu, Schmerz ↑ durch körperliche Aktivität
Mit Aura (10-15%) Syn: klassische Migräne	• Typische Aura: Dauer und Intervall bis zu Kopfschmerz < 60 min; häufig: visuelle Phänomene (Flimmerskotom, Metamorphopsie), Sensibilitätsstörung; selten: Sprech-/Sprachstörung, Paresen (hemiplegische M.) • Prolongierte Aura: > 60 min < 1 Woche
Basilarismigräne	Hirnstammfunktionsstörung mit Dysarthrie, Schwindel, Doppelbilder, Ataxie, Paraparese, Kopfschmerzen oft okzipital betont
Ophthalmoplegische M.	Kopfschmerz mit Augenmuskelparesen (N. III > N. VI >> N. IV)

DD Subarachnoidalblutung, TIA/ischämischer Insult, Sinusvenenthrombose, akutes Glaukom, Spannungskopfschmerz, Clusterkopfschmerz, Arteriitis temporalis, Sinusitis, Meningitis, Tumor

Th
- **Allgemein:** Reizabschirmung
- **Medikamentös:**
  - Leichte Attacke: Metoclopramid 10-20 mg p.o. + ASS/Paracetamol 1000 mg oder Ibuprofen 400-800 mg p.o., rektal, Diclofenac 50-100 mg
  - Schwere Attacke: Metoclopramid 20 mg rektal + Serotonin-Rezeptoragonisten[1] (= Triptane, z.B. Sumatriptan 25-100 mg p.o., 6 mg s.c., 20mg Nasenspray) oder Ergotaminpräparate[2]
  - Stationär: Metoclopramid 10mg i.v. + ASS 1000 mg i.v.

Pro
- **Allgemein:** Vermeidung von Auslösefaktoren, Verhaltenstraining, progressive Muskelrelaxation, Ausdauersport, Akupunktur
- **Medikamentös:** indiziert ab 2-3 Attacken pro Monat
  - 1. Wahl: ß-Blocker: Metoprolol[3] 50-200 mg, Propanolol[4] 40-240 mg, Calziumantagonist: Flunarizin[5] 5-10 mg
  - 2. Wahl: Naproxen 2 x 250-500 mg, Amitriptylin 25-75 mg, Serotoninantagonisten: Pizotifen[6], Antikonvulsiva, z.B. Valproinsäure 500-600 mg
  - Nichtmedikamentös: Verhaltenstherapie, progressive Muskelrelaxation n. Jakobsen, anaerobe Ausdauersportarten

13.2.2 Spannungskopfschmerz

Def Häufigster, episodisch oder chronisch auftretender, multifaktoriell bedingter, dumpf-drückender meist holozephaler Kopfschmerz

PPh
- Funktionsstörung der zentralen Schmerzschwelle; disponierend: psychosozialer Stress, Depression, Angststörung, Schlafdefizit
- Kli
- **Episodische Form**: 30 min bis 7 d dauernder, holozephaler, drückend bis ziehender Schmerz (Schraubstock-/Band-/Helmgefühl) mit gering ausgeprägten oder fehlenden vegetativen Symptomen; keine ↑ bei Aktivität
- **Chronische Form:** mind. 15 d/Mon. seit mind. 6 Mon.

DD Intrakranielle Raumforderung, medikamenteninduzierter Kopfschmerz, Migräne (nicht selten Kombinationskopfschmerz!), Sinusitis, zervikogener Kopfschmerz, Pseudotumor cerebri, arterielle Hypertonie

---

[1] **Cave:** Kontraindikation bei ischämischen Erkrankungen, v.a. KHK; zudem nie in Kombination mit Ergotaminpräparaten geben
[2] Triptane signifikant besser wirksam in allen Studien, [3] Beloc-Zok®, [4] Daciton®, [5] Sibelium®, [6] Sandomigran®

Th
- **Allgemein:** Kopfschmerztagebuch, Vermeidung von Auslösefaktoren, Verhaltenstraining, progressive Muskelrelaxation, Stressbewältigung, geeignete Lebensführung, Ausdauertraining
- **Medikamentös:** ASS/Paracetamol 500-1000mg p.o., Ibuprofen 400-800mg

Pro Indiziert bei Kopfschmerzfrequenz >10 d/Mon, >12 h/d mit trizyklischen Antidepressiva (Amitriptylin 25-75mg)

Cave Unkontrollierte Schmerzmitteleinnahme mit Entwicklung eines Analgetikaabusus und analgetikainduzierten Kopfschmerzes

13.2.3 Clusterkopfschmerz

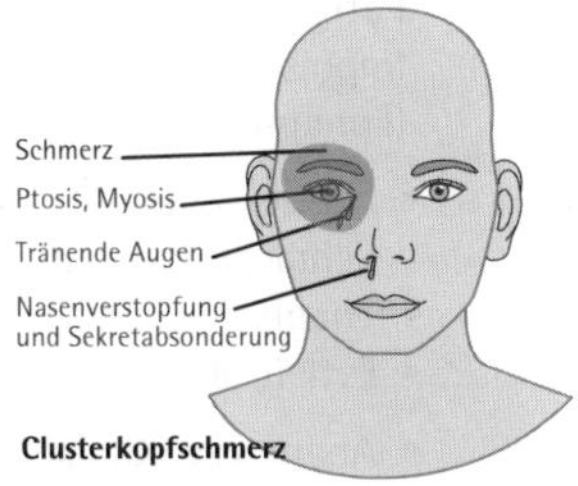

Syn Bing-Horton-Neuralgie

Def In Clustern auftretende, unilaterale, seitenkonstante heftigste Schmerzattacke von 15-180 min Dauer

Epi m:w = 5-8:1; Beginn bei ca. 80% 20.-30. Lj.

PPh Unbekannt, mögliche Aktivierung im inf. post. Hypothalamus

Kli
- Plötzliche, unerträgliche, bohrend-brennende, streng einseitige (supra)orbitale und /oder temporale, seitenkonstante Schmerzen
- Oft nächtliche Attacken von 15-180 min Dauer, 1-3-(8)x / d, Häufung im Frühjahr / Herbst, Periodendauer 4-12 Wo., freies Intervall 7-12 Mon.
- Ipsilaterale konjunktivale Injektion, Lakrimation, Rhinorrhoe, Horner-Syndrom (Miosis, Ptosis, Enophthalmus), periorbitales Ödem, Unruhe
- **Auslöser:** Alkohol, Relaxation, Flackerlicht, Höhenaufenthalte, körperliche Anstrengung, Nitroglyzerin

DD Tolosa-Hunt-Syndrom, Trigeminusneuralgie, Glaukomanfall, Arteriitis temporalis, Zoster- / postherpetische Neuralgie

Th **Attackenkupierung:** 100% O_2-Inhalation (7 l/min für 15min über Maske), Ergotamintartrat-Aerosol, Sumatriptan s.c.

Pro Induziert bei Cluster >2 Wo. und >2 Attacken/d mit Verapamil (3 x 80mg/); falls unzureichend zusätzlich Methysergid, Lithium oder Prednison 100mg/5d

13.2.4 Medikamenteninduzierter Kopfschmerz

Def Dumpf-drückender Dauerkopfschmerz bei längerer (>3 Mon.), täglicher Medikamenteneinnahme (insbesondere Schmerz- / Migränemittel)

Epi 5-8% aller Kopfschmerzpatienten, w:m = 5:1

Ät Nitrate, Kalziumantagonisten (Nifedipin), Theophyllin, Antihistaminika, Herzglykoside, Barbiturate, Ergotamine, Triptane, Analgetika

Kli Dumpf-drückender, teils pochend-pulsierender, uni- oder bilateraler Dauerkopfschmerz

Di
- Tägliche Einnahme einer Substanz für mindestens 3 Monate
- Kopfschmerzen an mindestens 15 d/Mon.
- Besserung innerhalb 4 Wo. nach Absetzen der Substanz

Th Abruptes Absetzen aller Analgetika, Ausschleichen aller psychotropen Substanzen, Verhaltenstherapie

Ko Analgetikanephropathie

Prg 70% frei von Dauerkopfschmerzen, 30% Rezidive

13.3. Neuralgien

13.3.1 Trigeminusneuralgie

Def
- **Neuralgie:** Schmerzen, die sich auf das Versorgungsgebiet eines oder mehrerer Nerven erstrecken
- **Trigeminusneuralgie:** blitzartige, für Sekunden einschießende heftigste Schmerzen im Bereich eines oder mehrerer Trigeminusäste (meist V_2 oder V_3)

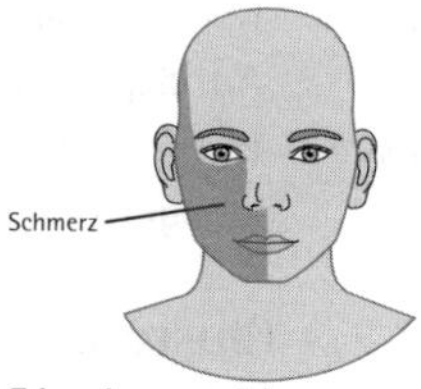

Trigeminusneuralgie

PPh Pathologischer Gefäß-Nervenkontakt ⇒ fälschliche Impulsübertragung von Berührungs- zu Schmerzfasern (Ephapsen)

Kli
- Für Sekunden bis zu 2 Minuten blitzartig einschießende unerträgliche Schmerzattacken
- Triggermechanismen wie Kauen, Schlucken, Sprechen, Zähneputzen
- Evtl. ipsilaterale Gesichtsrötung und Zuckung der Gesichtsmuskulatur

Di
- Anamnese, Klinik, unauffälliger neurologischer Befund, Beschwerdefreiheit zwischen den Attacken
- Ausschluss symptomatischer Ursachen (Tumoren 5-8%, Multiple Sklerose 2-4%, Aneurysma, AV-Malformation) mit Bildgebung, Lumbalpunktion

Th
- **Medikamentös:** Antiepileptika (Carbamazepin, Gabapentin, Lamotrigin), Baclofen
- **Operativ bei jüngeren Patienten:** mikrovaskuläre Dekompression nach Janetta (Letalität 1%, Morbidität 5%: Hörverlust, periphere Fazialisparese)
- **Bei älteren Patienten (ca. >60 J.):** perkutane Thermokoagulation des Trigeminusganglions (Gasseri-Ganglion); evtl. radiochirurgische Behandlung mittels Gamma-knife

13.3.2 Glossopharyngeusneuralgie

Def Schlagartige, für Sek. einschießende heftigste Schmerzen im Versorgungsbereich des Nervus glossopharyngeus bei unauffälligem neurologischem Befund

PPh Pathologischer Gefäß-Nervenkontakt

Kli
- Paroxysmale ein- oder beidseitige (25%) unerträgliche Schmerzen im Zungengrund und in der Tonsillenloge mit Ausstrahlung zu Ohr, Kiefer, Zähne
- Triggermechanismen wie Kauen, Schlucken, Gähnen, Zähneputzen
- Autonome Symptome: Gesichtsrötung, Bradykardie, kardiale Synkope
- Di
- Anamnese, Klinik; Ausschluss symptomatischer Ursachen (TU der Schädelbasis)

Th s. Trigeminusneuralgie → 208

13.3.3 Meralgia paraesthetica

Def Neuralgie im Versorgungsbereich des N. cutaneus femoris lateralis (siehe a. → 137)

Anat Rein sensibler Nerv (L2-L3), läuft entlang M. psoas u. M. iliacus, tritt medial von Spina iliaca ant. sup. durch das Leistenband, sens. Innervation des lat. ant. Oberschenkels

Ät Kompression des N. cutaneus femoris lateralis am Durchtritt durch das Leistenband; disponierend: Adipositas, Gravidität, enge Hosen

Kli
- Unangenehme Parästhesien und brennende Schmerzen an Oberschenkelaußenseite
- Provoziert durch längeres Stehen oder Überstreckung im Hüftgelenk

Di Lokaler Druckschmerz 2 QF. medial der Spina iliaca ant. sup.

Th Symptomatisch (Gewichtsreduktion, Streckbelastung im Hüftgelenk meiden), ggf. Nervenblockade

■ 13.3.4 Tolosa-Hunt-Syndrom

Def Gesichtsneuralgie mit einseitigen retrobulbären Schmerzen und Parese eines oder mehrerer der Hirnnerven III, IV, VI

PPh Granulomatöse Entzündung im Bereich der Orbita

Ät Unbekannt; symptomatische Formen bei Kollagenosen

Kli
- Einseitiger bohrender Dauerschmerz in und um das Auge
- Ophthalmoplegie mit Beteiligung der Hirnnerven III, IV, VI
- Sensibles Defizit im Bereich des N. ophthalmicus (V_1) möglich

Di
- Klinik und Anamnese
- **CT/MRT mit KM:** Hyperdensität/Hyperintensität und KM-Aufnahme im Sinus cavernosus und der Fissura orbitalis superior

DD Z.B Zoster opthalmicus

Th Cortison (Prednison), initial 100mg/Tag, Erhaltungstherapie für 6 Mon.

■■ 13.3.5 Post-Zoster-Neuralgie

Def 6 Monate nach Abheilung der Zostereffloreszenzen bestehende Schmerzen

Epi 15% aller Pat. mit Zoster; Pat. > 60 J.: 50%; Pat. > 80 J.: 80%

Urs Reaktivierte Varizella-Zoster-Virus-Infektion im Spinalganglion durch Immunschwäche (Alter, Malignome, AIDS)

Kli
- Kontinuierlicher tiefer brennender Schmerz, ca. 4 Wochen nach akuter Erkrankung einsetzend
- Paroxysmal einschießender spitzer, stechender Schmerz
- Hyperästhesien und Allodynie bei Berührung oder Druck
- Hautveränderungen im betroffenen Dermatom, meist thorakal (10-20% I. Trigeminusast)

Th
- **Lokal:** Capsaicin-Salbe, Lidocain-Gel, Infiltrationsanästhesie; transkutane elektrische Nervenstimulation (TENS)
- **Systemisch:** trizyklische Antidepressiva (Amitriptylin, Desipramin), Antikonvulsiva (Carbamazepin), Serotonin-Reuptake-Hemmer (Fluoxetin)

Präv Sympathikusblockade innerhalb 6 Wo. nach Erkrankungsbeginn

13.4. Schmerzsyndrome

■■ 13.4.1 Komplexes regionales Schmerzsyndrom Typ I (M. Sudeck)

Syn Morbus Sudeck; sympathische Reflexdystrophie

Def Nach schmerzhaftem oder traumatischem Initialereignis auftretender brennender Dauerschmerz mit Allodynie und Hyperpathie sowie vegetativen und trophischen Veränderungen ohne Nervenläsion

PPh Unbekannt

Rif Trauma, Immobilisation im Gips, Frakturen, Operationen

Kli
- Brennende, über das Versorgungsgebiet einzelner Nerven hinausgehende Dauerschmerzen
- Hypo-/Hyperthermie, Ödem, rötlich-livide Verfärbung, An-/Hyperhidrosis, Atrophie der Finger- oder Zehennägel
- Allodynie, Hyperpathie, Dysästhesie, Hypästhesie
- Paresen, Feinmotorikstörung, Tremor

Di
- **Klinisches Bild und Ischämietest:** deutliche Schmerzreduktion unter Blutleere
- **Rö:** diffuse oder gelenknahe Osteoporose
- **3-Phasen-Skelettszinti.:** vermehrte, gelenknahe Anreicherung in später Phase

Th
- **Physikalisch:** Schonung, KG unter Schmerzvermeidung, Lymphdrainage
- Medikamentös:
  - 1. Stufe: Analgetika (NSAID/Metamizol) + Antidepressiva (Amitriptylin)/ Antiepileptika (Carbamazepin)
  - 2. Stufe: s. oben + Bisphosphonate/Steroide/Calcitonin
  - 3. Stufe: s. oben + lokale Sympathikolyse mit Guanethidin oder Sympathikus-/ Grenzstrang-Blockade

13.4.2 Komplexes regionales Schmerzsyndrom Typ II (Kausalgie)

Def Brennender Dauerschmerz mit Allodynie und Hyperpathie sowie vegetativen und trophischen Veränderungen mit Nervenläsion

Anm Initial klare Beziehung zwischen Nervenschädigung und Lokalisation der Schmerzen

13.4.3 Facettensyndrom

Def Pseudoradikuläres Schmerzsyndrom, ausgehend von den Gelenkfacetten der kleinen Wirbelgelenke

PPh Über freie Nervenendigungen von Gelenkkapsel, Synovia und Periost vermittelte Schmerzen bei oft arthrotisch bedingten Gelenkdistorsionen

Kli Diffus-flächiger, bei Fehlbewegungen einschießender, tief empfundener, stechend-brennender Schmerz

Di
- **Manuelle Untersuchung:** Nachweis von Blockierungen im Bewegungssegment
- **Rö der WS in 2 Ebenen:** Fehlstellung, Spondylarthrose

Th Manuelle Mobilisierung, Facettenblockade mit Lokalanästhetikum

14. Neurologisches Roulette (C. Henke)

14.1. Neurologisches Roulette - Anmerkungen

Anm Die Neurologie ist auch das Fach der vielen seltenen **Symptome, Syndrome** und **Erkrankungen**. Diese haben zudem häufig Eigennamen, die aber mitunter von Bedeutung sind und gefragt werden. In Prüfungssituationen, bei der Beantwortung der Multiple-choice-Fragen, aber auch bei Visiten muss man häufig ein Symptom, Syndrom oder auch nur einen einzelnen Begriff kennen und schnell in einen Zusammenhang einordnen, um dann die richtige Antwort oder Handlung darauf aufzubauen. Die folgenden **Begriffe von A-Z** enthalten solche „Stolpersteine".

Ziel ist es, jeweils die Erklärung oder den Zusammenhang (wie beim Vokabelnlernen) zu nennen. Bei einigen lohnt sich das vertiefende Nachlesen, dann ist die korrespondierende Karte angegeben.
Viel Spass beim Trainieren: peak performance under peak pressure!

Begriff	Erläuterung	Verweis
ADEM	Akute disseminierte Enzephalomyelitis parainfektiöser oder postvakzinaler Ätiologie	→ 75
Adie-Syndrom	Pupillotonie + Areflexie des Achillessehnenreflexes	
Adson-Manöver	Pulsverlust bei Kopfwendung zur betroffenen Seite bei Thoracic-outlet-syndrome	→ 134
Allodynie	Inadäquate Schmerzempfindung auf äußeren Reiz	→ 22
Alternans-Syndrom	Homolaterale nukleäre Hirnnervenausfälle mit kontralateraler Hemisymptomatik nach Hirnstammläsion	
Amaurosis fugax	Vorübergehende Blindheit eines Auges	→ 43
Anisocoria factitia	Unterschiedliche Pupillenweite durch Atropin-Gabe	
Anton-Syndrom	Anosognosie für Rindenblindheit	
Aphasie	Sprachstörung	→ 27
Argyll-Robertson-Pupille	Reflektorische Pupillenstarre, z.B. bei Neurolues	
Asterixis	Syn: flapping tremor, vor allem bei hepatischer Enzephalopathie	→ 180
Babinski-Zeichen	Pyramidenbahnzeichen; Extension der Großzehe bei Flexion der übrigen Zehen	→ 20
Bannwarth-Syndrom	Meningoradikuloneuritis bei Neuroborreliose	→ 67
Barany-Versuch	Zeigeversuch zur Prüfung der Koordinaton	
Beevor-Zeichen	Nabel verzieht beim Aufsetzen bei Thorakalnervenläsion zur gesunden Seite	
Bell'sches Phänomen	Augenschluss ⇒ sichtbare Bulbushebung bei peripherer Fazialisparese	→ 140
Bing-Horton-Syndrom	Cluster-Kopfschmerz	→ 207
BNS-Krämpfe	Blitz-Nick-Salaam-Epilepsie bei Kindern	→ 109
Bradbury-Eggleston-Syndrom	Isolierte autonome Insuffizienz	
Bragard-Zeichen	Radikuläres Reizzeichen, Schmerzen bei Dorsalflexion des Fußes	→ 16
Brown-Séquard-Syndrom	Halbseitige Rückenmarksläsion	→ 170
Brudzinski-Zeichen	Meningeales Reizzeichen, Hüft- und Kniegelenksbeugung bei passiver Kopfbeugung	→ 62
Bruxismus	Nächtliches Zähneknirschen	
CADASIL	Cerebral autosomal dominant arteriopathy and subcortical leucencephalopathy, hereditäre Mikroangiopathie	→ 75
Caisson-Krankheit	Taucherkrankheit	

Chaddock-Reflex	Wie Babinski, Auslösung lateraler Fußrücken	→ 20
Chvostek-Zeichen	Kontraktion ipsilateraler mimischer Gesichtsmuskeln bei Beklopfen des N. VII bei Tetanie	→ 119
Costen-Syndrom	Schmerzsyndrom im Temporomandibulargelenk bei Kiefergelenksarthrose	
Dandy-Walker Malformation	Embryonale, zystische Erweiterung IV. Ventrikel, Ventrikeltiefstand	
Déjerine-Klumpke-Lähmung	Schädigung des unteren Armplexus (C8-Th1)	
Déjerine-Sottas-Erkrankung	Typ III der hereditären motorisch-sensiblen Neuropathie (HMSN III); möglicherweise autosomal-rezessiv erbliche neurale Muskelatrophie infolge Wucherung der Schwann-Zellen	
Dévic-Syndrom	Neuromyelitis optica, MS-Variante	
Di-George-Syndrom	Syndrom mit Corpus-callosum-Agenesie	
Diplegia facialis	Bilaterale Gesichtslähmung	
Dix-Hallpike-Manöver	Befreiungsmanöver bei Lagerungsschwindel	
Dupuytren-Kontraktur	Schrumpfung der Palmarfaszie und Fehlstellung der ulnaren Finger	
Dysarthrie	Sprechstörung	→ 51, → 27
EDSS	Bewertungsskala bei MS	→ 79
Eineinhalb-Syndrom	Blickparese zur Hirnstammherdseite und internukleäre Ophthalmoplegie zur Gegenseite	→ 24
Elsberg-Syndrom	Radikulomyelitis der Cauda equina	→ 149
Epley-Manöver	Befreiungsmanöver bei Lagerungsschwindel	
Erb'sche Lähmung	Obere Armplexus-Lähmung	
Erdbeerpflückerlähmung	N. peronaeus-Läsion durch Druck am Fibulaköpfchen	→ 135
Erythema chronicum migrans	flächiges, großbogig begrenztes Erythem, welches sich, oft zentral von einem Zeckenbiss (⇒ Neuroborreliose) ausgehend, unter zentraler Abblassung langsam ausbreitet (sog. „Wanderröte")	
Fahr-Syndrom	Bilaterale striatopallidodentale Verkalkung	
Fauci-Schema	Chemotherapie bei Vaskulitis	
Flaschen-Zeichen	Bei Parese des M. abductor pollicis	→ 135
Foster-Kennedy-Syndrom	Kompressionsbedingte einseitige Optikusatrophie + hirndruckbedingte Stauungspapille der Gegenseite bei Tumoren der mittleren Schädelgrube	→ 144
Foville-Syndrom	Vaskuläres Hirnstamm-Syndrom	
Fowler-Test (Recruitment)	Audiometrischer Test auf cochleäre Störung	
Friedreich-Ataxie	Spinale Heredoataxie	→ 98
Froment-Zeichen	Bei N. ulnaris-Läsion, Beugung des Daumenendgliedes, um Kraft zwischen Dig. I und Dig. II zu bringen	→ 20
Funikuläre Myelose	Hinterstrangsyndrom bei Vit. B12-Mangel	→ 185
Garcin-Syndrom	Einseitige Hirnnervenausfälle (v.a. V-XII)	
Geste antagoniste	Anlegen der Hand an zugewandte Kopfseite bei Torticollis spasmodicus	→ 86
Gnomenwaden	Pseudohypertrophie bei Muskeldystrophie Typ Duchenne	
Gordon-Reflex	Wie Babinski, Auslösen durch Kneten an der Wade	
Gowers-Zeichen	„An-sich-hochklettern" beim Aufstehen bei Muskeldystrophie	
Gradenigo-Syndrom	Felsenbeinspitzen-Syndrom [Nn. V1 (2,3), VI, VIII]	→ 144
Guillain-Barré-Syndrom	Akute Polyneuroradikulitis	→ 148
Loge de Guyon-Syndrom	Kompressionssyndrom des N. ulnaris unter Lig. carpi ulnare	→ 136
HMSN	Hereditäre motorisch-sensible Neuropathie	→ 145
Hoffmann-Tinel-Zeichen	Klopfschmerz bei Karpaltunnelsyndrom	

Holmes-Adie-Syndrom	Idiopathisches Syndrom mit Pupillotonie und Areflexie der unteren Extremität	
Horner-Syndrom	Miosis, Ptosis, Enophthalmus bei Symathikusläsion	→ 51
Hot-dog-Syndrom	Nitratkopfschmerz	
Hunt-und-Hess-Skala	Klinische Schweregradeinteilung bei Subarachnoidalblutung (SAB)	
Hunter-Glossitis	Atrophie der Zungenschleimhaut bei Vit. B12-Mangel	
Isaacs-Syndrom	Neuromyotonie	
Ishihara-Tafel	Farbsinnprüfung	
Jackson-Anfall	Von einem Körperteil sich langsam ausbreitende mot. oder sensible Anfallsäquivalente gemäß Homunculus	→ 107
Jackson-Syndrom	Ventrales paramedianes Oblongata-Syndrom	→ 107
Jacod-Syndrom	Augenmuskelparesen (III, IV, VI), Läsion von Nn. II u. V	
Janetta-Operation	OP bei Trigeminus-Neuralgie	
Jendrassik-Handgriff	Verhaken und Auseinanderziehen der Finger zur Bahnung von Reflexen der unteren Extremität	
Karnofsky-Index	Graduierung der Behinderung bei Tumorpatienten	→ 167
Karpopedalspasmus	Streckung im Kniegelenk und Flexions- und Supinationsstellung der Füsse bei Tetanie	
Kauda-Syndrom	Läsion der Cauda equina	
Kayser-Fleischer-Kornealring	Bei M. Wilson: Kupferablagerungen in der Cornea	→ 92
Kearns-Sayre-Syndrom	Mitochondriale Erkrankung	→ 189, → 158
Kernig-Zeichen	Meningeales Reizzeichen	→ 62
Kleine-Levin-Syndrom	Periodische Hypersomnie mit Bulimie	
Konfabulation	Erfinden von Geschichten zur Ausfüllung von GEdächtnislücken	
Krokodilstränen	Bei peripherer VII-Parese: ↑Tränensekretion beim Essen	→ 140
Kulissenphänomen	Abweichen der Rachenhinterwand zur gesunden Seite	→ 142
Lambert-Eaton-Syndrom	Pseudomyasthenie, v.a. paraneoplastisches Syndrom	→ 163
Lance-Adams-Syndrom	Myoklonien nach Hypoxie	→ 88
Lasègue-Zeichen	Nervendehnungszeichen	→ 16
Lennox-Gastaut-Syndrom	Epilepsiesyndrom im Kindesalter mit myoklonischen Anfällen und Absencen	→ 110
Lhermitte-Zeichen	Nackenbeugezeichen: „Elektrisieren" im Rücken, Extremitäten bei Nackenbeugung	→ 16, → 75
Little-Syndrom	Infantile Zerebralparese	
MELAS-Syndrom	Mitochondriale Myopathie + Enzephalopathie + Laktatazidose + Schlaganfall-ähnliche Epsisoden	→ 158
Melkersson-Rosenthal-Syndrom	Periphere VII-Parese + Lingua plicata + Gesichtsschwellung	→ 140
Meralgia parästhetica	N. cutaneus femoralis lateralis-Syndrom	→ 137, → 208
MERRF-Syndrom	Myoklonus-Epilepsie + ragged red fibers	→ 189
Miller-Fisher-Syndrom	Variante d. Guillain-Barré-Syndroms: Ataxie, Areflexie, Ophthalmoplegie	→ 149
Millard-Gubler-Syndrom	Syndrom des kaudalen Brückenfußes	
MMST	= Mini Mental State Test; Test auf Demenz	
Möbius-Syndrom	Abduzens- und Fazialisparese /-plegie	
MSFC	= Multiple Sclerosis Functional Composite; Skala bei MS zur Abschätzung des Krankheitsgrades	
MSA	Multisystematrophie	→ 96

Niemann-Pick-Erkrankung	Sphingomyelinose	
Nothnagel-Syndrom	Vaskuläres Hirnstamm-Syndrom	
OPCA	Olivopontocerebelläre Atrophie	
Opisthotonus	Reklination des Kopfes und Überstreckung d. Rumpfes	
Oppenheim-Reflex	Wie Babinski, Auslösung durch Reiben an Schienbeinkante	→ 20
Orbitaspitzensyndrom	Läsion des N. Opticus, N. oculomotorius, N. abducens, N. trochlearis, N. trigeminus (oberster Ast)	→ 144
Paraphasien	Fehlerhafte Wortbildungen oder -verwendungen	
Parinaud-Syndrom	Vertikale Blickparese + Konvergenzparese	
Parkbank-Lähmung	N. radialis-Läsion	→ 134
Perseverationen	Gedankliches HAftenbleiben auf vorangegangene Inhalte (Worte oder Bewegungen); z.B. bei Demenzen	
Phalen-Test	Schmerz und Parästhesien bei Hyperextension bei Karpaltunnelsyndrom	→ 135
POEMS-Syndrom	PNP + **O**rganomegalie + **E**ndokrinopathie + **m**onoklonales Protein + **S**kin changes	
PROMM	Proximale myotone Myopathie	→ 155
Pseudobulbärparalyse	Bei bilateraler Läsion der kortikobulbären Bahnen	→ 143
Pyknolepsie	Epilepsie-Syndrom im Kindesalter mit Absencen	→ 110
Q-Fieber	Klinik: meningitisches Bild, Diarrhoe; durch Rickettsien	→ 66
Rabbit-Syndrom	Tremor der perioralen Muskuli bei essentiellem Tremor	
Raeder-Syndrom	Schmerzen im Bereich des N. supraorbitalis (V1) + ipsilateraler Horner	
Ramsay-Hunt-Syndrom	Periphere VII-Parese + Parese V, VI, VIII bei Herpes zoster	
Rebound-Phänomen	fehlendes Abstoppen einer Bewegung bei Kleinhirnläsion	→ 23
Refsum-Krankheit	HMSN IV	→ 97
Rinne-Versuch	Rinne positiv (+) = Normalhörigkeit und Innenohrschädigung; Rinne negativ (-) = Mittelohrschädigung	
Robertson-Phänomen	Reflektorische Pupillenstarre bei Miosis	
Romberg-Versuch	Gleichgewichtstest: Pat. steht mit beiden Füssen dicht zusammen und ausgestreckten supinierten Armen	→ 23
SAE	Subkortikale arteriosklerotische Enzephalopathie (M. Binswanger, vaskuläre Demenz)	
Schellong-Test	Kreislauf-Funktionsprüfung	→ 96, → 118
Schirmer-Test	Einlage eines Filterpapierstreifens aufs Unterlid zur Prüfung der Tränensekretion	→ 87
Segawa-Syndrom	L-Dopa responsive Dystonie	
Shy-Drager-Syndrom	Multisystem-Atrophie	→ 96
Simpson-Test	Test bei Myasthenia gravis: Ptosis bei Aufwärtsblick	→ 163
Sinus-Cavernosus-Syndrom	Nervenausfall der Nerven III, VI, V1 + VI mit Exophthalmus und Schmerz	→ 53
Sneddon-Syndrom	Kombination aus zerebrovaskulärer Erkrankung und Livedo racemosa	
Somnolenz	Zustand abnormer Schläfrigkeit bei erhaltener Weckreaktion	
Sopor	Zustand schwerer Erweckbarkeit ohne spontane Bewegung bei adäquater Schmerzreaktion	
Strümpell-Zeichen	Pyramidenbahnzeichen	→ 20
Sudeck-Syndrom	Sympathische Reflexdystrophie	→ 22 → 209
Syringomyelie	Zentrale Höhlenbildung im Rückenmark	→ 36
Taschenmesser-Phänomen	Bei M. Parkinson; bei passiver Bewegung zunehmender Widerstand, der plötzlich nachgibt	→ 93
Tensilon-Test	Bei Myasthenia gravis; Gabe von Acetylcholin-Esterase-Inhibitor führt zur Besserung der Symptome	→ 163

Tolosa-Hunt-Syndrom	Granulomatöse Erkrankung im Bereich der Orbitaspitze	→ 144, → 209
Token-Test	Neuropsychioloigscher TEst zur Erkennung von Aphasien	
Trendelenburg-Zeichen	Seitwärtskippung des Beckens Parese des M. glutaeus medius und minimus	
Trismus	Kaumuskelkrampf	
Trousseau-Zeichen	Provokation von Paraesthesien und tetanischen Zeichen durch Abschnüren der Blutzirkulation am Oberarm für 3 Minuten bei Tetanie	→ 119
Undines-Fluch-Syndrom	Primäres Schlaf-Apnoe-Syndrom	
Unverricht-Lundborg-Syndrom	Myoklonus-Epilepsie	→ 106
Uthoff-Phänomen	Symptomverschlechterung bei Erhöhung der Körper- oder Außentemperatur (typisch für MS)	→ 75
v. Leyden-Möbius-Erkr.	Pelvifemorale Gliedergürteldystrophie	
VOR-Suppression	Unterdrückung des vestibulo-okulären Reflexes (durch Fixation)	
Wartenberg-Zeichen	Als Folge einer aktiven Beugung des 2. -4. FIngers gegen Widerstand kommt es zu einer Beugung des Daumens	
Wallenberg-Syndrom	Vaskuläres Hirnstamm-Syndrom	→ 45
Weber-Versuch	Bei Mittelohrschädigung ⇒ im kranken Ohr lauter, bei Innenohrschädigung ⇒ im kranken Ohr leiser	
Wernicke-Korsakow-Syndrom	Alkoholfolgeerkrankung mit Vit B1-Mangel; Trias: Ataxie, Ophthalmoplegie + hirnorganisches Psychosyndrom	
West-Syndrom	Blitzartige, generalisierte Epilepsie bei Kindern	
Whipple-Erkrankung	Seltene infektiöse Systemerkrankung mit fakultativer ZNS-Beteiligung	→ 66
Xanthochromie	Fleischwasserfarbener Liquor durch Hb-Abbauprodukte	
Y	„Gibts zum Glück nix!"	
Zytoalbuminäre Dissoziation	Liquorbefund bei Guillain-Barré-Syndrom (GBS)	→ 148

14.2. Kurzgeschichten

14.2.1 Nervenwasser

Daniel Sommerlad

Eine über alle Maßen verängstigte junge Frau saß mit entblößtem Oberkörper auf dem sterilen, gestärkten Bettlaken ihres elektrischen Krankenhausbetts. Ihre nackten Füße hingen seitlich an einer Seite des Betts herunter. Über ihr summte die Neonbeleuchtung in der gespannten Stille des Raumes und warf ein fahles, blaustichiges Licht auf die Szene. Während ein eiskalter Schauer seinen Ursprung in Millionen kleiner Nackenhärchen fand und wie eine Flutwelle den Rücken hinunter bis in die Zehenspitzen lief, spannte die Frau ihr Muskulatur unwillkürlich an und machte ein Hohlkreuz.
Sie dachte über die Fehler nach, die sie gemacht hatte. Der erste Fehler war gewesen, dass sie ihrem in Ehren ergrauten Hausarzt von einem kribbelnden Taubheitsgefühl in der linken Hand erzählt hatte. Dieser hatte sofort Multiple Sklerose vermutet und die junge Frau darüber aufgeklärt, dass sie in wenigen Jahren im Rollstuhl sitzen müsste, wenn nicht umgehend eine Nervenwasserentnahme durchgeführt würde. Man würde mit einer 15 Zentimeter langen Hohlnadel direkt unterhalb des Rückenmarks hineinstechen und Nervenwasser absaugen. Danach hätte sie zwar zwei Wochen lang Kopfschmerzen und müsse auf dem Bauch liegen, aber es führe eben kein Weg daran vorbei. Eine Klinikseinweisung wäre unumgänglich.
Ihr zweiter Fehler war die gestrige Unterhaltung mit einem jungen Patienten aus dem Nachbarzimmer, der blind und gelähmt war und den sie, als er mit seinem Rollstuhl durch die Flure rollte, angesprochen hatte. Er stieß an allen Ecken und Enden an und war zuletzt auch einmal rückwärts die Treppe hinunter gefahren. Diesem jungen Mann hatte sie ihr Leid geklagt und von der bevorstehenden Nervenwasserentnahme erzählt. Es gehört zur schicksalhaften Wendung dieser Geschichte, dass der junge Mann ihr erzählte, man hätte bei ihm auch das Rückenmark punktiert und nun wäre er schließlich blind und gelähmt. Er wusste zu wenig über dramaturgische Elemente in der Literatur, um einen Satz absichtlich so zweideutig zu formulieren und ihn hinterher aufzulösen. Der unidentifizierte Pilz in seinem Kopf hatte einfach bereits zu viel Substanz vernichtet, als dass er der jungen Frau zuliebe das wichtige Stück Information preisgegeben hätte, bereits vor der Punktion blind und lahm gewesen zu sein. Da er ihre unschuldige Schönheit nicht erkennen konnte, entfiel auch jeglicher hormoneller Antrieb zu einer solchen Gefälligkeit.

Während ihr all diese Gedanken durch den Kopf schossen, saß der junge Arzt auf der anderen Seite des Betts und betrachtete ihren Rücken. Er war makellos. Ihre Schultern waren zarte Rundungen, die mit jedem ihrer tiefen, atavistisch-erregten Atemzüge bebten. In der Mitte die harmonisch geschwungene Wirbelsäule, die in der Tiefe einer Muskelrinne versteckt war. Hier und da lugte die Spitze eines Dornfortsatzes neugierig hervor, aufgereiht wie eine samtweiche Perlenkette. Ein großes, dreieckiges Tattoo zierte ihren Rücken an der besten Punktionsstelle im Bereich der Michaelis'schen Lendenraute.
Weiter unten verbreiterte sich die Kontur zu beiden Seiten des Beckens, das von einem reichhaltigen und straffen Gesäßmuskel umrundet wurde. Dieser ruhte in einer hautengen Stoffhose, die etwas nach unten gezogen worden war.

Der junge Arzt hatte sich auf einem Stuhl so positioniert, dass er optimal auf den Lendenwirbelbereich der Patientin sehen konnte. Während er gesenkten Blickes die sterilen Handschuhe der Größe siebeneinhalb auspackte und das benötigte Instrumentarium auf die zehn mal zehn Zentimeter große, ebenfalls sterile innere Oberfläche der Verpackung drapierte, dachte er an das vorhin geführte Aufklärungsgespräch.
Er hatte ihr erklärt, dass er mit einer Nadel ohne Betäubung zwischen den Dornfortsätzen der Lendenwirbelkörper Nummer vier und fünf einstechen, dabei Haut, Fettgewebe, Bänder und zuletzt die harte Hirnhaut durchdringen und schließlich im Liquorraum landen würde. Dort befände sich das zu entnehmendeNervenwasser, welches das Gehirn umspülte und so wichtig zu gewinnen wäre. Die Nebenwirkungen wären Kopfschmerzen, sowie das Risiko einer Blutung im punktierten Bereich, die selten die Größe eines Handballs überschreiten würde, sowie von Infektionen, welche eine chirurgische Abszessdrainage erforderlich machen könnten. Diese wären jedoch selten und im Laufe der von ihm erfolgreich durchgeführten zehn Punktionen nie aufgetreten. Auch eine tödliche Einklemmung des Hirnstamms wäre nur prinzipieller Natur, er hätte das noch nie erlebt. Ob sie Kopfschmerzen hätte, fragte er.
Jetzt schon, dachte sie.
Von Blindheit und Lähmung hatte er nichts erzählt. Sie wusste es aber besser. Sie hatte den jungen Kerl gesehen. Sie hatte mit ihm gesprochen. Sie spürte Schweiß an ihrem Rücken herunterrinnen. Zehn Punktionen? Das war ja lächerlich!

Der junge Arzt schwitze. Er hatte gespürt, dass die Patientin von vorneherein angespannt gewesen war und durch jede seiner Erklärungen nur noch einen weiteren Schritt auf der unheilvollen Angstskala nach oben machte. Ihr Rücken, der anfangs noch locker war, stand nun steil. Die knöchernen Fortsätze standen dachziegelartig übereinander und würden den Weg der Nadel versperren.
Jetzt wird es mal kalt, sagte der Arzt.
Er sprühte Desinfektionsmittel auf den Rücken, wischte es mit einem Tupfer weg, sprühte wieder und wischte. Ein hochdisperser Nebel aus Ethanol, Benzalkoniumchlorid, 2-Biphenylol und 2-Benzyl-4-Chlorphenol erfüllte die Luft und verschlug ihm den Atem. Er nahm die Punktionsnadel in die Hand.
Es gibt jetzt einen Pieks.

Die scharfe Hohlnadel berührte kaum die Haut der jungen Patientin, als in einem Zeitraum von etwa einer halben Sekunde verschiedene urzeitliche Reflexe bei der Patientin aktiviert wurden. Diese hatten in früheren Zeiten gewiss einen Sinn, führten in diesem Moment aber zum Fall der jungen Frau.
Zwei fettige kleine Organe am Oberpol der Nieren, die den Angriff eines Säbelzahntigers vermuteten, pressten in größter Not einige Tropfen Adrenalin in die Blutbahn, um den Herzschlag zu steigern und den Blutdruck zu erhöhen. Gleichzeitig versuchten vegetative Nervenfasern, die Blutgefäße zu straffen und etwa zwei Liter Blut aus dem Darm zu entfernen.
Es gelang ihnen nicht.
Der zehnte Hirnnerv, der gerade etwas lustlos verdaute, wurde durch die verdutzten Herzvorhöfe zu akuter Eile gedrängt und übernahm das Kommando. Er verlangsamte den Herzschlag und ließ Blut in den Venen versacken, um nach dem Angriff des Säbelzahntigers ein Verbluten zu verhindern. Die junge Frau verdrehte die Augen und fiel nach hinten.

Bei einer Nervenwasserpunktion nach hinten zu fallen ist die denkbar ungünstigste Fallrichtung in diesem Szenario. Würde man nach vorne fallen, könnte einem vielleicht der eigene Schoß noch Schutz und Trost bieten. Fiele man zur Seite, brächte einen das Bett zum Stillstand. Hier wäre lediglich das Stahlrohr, das bei Krankenhausbetten seit etwa 1000 Jahren Kopf- und Fußende veredelt, als mögliche Ursache einer stumpfen Impressionsfraktur mit infinitesimal kleiner Aufschlagsfläche zu benennen.
In unserem Fall schließlich, von dem hier ohne jede Übertreibung glaubhaft berichtet werden soll, bohrte sich die Punktionsnadel mit aller Gewalt in die Bandscheibe der Patientin. In seltenen Fällen kommt es durch Fehlleiten der Kanüle auch zur sogenannten „hinteren Nierenbeckenpunktion", die zur Gewinnung gelblichen Nervenwasser führt und mit großer Aufregung und Unruhe verbunden ist.

Den jungen Arzt verließ für diesen Tag die Lust am Punktieren, da er noch drei Schlaganfälle in die Stroke-Datenbank eingeben musste und die Diagnosen seiner Patienten in Nummern codieren.
Die Liquorpunktion wurde am Folgetag vom Oberarzt erfolgreich durchgeführt, der ohne viel Aufhebens mit einer etwa kleinfingerdicken, rosafarbenen Nadel schichtweise das Rückgrat entgrätete und einen bleistiftdicken Strahl klaren Liquors in drei Röhrchen abfüllte. Es geht eben nichts über Erfahrung!

14.2.2 Blut

Daniel Sommerlad

Aus dem dumpfen Schleier der Müdigeit heraus betrachtet erscheint die Klinik im Licht des Morgens friedfertig. Äußerlich fein hergerichtet, erwartet der unbefangene Beobachter im Inneren des Bauwerks kein kumuliertes Leid. Eine Fassade nur, weiß getüncht, trennt die kranken Hirne von gesunden, teilt die Welt in unheilvollen Symptome und harmlose Beschwerden.

Der Held der Geschichte ist Famulus und fürchtet sich vor dem Betreten der Klinik. Er fürchtet sich vor dem Blutabnehmen, jenem morgendlichen Ritual, das schicksalhaft seine Tagesform bestimmt. Wenn es gut klappt, wird der Tag gut, wenn es schlecht klappt (und Gott weiß, wie schlecht es klappen kann), dann fällt innerhalb einer Nanosekunde das gesamte Universum in sich zusammen und begräbt den Famulus unter sich. Keiner bemerkt es.

Er erinnert sich dann schlagartig an seine erste Blutentnahme, ein Gedanke, der gewöhnlich verdrängt wird und nur in Situationen extremer Unlust wieder an die Oberfläche des Bewussten drängt. Ihm ist ein neuartiges, himmelblaues Stauband untergekommen, mit dem er, ohnehin bereits leicht erregt und mit beschleunigtem Puls, das Patientenzimmer betritt. Auf dem Nachttisch des Privatpatienten liegt deutlich sichtbar die Frankfurter Allgemeine, daneben ein Bild seiner Frau mit den zwei Kindern, die vielleicht Kevin und Leonie heißen. Auf der Nase des Patienten befindet sich eine in Vorbereitung auf das Lesen platzierte Brille. Schwarze Lederschuhe stehen vor dem Bett.

Unpassend, gerade jetzt, gerade heute, steht auf dem Gesicht des Mannes geschrieben. Vor dem Frühstück.

Ich muss bei Ihnen Blut abnehmen, stammelt der Famulus in den kalten, viel zu großen Raum. Der Arztkittel ist zu groß.

Jetzt? entgegnet der Mann. Er greift zu seiner Lesebrille, wohl um sie abzusetzen. Er ist jederzeit bereit, die Bewegung zu unterbrechen.

Ja. Wann denn sonst, sollte man meinen.

Alles geht sehr schnell. Das Tablett wird auf die Bettdecke gestellt, ein strafender Blick des Patienten, rasches Wenden des Famulus in verschiedene Richtungen. Das Tablett kommt auf das Fenstersims.

Welcher Arm? fragt der Patient und hält den rechten Arm entgegen.

Das Stauband wird hervorgeholt.

Der Famulus merkt nicht, dass der Kopf des Staubandes in die Schließe eingesteckt und das Band gänzlich durch die Öse gezogen ist. Der Puls wird rascher, kleine Schweißperlen bilden sich auf der Stirn.

Ein lautes Klicken zeigt an, dass das erbärmliche Herumdrücken zum Öffnen des Staubandes geführt hat. Es ist jetzt sehr warm im Zimmer. Ein Schweißtropfen rinnt von der rechten Schläfe durch die Kotelette.

Der Famulus führt das Stauband um den wartend erhobenen Patientenarm, es ist um 180 Grad verdreht. Eine schnelle Korrektur, keiner merkt etwas. Es geht nicht zu. In welches Loch muss der Plastiknippel hineingesteckt werden?

Haben Sie das schon einmal gemacht? fragt der Mann.

Das gesamte Universum bricht in sich zusammen und begräbt den Famulus unter sich. Er wird vergessen, was er jetzt zur Erklärung stammelt. Irgendwie geht das Stauband doch zu.

Ich habe sehr schlechte Venen, sagt der Mann. Mein Hausarzt nimmt immer eine Nadel mit Schlauch dran.

Der Famulus entschließt sich, das auch zu tun. Es ist seine letzte Rettung. Ein Butterfly wird hervorgeholt, das ist eine kleine Nadel, an der ein dünner Schlauch befestigt ist. Am Ende des Schlauches wird das Blutröhrchen eingesteckt.
Keine einzige Vene zeigt sich am dicken Arm des feisten Privatpatienten. Der Arm verfärbt sich lila, während der Famulus überall klopft und drückt. Dort, in der Tiefe, befindet sich die einzige Vene am ganzen Körper dieses Mannes, die zur Blutentnahme geeignet ist. Ein beherzter Stich mit zitternder Hand, das Butterfly gleitet durch die Haut. Der Schlauch füllt sich zu einem Zentimeter mit Blut. Das Zeichen des Sieges! Durch hektisches Hantieren mit dem Blutröhrchen wird sich der Famulus am Schlauch verfangen und die Nadel aus dem Arm des Mannes reißen. Blut wird aus dem immer noch gestauten Arm fließen, auf die Hose, auf das Bettlaken und auf den Fußboden. Das alles geht ihm durch den Kopf, während er die ersten Röhrchen füllt. Sprudelnd, knisternd fließt der dünne Strahl Blut in sein enges Behältnis. Ob jetzt gleich die Nadel verrutschen wird, vielleicht erst beim letzten Röhrchen? Alles geht gut. Erst im Stationszimmer merkt der Famulus, dass man für die Blutgerinnung ein grünes Röhrchen braucht. Es war kein grünes Röhrchen dabei.
Innerhalb einer Nanosekunde... Na, Sie wissen schon!

1. Neurologische Diagnostik

1.1. Körperliche neurologische Unersuchung

1.1.1 Nennen Sie die wichtigsten Muskeleigenreflexe und ihre segmentale Zuordnung! (8)

- BSR C5/6
- PSR L2 - L4
- Bauchhautreflex Th6 - Th12
- RPR C5/6
- TPR L5
- Kremasterreflex L1/2
- TSR C7/8
- ASR S1/2
- Analreflex S3/5
- Trömner C8

1.1.2 Was versteht man unter Meningismus?
In Zusammenhang mit welcher chronisch entzündlichen Erkrankung wurde das Lhermitte-Zeichen beschrieben?

Patient liegt entspannt mit gestreckten Beinen auf dem Rücken. Die Beugung des Kopfes nach vorne führt zu Schmerzen im Nacken und reflektorischer muskulärer Gegenspannung.

Bei Multipler Sklerose

1.1.3 Erklären Sie das Lasègue-Zeichen!
Welche Wurzeln sind beim sog. umgekehrten Lasègue-Zeichen betroffen?

Bei entspannter Rückenlage führt die passive Beugung des gestreckten Beines im Hüftgelenk zu ziehenden, vom Gesäß in die Oberschenkelrückseite ausstrahlenden Schmerzen.

Die Wurzeln L3/4

1.1.4 Als neurologischer Dienstarzt werden Sie zu einem bewusstlosen Patienten unklarer Anamnese gerufen. Welche Schritte unternehmen Sie als erstes? Auf welche Aspekte konzentrieren Sie Ihre orientierende differentialdiagnostische Untersuchung ? (7)

Die Sicherung der Vitalfunktionen (Atmung, Kreislauf)

Die Festellung des Grades der Vigilanztrübung (GCS)

- Nackenbeugen u. Kopfwendung (Nackensteife?)
- Augenstellung und -beweglichkeit, VOR
- Pupillengröße und -reaktion
- Schutzreflexe (Corneal-, Würgereflex)
- Motorik (Haltung, Tonus, MER, Pyramidenbahnzeichen)
- Atemmuster

1.1.5 Sie möchten eine Kollegin telefonisch zu Rate ziehen. Nach welchem allg. anerkannten Schema fassen Sie die Vigilanzstörung kurz zusammen?

Nach dem Glasgow Coma Scale

1.1.6 Schildern Sie die Kraftprüfung der unteren Extremitäten.

Beinvorhalteversuch (BVV), Beugen, Strecken und Adduktion in der Hüfte, Beugen und Strecken im Knie, Heben und Senken von Fuß und Zehen, Zehengang, Fersengang

1.1.7 Erklären Sie den Unterschied zwischen Spastik und Rigor!

Spastik: Ein bei passiver Bewegung zunächst zunehmender deutlicher Widerstand, der plötzlich nachgibt („Taschenmesserphänomen"), typisch bei zentraler Lähmung.

Rigor: Ein wächserner, während der gesamten Bewegung gleichbleibend zäher Widerstand, typisch bei Basalganglienerkrankungen vom hypokinetisch-rigiden Typ (z.B. M. Parkinson).

1.1.8 Nennen Sie die wichtigsten physiologischen Fremdreflexe. (6)

- Pupillenreflex
- Kornealreflex
- Würgereflex
- Bauchhautreflex
- Kremasterreflex
- Analreflex

1.1.9 Nennen Sie die wichtigsten Pyramidenbahnzeichen. (5)

- Babinski
- Gordon
- Oppenheim
- Chaddock
- Strümpell-Zeichen
- Klonus

1.1.10 Was versteht man unter dem Flaschenzeichen?

Beim Umfassen einer Flasche, kommt es zu keinem Anliegen der Hautfalte zwischen Daumen und Zeigefinger wegen der ungenügenden Abspreizung des Daumens durch den paretischen M. abductor pollicis brevis.

1.1.11 Was versteht man unter dem Fromentzeichen?

Bei der Läsion des N. ulnaris kommt es zu einer Parese de M. adductor pollicis. Soll der Patient ein Blatt Papier zwischen Daumen und Zeigefinger greifen, kommt es zu einer Flexion des Daumenendgliedes, um die mangelnde Adduktion auszugleichen.

1.1.12 Was versteht man unter dem Trendelenburg-Zeichen?

Ein Absinken der gesunden Beckenseite beim Stehen auf dem kranken Bein durch Parese des M. glutaeus medius und minimus (N. gluteus superior L4 – S1).

1.1.13 Welche Qualitäten umfasst die eingehende Untersuchung der Sensibilität?

Sie umfasst die Untersuchung der Empfindung von Berührung (epikritische Sensibilität = Ästhesie), des Schmerzes (Algesie), der Temperatur (Thermästhesie), der Vibration (Pallästhesie) und des Lagesinns (Propriozeption).

1.1.14 Zeigen Sie an sich die Dermatome C5, C6, C7, Th4, Th10, L2, L5, S1 und S2!

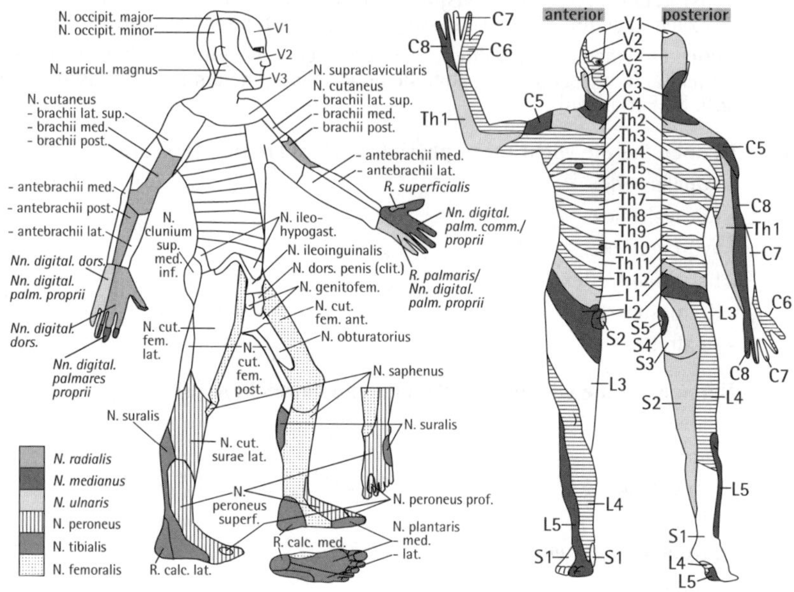

1.1.15 Erläutern Sie den Romberg-Stehversuch und den Unterberger-Tretversuch!

Romberg-Stehversuch: Vergleich der Standsicherheit bei offenen und geschlossenen Augen

Positiv: starke Zunahme schwankender Bewegungen (Standataxie) bei geschlossenen Augen, v.a. bei afferenter Ataxie (z.B. Friedreich-Ataxie)

Unterberger-Tretversuch: Pat. tritt mit geschlossenen Augen ca. 1 Min. lang auf der Stelle

Pathologisch bei Richtungsabweichung (Drehung) > 45°

1.1.16 Was versteht man unter Diadochokinese?

Schnelle alternierende Bewegungen, z.B. „Gühbirneneinschrauben", „gegensinniges Klatschen"

1.1.17 Skizzieren oder beschreiben Sie den Gesichtsfeldausfall bei einer Läsion im medialen Chiasma, z.B. durch einen Hypophysentumor!

Bitemporale Hemianopsie

1.1.18 Wie würden Sie Reflexaugenbewegungen prüfen?

Reflexaugenbewegungen: vestibulookulärer Reflex (VOR), optokinetischer Nystagmus

1.1.19 In welche Richtung weist das Maximum der Doppelbilder bei einer Parese des M. rectus inferior?

Nach unten + temporal

1.2. Neuropsychologischer Befund

1.2.1 Welche kognitiven Fähigkeiten umfasst die Beurteilung des neuropsychologischen Befunds? (6)

Die orientierende neuropsychologische Befunderhebung umfasst die Beurteilung von:

Orientierung, Sprache, Praxi, Neglect, Agnosie, Gedächtnisleistung und Merkfähigkeit

1.2.2 Was versteht man unter einer Agnosie? Wo findet sich die Läsion bei einem typischen Neglect-Syndrom?

Ein spezifisches Nichterkennen bestimmter „Objekteigenschaften" bei erhaltener sensorischer Grundfunktion

Läsion bei Neglect: rechts temporoparietal

1.2.3 Was versteht man unter einer retrograden Amnesie? Nennen Sie mögliche Ursachen einer akuten Amnesie!

Eine Störung des Altgedächtnisses, d.h. Geschehnisse vor Eintritt der Läsion können nicht mehr erinnert werden

- **Akut persistierend** ⇒ posttraumatisch, ischämisch, Blutung
- **Akut transient** ⇒ Commotio cerebri, transitorische globale Amnesie (TGA), Temporallappenanfall

1.2.4 Erklären Sie den Unterschied zwischen Aphasie, Dysarthrie und Dysphonie!

Aphasien = Zentrale Sprachstörungen () mit gestörter Sprachproduktion und/oder Sprachrezeption (Störung der verbalen Kommunikation)

Dysarthrie = Sprechstörung

Dysphonie = Störung der Lautbildung

1.2.5 Wo liegt die ursächliche Schädigung bei einer Dysarthrie?

Im peripheren (bulbären) oder zentralen (pseudobulbären) motorischen Neuron

1.2.6 Wodurch unterscheiden sich Broca- und Wernicke-Aphasie?

	Broca-Aphasie	Wernicke-Aphasie
Historisch	**„Motorische" Aphasie**	**„Sensorische" Aphasie**
Versorgungsgebiet	A. praerolandica, Gyrus frontalis inf.	A. temporalis posterior, auditiver Assoziationskortex, Gyrus angularis, Gyrus supramarginalis
Sprachproduktion	Angestrengt, verlangsamter gestörter Sprachfluss	Flüssig
Sprachverständnis	Leicht gestört	Schwer gestört
Artikulation	Schlecht, oft dysarthrisch	Gut, meist ungestört
Prosodie	Dysprosodisch, nivelliert	Meist erhalten
Satzbau	Agrammatismus	Paragrammatismus
Wortwahl	Enges Vokabular, kaum semantische Paraphasien	Viele semantische Paraphasien, Neologismen, im Extremfall ⇒ semantischer Jargon
Lautstruktur	Viele phonematische Paraphasien	Viele phonematische Paraphasien, bis zum phonematischen Jargon
Schreiben, Lesen	Möglich mit Einschränkungen	Äquivalent gestört

1.2.7 Was versteht man unter einer Leitungsaphasie?

Eine starke Störung des Nachsprechens (auch Schreiben nach Diktat), phonematische Paraphasien, sonst weitgehend unauffällig

1.2.8 Worin unterscheidet sich eine Leitungsaphasie von einer transkortikalen Aphasie?

Transkortikale motorische Aphasie: Spontansprache nicht flüssig, Verständnis erhalten, Nachsprechen intakt

Leitungsaphasie: Spontansprache flüssig, Verständnis erhalten, Nachsprechen gestört

1.3. Apparative Diagnostik - Bildgebung

1.3.1 Skizzieren Sie kurz Vor- und Nachteile der Anwendung der Dopplersonografie!

Vorteile: atraumatisch, beliebig oft durchfühbar, gutes „bedside"-Verfahren in Notfallsituation

Nachteile: hoher Trainingsaufwand

1.3.2 In welchen Fällen ist auch heute noch eine konventionelle Röntgendiagnostik indiziert? Erklären Sie die Durchführung einer Myelografie!

Indikation: in erster Linie knöcherne Läsionen des Schädels und der Wirbelsäule

Myelografie: lumbale, intrathekale KM-Injektion zur „negativen" Darstellung des Myelon, der Nervenwurzeln und der Wurzeltaschen, Injektion in Höhe L3, 10-15 ml

1.3.3 Was versteht man unter der sogenannten DSA?

Eine Gefäßdarstellung durch intravasale Applikation von jodhaltigem Kontrastmittel.

1.3.4 Welche differenzialdiagnostischen Überlegungen können Sie mit Hilfe des CT bei einem Patienten mit Schädelhirntrauma abklären?

DD: Ischämie – Blutung,
DD: Raumforderungen (Tumoren, Metastasen, Gefäßmalformationen)

1.3.5 Welchem Ziel dienen diffusionsgewichtete Aufnahmen bei einer Magnetresonanztomografie?

Vor allem zum Nachweis frischer Ischämien mit Berechnung der „apparent diffusion coefficient" (ADC)

1.3.6 Ordnen Sie die nachfolgenden Bilder den verschiedenen Schnittbildverfahren zu!

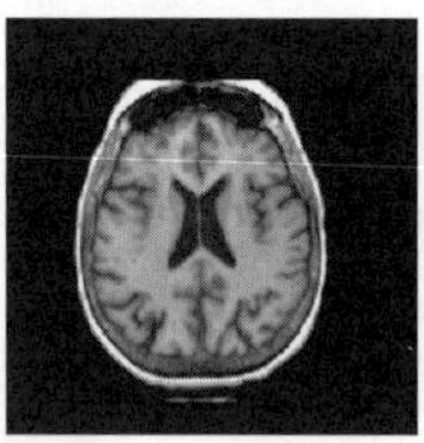

T1
Liquor dunkel

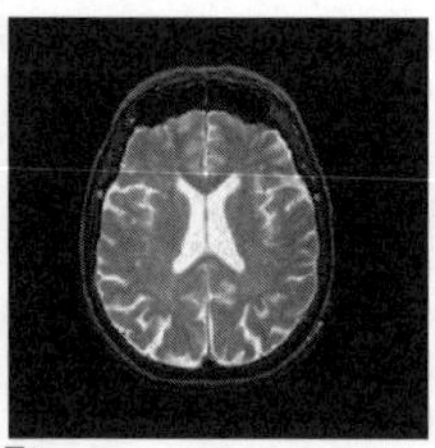

T2
Liquor hell

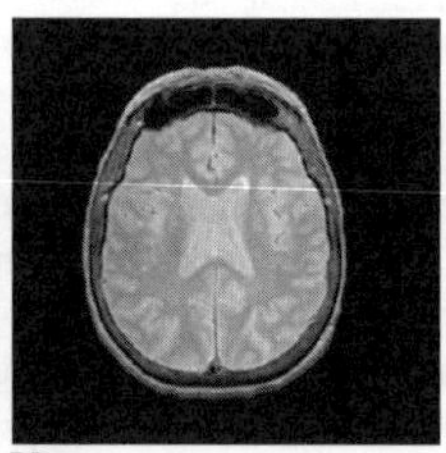

PDw
Liquor mäßig hell
Fett mäßig dunkel

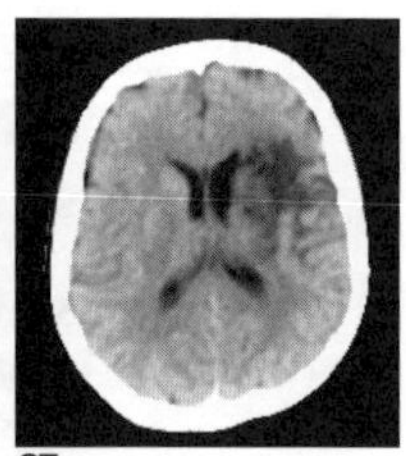

CT

1.3.7 Worin liegt die Stärke der Magnetresonanztomografie?

Die Stärke der MRT liegt in der besseren Auflösung und Differenzierung von Gewebetypen, v.a. bei raumfordernden Prozessen und weichteilspezifischen Fragestellungen.

1.4. Apparative Diagnostik - EEG

1.4.1 Was misst man eigentlich mit dem EEG?

Man misst elektrische Potentialschwankungen, die mit dem Summationspotential oberflächennaher kortikaler dendritischer Synapsen korrelieren.

1.4.2 Was versteht man unter mittelschweren Allgemeinveränderungen im EEG?

Morphologisch: ϕ-Wellen, frontal u. temp. auch niedrige d-Wellen
Klinisches Korrelat: Somnolenz

1.4.3 Nennen Sie Beispiele wichtiger pathologischer EEG-Veränderungen? (9)

EEG-Veränderungen	Klinische Bedeutung
Allgemeinveränderungen	Unspezifischer Befund bei diffusen Hirnschädigungen (z.B. Enzephalopathien, Enzephalitis, SHT)
Epilepsietypische Potentiale	Hinweis auf erhöhte zerebrale Erregbarkeit, jedoch nicht unbedingt mit einer Epilepsie verbunden (z.B. auch bei Migräne und bei Kindern)
„Burst-suppression Muster"	Schwere bilaterale Funktionsstörung (u.a. Barbituratintoxikation, Hypoxie, SHT, Enzephalitis)
Isoelektrisches EEG	Bei Ausschluss reversibler Funktionsstörungen Hinweis auf Funktionsausfall der Großhirnrinde im Sinne eines Hirntodes
Synchronisierte Deltawellen	Tiefer liegende, subhemisphärielle Funktionsstörung (z.B. Hirnstammlesion)
Intermittierend rhythmische Deltaaktivität (IRDA)	Subkortikale Hirnfunktionsstörung mit Einbeziehung mittelliniennaher Strukturen oft in Kombination mit Allgemeinveränderungen
Periodische triphasische Wellen	Diffuse Störung subkortikaler und kortikaler Areale, z.B. bei Creuzfeldt-Jakob-Erkrankung, metabolischen/hypoxischen Störungen oder Enzephalitis
Polymorpher Deltaherd	Hinweis auf kortexnahen Herd im Rahmen einer substanziellen Hirnschädigung, z.B. bei zerebraler Blutung, Insult, Enzephalitis oder Kontusion
Periodische lateralisierte epileptiforme Entladungen (PLEDs)	Hinweis auf strukturelle hemisphärische Läsion, in bis zu 70% mit epileptischen Anfällen verbunden

1.5. Apparative Diagnostik ENG/EMG

1.5.1 Beschreiben Sie kurz das Prinzip der Elektroneurografie (ENG)!

Messung der motorischen und sensiblen Nervenleitgeschwindigkeit (NLG).
Mit einem überschwelligen Reiz wird ein Aktionspotential ausgelöst, das sowohl orthodrom, d.h. in Richtung der physiologischen Leitung, als auch antidrom, d.h. entgegengesetzt, weitergeleitet wird.

1.5.2 Beschreiben Sie Durchführung und Indikation der Elektromyografie (EMG)!

Prinzip: Registrierung der elektrischen Muskelaktivität mit einer konzentrischen Nadelelektrode, die direkt in den Muskel eingestochen wird. Erfasst werden die Potentiale motorischer Einheiten (PmE) im Radius von 1-2 mm.

Ind: Differenzierung neurogener und myogener Muskelatrophie. Differenzierung zwischen neurogener Parese, Inaktivitätsatrophie, mechanischer Behinderung, psychogener Lähmung und reflektorischer Ruhigstellung. Beurteilung der Ausbreitung und des Verteilungsmusters der neurogenen Veränderungen, Beurteilung von Ausmaß und Reinnervation nach neurogenen Läsionen

1.5.3 Wie lassen sich primär axonale und primär demyelinisierende Schädigungen elektrophysiologisch unterscheiden?

ENG- und EMG-Befunde bei axonalen und demyelinisierenden Läsionen

Neurografie	Axonopathie	Chronische Demyelinisierung
NLG	n/↓	↓↓
MSAP-Amplitude	↓↓	n/↓
MSAP-Dauer	n/↓/↑	↑
MSAP-Konfiguration	n	Aufgesplittert, verbreitert
F-Wellen-Latenz	↑/-	↑↑/-
Myografie	**Axonopathie**	**Chronische Demyelinisierung**
Pathologische Spontanaktivität	++	-
Einzelpotential-Konfiguration	Pathologisch	Normal
Interferenzbild	Stark gelichtet	Dicht

1.6. Evozierte Potentiale

1.6.1 Erklären Sie das Prinzip der Untersuchung sog. evozierter Potentiale!

Es handelt sich um eine Ableitung der Reizantwort des ZNS auf verschiedenartige Reizung und deren Beurteilung.

1.6.2 Welche Arten von evozierten Potentialen kennen Sie und für welche klinische Fragestellung sind diese von Relevanz?

VEP: Hörnerv- und Hirnstamm-Diagnostik

AEP: Erkrankungen des Auges (Katarakt, Retina-erkrankungen, Glaukom etc.), Erkrankungen des N. opticus

SSEP: siehe 1.6.3

1.6.3 Welche differenzialdiagnostischen Überlegungen können Sie mit Hilfe der somatosensibel evozierten Potentiale (SSEP) am N. medianus anstellen? (4)

- Zuordnung ⇒ Läsionen distal oder proximal des Spinalganglions?
- Zervikale Myelopathie
- Spinale Tumoren
- Syringomyelie

1.6.4 Wozu dient in der Liquordiagnostik die isoelektrische Fokussierung?

Dem qualitativen Nachweis von intrathekal gebildetem oligoklonalem IgG.

1.6.5 Beschreiben Sie die Durchführung der Lumbalpunktion und nennen Sie die wichtigste Komplikation.

Eine Punktion zwischen 4. u. 5. (Verbindung zwischen beiden Beckenkämmen) oder 3. u. 4. LWK, eine diagnostische Entnahme bis ca. 20ml möglich

Ein postpunktioneller Kopfschmerz (abhängig von Durchmesser der verwendeten Nadel)

2. Gefäßerkrankungen

2.1. Anatomische und Physiologische Grundlagen der Hirndurchblututng

2.1.1 Welche Arterien versorgen das Gehirn und in welche Äste teilen sich diese Arterien?

Das Gehirn wird über die beiden Aa. carotis internae (vordere Zirkulation) und Aa. vertebrales (hintere Zirkulation) versorgt.

Vordere Zirkulation (Aa. carotis internae):

Intrakraniell: Abgang der A. ophthalmica (funktionell relevante Kollaterale zum Externastromgebiet) ⇒ Abgang der A. choroidea anterior ⇒ Abgang der A. communicans posterior ⇒ Aufteilung an der sog. T-Gabel in die Aa. cerebri media und anterior

Hintere Zirkulation (Aa. vertebrales):

Intrakraniell: Abgang der A. cerebelli posterior inferior aus der A. vertebralis ⇒ Vereinigung beider Vertebralarterien zur A. basilaris ⇒ Aufteilung in die beiden Aa. cerebri posteriores

2.1.2 Was ist die Blut-Hirn-Schranke?

Eine Trennung des Intravasalraumes vom Hirnparenchym durch Kapillarendothelien mit „tight junctions"

2.2. Zerebrale Durchblutungsstörungen

2.2.1 Was ist die Penumbra?

Ein minderperfundiertes, aber noch nicht irreversibel geschädigtes Gewebe („Penumbra" = griechisch für Halbschatten)

2.2.2 Erklären Sie den begrifflichen Unterschied zwischen einem Schlaganfall und einem Hirninfarkt!

Schlaganfall: akutes Ereignis mit neurologischer Ausfallsymptomatik, dem eine zerebrale Ischämie oder Blutung zugrunde liegt

Hirninfarkt: irreversibel geschädigtes Hirngewebe als Folge bzw. Endzustand einer zerebralen Ischämie

2.2.3 Wie unterscheiden sich Territorialinfarkte und lakunäre Infarkte pathogenetisch?

Territorialinfarkte: meist embolisch bedingter Verschluss einer größeren hirnversorgenden Arterie, Infarktareal >1,5 cm Durchmesser, häufig auch kortikale Regionen betroffen

Lakunäre Infarkte: lokaler Verschluss einer tiefen Perforans-Arterie, Infarktareal < 1,5 cm Ø

2.2.4 Welche häufigen Ursachen eines ischämischen Insultes kennen Sie? (3)

- Kardiale Embolie: häufig absolute Arrhythmie bei Vorhofflimmern
- Arterioarterielle Embolie bei Makroangiopathie (= extrakranielle Stenose der A. carotis interna)
- Zerebrale Mikroangiopathie

2.2.5 Nennen Sie die wichtigsten Risikofaktoren für einen ischäm. Schlaganfall. (5)

- Vorhofflimmern
- Arterielle Hypertonie
- Diabetes mellitus
- Hypercholesterinämie
- Rauchen

2.2.6 Welche Symptome finden sich typischerweise bei einem akuten Verschluss der A. cerebri media?

Halbseitige Sensibilitätsstörung, neuropsychologisches Defizit: Aphasie, Neglect, Kopf- und Blickwendung (zur Läsionsseite)

2.2.7 Welche Befunde werden bei Schlaganfallpatienten in den ersten Stunden nach Symptombeginn in der CCT gefunden?

Sog. Infarktfrühzeichen: z.B. hypodense Areale, hyperdenses Mediazeichen

2.2.8 Welche Diagnostik würden Sie zur Abklärung der häufigen Ursachen einer zerebralen Ischämie einsetzen?

Kardiale Embolie: EKG, Langzeit-EKG bzw. Monitorüberwachung auf Stroke-Unit transthorakale (evtl. transösophageale) Echokardiographie

Arterioarterielle Embolie: extra- u. transkranielle Doppler-Sonografie, ergänzende farbkodierte Duplex-Sonografie, MR-Angiographie, DSA

Zerebrale Mikroangiopathie: bei typischer Lakune in der Bildgebung eingeschränkte Diagnostik ausreichend: EKG, extrakranieller Doppler, Routinelabor und Suche nach Gefäßrisikofaktoren (arterielle Hypertonie? Diabetes mellitus?)

2.2.9 Sollten erhöhte Blutdruckwerte bei akuten Schlaganfallpatienten rasch gesenkt werden?

Erhöhte RR-Werte sind in der Akutphase häufig, Senkung nur bei Werten >200/110-120 mmHg, niedrige Blutdruckwerte verschlechtern die Perfusion im Infarktrandbereich

2.2.10 Nennen Sie die Indikation für eine Lysetherapie.

Akute zerebrale Ischämie (nach Ausschluss einer Blutung) + funktionell relevantes neurologisches Defizit + Beginn der Symptomatik <3 h bzw. <6 h

2.2.11 Wie lange ist das Zeitfenster für eine systemische Lysebehandlung mit rt-PA beim Schlaganfall?

3 h

2.2.12 Welche Maßnahmen sind im Rahmen der Sekundärprävention nach Schlaganfällen wirksam?

Kontrolle der Risikofaktoren:

- Behandlung einer arteriellen Hypertonie
- Konsequente Diabeteseinstellung
- Behandlung einer Fettstoffwechselstrg.: bevorzugt Statine zur Cholesterinsenkung
- Nikotinkarenz

Medikamentöse Sekundärprophylaxe:

Thrombozytenaggregationshemmer, Antikoagulantion

2.2.13 Bei welcher Symptomatik wird eine extrakranielle A.-carotis-interna-Stenose als „symptomatisch" bezeichnet?

Bei Vorliegen eine(r/s) TIA, Amaurosis fugax, Schlaganfall in den letzten 6 Mo.

2.2.14 Welche ist die häufigste kardiale Erkrankung, die mit einem erhöhten Risiko zerebraler Embolien einhergeht und worin besteht die Standardbehandlung?

Vorhofflimmern (ca. 60% aller kardial-embolischen Schlaganfälle)

- Evtl. medikamentöse oder elektrische Kardioversion
- Orale Antikogulation (z.B. Marcumar)
- Antikoagulation zur Primär- und Sekundärprophylaxe sinnvoll

2.2.15 Was versteht man unter einem M. Binswanger?

Eine Erkrankung der kleinen zerebralen Perforans-Arterien/Arteriolen mit der Folge kleiner lakunärer Infarkte u./o. diffuse, periventrikulär betonte Marklagerschädigung

2.2.16 Wann ist das vasogene Hirnödem nach ischämischen Insulten besonders ausgeprägt?

Das Hirnödems ist erst nach 2-5 Tagen maximal ausgeprägt!

2.2.17 Der akute Verschluss der A. basilaris ist ein besonderer neurologischer Notfall: Schildern Sie das übliche diagnostische Vorgehen und nennen Sie die Standardbehandlung!

- CCT: in den ersten Stunden meist keine Infarktdemarkierung
- Ausschluss Blutung, evtl. „dichte Basilaris"
- Nachweis des Basilarisverschlusses außer durch Angiographie möglich durch: CT-Angio und cMRT (weniger zuverlässig: transkranielle Duplexsonografie)

2.2.18 Welches sind klinische Merkmale, die auf eine Dissektion als Ursache einer zerebralen Ischämie hinweisen?
ypische Trias:

- Zerebrale Ischämie (nicht selten rezidivierend)
- Lateralisierte Hals-, Nacken oder Kopfschmerzen
- Horner-Syn. (Befall: A. carotis interna), ggf. Ausfall anderer kaudaler Hirnnerven

2.2.19 Wie werden zerebrale Vaskulitiden eingeteilt?

Eint

Primär		Sekundär	
Große Gefäße	- Riesenzellarteriitis - Arteriitis temporalis - Takayasu-Arteriitis	**Bei Kollagenosen**	- SLE - Sjörgen-Syndrom
Mittelgroße Gefäße	- „Klassische" Panarteriitis nodosa - Isolierte Angiitis des ZNS	**Bei Infektions-erkrankungen**	- Meningitis (typisch bei Pneumokokken) - TBC - Neurolues - Borreliose - VZV (nach Zoster ophthalm.) - HIV
Kleine Gefäße	- U.a. Wegenersche Granulomatose - Churg-Strauss-Syndrom - Purpura Schoenlein-Henoch	**Andere**	- U.a. Sarkoidose - Paraneoplastisch - Toxine, z.B. Kokain
Weitere Vaskulitiden	- M. Behçet		

2.2.20 Woran denken Sie bei einer80-jährigen Patientin mit Schläfen-kopfschmerz und einer BSG von 90 mm in der ersten Stunde und welche Gefahr besteht?

- Riesenzellarteriitis
- Erblindungsgefahr

2.2.21 Wo kann eine Sinus-Venen-Thrombose lokalisiert sein?

Im Sinus sagittalis superior (klinisch größte Relevanz), transversus oder sigmoideus

Selten: Thrombosen des Sinus cavernosus & rectus und der inneren Hirnvenen

2.2.22 Bei einer 35-jährigen Frau im Wochenbett kommt es zu einem ersten generalisierten Anfall. Zwei Tage zuvor hatte sie bereits über ungewohnte Kopfschmerzen geklagt. Welche diagnostischen Maßnahmen sind zum Nachweis bzw. Ausschluss einer Sinus-Venen-Thrombose sinnvoll? (3)

CCT ohne und mit KM, MRT + venöse MR-Angiografie, Angiografie

2.3. Intrakranielle Blutungen

2.3.1 Welche intrakraniellen Blutungen sind typischerweise Folge eines Traumas?

Epiduralblutungen, Subduralblutungen

2.3.2 Nennen Sie Ursachen einer spontanen intrazerebralen Blutung entsprechend der Häufigkeit! (3)

- <40 Jahre: Gefäßfehlbildung
- 40-70 Jahre: hypertensive Massenblutung (insgesamt am häufigsten über alle Altersgruppen)
- >70 Jahre: Amyloidangiopathie, hypertensive Massenblutung

2.3.3 Nennen Sie verschiedene operative Verfahren zur Therapie einer spontanen intrazerebralen Blutung! (3)

- Externe Ventrikeldrainage bei sekundärem Hydrozephalus
- Offene Hämatomausräumung (Indikation umstritten, am ehesten bei großen Blutungen mit mäßiger Bewusstseinsstörung)
- Stereotaktisches Absaugen

2.3.4 Erläutern Sie die Einteilung der Subarachnoidalblutung nach Hunt und Hess.

Nach dem klinischen Schweregrad (nach Hunt und Hess)	
I	Asymptomatisch oder kaum Beschwerden
II	Mäßiger bis schwerer Kopfschmerz, Nackensteife, Hirnnervenausfälle
III	Somnolenz, Verwirrtheit, leichtes fokales Defizit
IV	Sopor, fokale Zeichen
V	Koma, Dezerebrationszeichen

2.3.5 Mit welchen therapeutischen Maßnahmen kann bei einer SAB aus einem Aneurysma eine Rezidivblutung verhindert werden?

- Neuroradiologisch-interventionelle Therapie: sog. „Coiling" mit Platinspiralen; nach aktueller Datenlage der operativen Therapie (bisher Standard) überlegen
- Alternative: Früh-OP (<72 Stunden): sog. „Clipping", sofern keine Vasospasmen vorliegen

2.3.6 Welche sind die drei Hauptkomplikationen der SAB?

Rezidivblutung, Gefäßspasmen, Hydrocephalus communicans

2.3.7 Nach einem Sturz im Altersheim klagt eine 82-jährige Patientin über Kopfschmerzen. Bei welchen zusätzlichen Symptomen sollte eine CCT (u.a. zum Ausschluss eines Subduralhämatoms) durchgeführt werden?

Bei Kopfschmerzen, Halbseitensymptomatik, Pupillenstörung (als Zeichen der Raumforderung), Bewusstseinsstörung

2.3.8 Wie unterscheiden sich Epi- und Subduralhämatom im CCT?

Epiduralblutung: bikonvexe Raumforderung

Subduralblutung: sichelförmige Raumforderung

2.4. Zerebrale Gefässmissbildungen

2.4.1 Wie können sich zerebrale Aneurysmen klinisch manifestieren?

- Bei Ruptur: Subarachnoidalblutung (SAB), Symptomatik durch lokale Raumforderung: Kopfschmerzen, Kompression von Hirnnerven etc.

2.4.2 Welche zerebralen Gefäßmissbildungen gibt es außer zerebralen Aneurysmen? (4)

Arterievenöses Angiom, arteriovenöse Durafistel, Kavernom, venöses Angiom

2.5. Vaskuläre Erkrankungen des Rückenmarks

2.5.1 Wie heißt die kaliberstarke Radikulararterie, die wesentlich zur Versorgung des unteren Rückenmarks beiträgt und auf welcher Höhe geht sie ab?

A. radicularis magna (Adamkiewicz), Abgang Höhe Th 10 - L1

3. ZNS-Infektionen

3.1. Bakterielle Infektionen

3.1.1 Wie unterscheiden sich bakterielle und virale Meningitis hinsichtlich der Liquorpleozytose?

Bakterielle Meningitis: granulozytäre Pleozytose: 1000 - 6000, auch mehr; < 1000 zu Erkrankungsbeginn

Virale Meningitis: lymphozytäre Pleozytose: bis 1000, selten mehr; anfangs meist granulozytäre Pleozytose

3.1.2 Nennen Sie die typischen klinischen Zeichen der bakteriellen Meningitis! (3 - 6)

- Kopfschmerzen (erhöhter Hirndruck)
- Meningismus: schmerzhafte Nackenbeugung mit Schmerzausstrahlung entlang der Wirbelsäule und muskulärem Hartspann; auf Zeichen nach Kernig und Brudzinski achten!
- Fieber (oft über 40°C) (Trias fast immer komplett vorhanden)
- Weiterhin Übelkeit, Erbrechen, Lichtscheu, Verwirrtheit
- Fokal neurologische Symptome (z.B. Paresen) bei Zerebritis, Abszess oder Ischämie
- Epileptische Anfälle

3.1.3 Nennen Sie die beiden Erreger der bakteriellen Meningitis, die in allen Altersgruppen nach der Neugeborenenperiode am häufigsten sind!

Pneumokokken, Meningokokken

3.1.4 Erläutern Sie das diagnostische Vorgehen bei V.a. bakterielle Meningitis in der korrekten zeitlichen Reihenfolge.

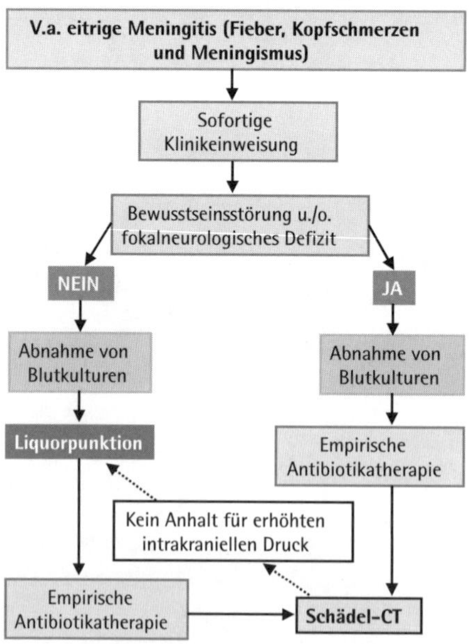

Vorgehen bei Verdacht auf bakterielle Meningitis

3.1.5 Welche antibiotische Initialtherapie empfehlen Sie bei einem Erwachsenen mit V.a. auf bakterielle Meningitis und unbekanntem Erreger?

Cephalosporine der Gruppe 3 + Ampicillin

3.1.6 Nennen Sie vier typische Komplikationen der bakteriellen Meningitis?

- Hirnödem mit Erhöhung des Hirndruckes
- Zerebrale Gefäßbeteiligung:
  - Arteriell: Vaskulitis mit Infarkt
  - Venös: Sinusvenenthrombose
- Hydrozephalus durch Entzündung im Ventrikelbereich (visköser Liquor), Verwachsungen
- Zerebritis, Hirnabszess, subdurales Empyem
- Hirnnervenläsionen (nach Häufigkeit: III., VI., VII., VIII. Hirnnerv), bleibende Hörstrg.
- Extrakranielle Ko (für etwa die Hälfte der Todesfälle verantwortlich!):
- Septischer Schock, Verbrauchskoagulopathie, ARDS, Elektrolytstörungen

3.1.7 Beschreiben Sie die typischen Befunde eines Hirnabszesses im CT oder MRT!

CT/MRT: solitäre oder multiple Ringstrukturen, nach Gabe von Kontrastmittel Anfärbung des Randsaumes, Umgebungsödem

3.1.8 Nennen Sie vier typische Komplikationen der tuberkulösen Meningitis!

Hydrozephalus, Vaskulitis, SIADH, Abszess, Tuberkulom, Rückenmarksbeteiligung

3.1.9 Nennen Sie typische Beschwerden des Morbus Whipple.

- Gastrointestinale Beschwerden: Gewichtsverlust, Bauchschmerzen, Steatorrhoe
- Neurologische Symptome: Demenz, okulomastikatorische Myorhythmien, supranukleäre Ophthalmoplegie, Epilepsie, Myoklonien, Ataxie

3.1.10 Welche Zusatzuntersuchung ist wichtig für die Diagnose einer Neuroborreliose?

AK-Index

3.1.11 Wie stellen Sie die Diagnose einer Neuroborreliose?

Liquoruntersuchung für die Di einer Neuroborreliose obligat:

- Pleozytose (lymphomonozytär mit lymphoiden Zellen)
- Eiweiß ↑
- Liquor/Serum-Ak-Index:
  für Anti-Borrelien-IgG, -IgM; in >90% d. F. erhöht (>2,0)
- Liquor-PCR (nur in etwa 1/4 d.F. pos.)
- cMRT, Angiographie bei ZNS-Manifestation

3.1.12 Schildern Sie bitte die klinischen Symptome einer Tabes dorsalis.

Befall der Hinterstränge im RM mit einschießenden („lanzierenden") Schmerzen, Ataxie, Blasenstörung, Visusverlust, Ophthalmoplegie, Ptosis, viszeralen Krisen

3.2. Virale Infektionen des ZNS

3.2.1 Welche therapeutischen Maßnahmen sollte man bei der akuten viralen Meningitis ergreifen?

Keine kausale Therapie, Analgesie, Flüssigkeitssubstitution, Bettruhe

3.2.2 Nennen Sie bitte die charakteristischen klinischen Symptome der Herpesenzephalitis. (5)

- Fieber, Kopfschmerzen, Erbrechen, Bewusstseinstrübung, Wesensänderung, Epileptische Anfälle, Aphasie, seltener Hemiparesen

3.2.3 Welche anamnestischen, klinischen und laborchemischen Befunde sprechen für die Diagnose einer Frühsommer-Meningoenzephalitis?

Kli:

In 70-90% subklinische Verläufe

Bei 10-20% der Infizierten zeigt sich nach einer Inkubationszeit von 7-10 Tagen und meist nach einem grippalen Vorstadium und anschließendem 4- bis 5-tägigem fieberfreien Intervall ein erneuter Fieberanstieg und ZNS-Beteiligung:

- Meningitis (gute Prognose)
- Meningoenzephalitis: neben Vigilanzstörungen und Verwirrtheitssyndrom, Ataxie, Paresen, seltener Hörstörungen und extrapyramidale Symptome
- Meningoenzephalomyelitis, Radikulitis: prox. betonte Paresen, schwerer Verlauf

Aufenthalt in Endemiegebieten, Zeckenbiss in den letzten 4 Wo)

Liquorbefund:

Entzündliches Liquorsyndrom: initial granulozytär, dann lymphozytär

FSME-spezifische IgM- und IgG-Antikörper im Serum

Nachweis einer liquorspezifischen IgM-Ak-Produktion: nach 10-14 d in > 90% d.F.

3.3. HIV-Infektionen

3.3.1 Nennen Sie die vier neurologischen Erkrankungen, die unmittelbar durch die Infektion mit dem HI-Virus hervorgerufen werden.

Akute HIV-Meningitis/-Meningoenzephalitis

3.3.2 Nennen Sie die klinischen, diagnostischen und prognostischen Charakteristika der progressiven multifokalen Leukenzephalopathie (PML)!

- Fortschreitende kognitive und neuropsychologische Defizite mit fokalneurologischen Zeichen (Hemiparese, Sehstörungen, Okulomotorikstörung, Ataxie etc.)
- JC-Virus-PCR im Liquor, im MRT parietookzipital betonte konfluierende Marklagerläsionen ohne starke Kontrastmittelaufnahme
- Meist infaust, vereinzelt Stabilisierungen bei Immunrekonstitution

3.4. Pilzinfektionen

3.4.1 Nennen Sie die typischen klinischen Manifestationen und den typischen Liquorbefund eines Patienten mit einer Pilzinfektion des ZNS.

Verschiedene Manifestationsformen

- Granulomatöse basale Meningitis: klinisch v.a. Hirnnervenausfälle
- Chronische Meningoenzephalitis
- Zerebrale Abszesse
- Im Liquor meist mäßiggradige gemischte Pleozytose
- Liquorglukose oft ↓

3.5. Erkrankungen durch Prionen

3.5.1 Nennen Sie drei Prionenerkrankungen.

Creutzfeld-Jakob, Gerstmann-Sträussler, Fatale familiäre Insomnie

4. Demyelisierende Erkrankungen

4.1. Multiple Sklerose

4.1.1 Wie definieren Sie den Begriff Schub bei einer multiplen Sklerose?

Ein Schub ist eine subjektiv berichtete oder in der Untersuchung objektivierbare nicht durch assoziierte Infekte oder Fieber erklärbare neu aufgetretene neurologische Symptomatik oder eine Verschlechterung einer vorbestehenden Symptomatik, die mindestens 24 Stunden lang anhält

4.1.2 Nennen Sie die vier klassischen mikroskopischen Charakteristika von MS-Läsionen! (4)

- **Demyelinisierung:** kompletter Myelinverlust, Verminderung bis Verlust von Oligodendrozyten
- **Entzündung:** perivaskuläre und parenchymatöse entzündliche Infiltrate (Makrophagen, T-Zellen, Plasmazellen)
- **Axonale Schäden:** bereits früh im Verlauf der Erkrankung auch Untergang von Axonen (⇒ Korrelat für dauerhafte Behinderung)
- **Gliose:** typisch für chronisch inaktive Läsionen, deutliche gliale Narbenbildung durch Proliferation von Astrozyten und deren Zellfortsätzen

4.1.3 Was ist das Lhermitte-Zeichen?

Das Beugen des Kopfes (nach vorn) führt zu einem elektrisierendes Gefühl entlang der Wirbelsäule, ggf. Ausstrahlung in Arme/Beine

4.1.4 Was versteht man unter dem Uhthoff-Phänomen?

Symptomverschlechterung (z.B. Zunahme einer Sehstörung) bei Erhöhung der Körper- (Anstrengung, Fieber) oder Außentemperatur

4.1.5 Beschreiben Sie den typischen Liquorbefund bei MS.

- In ca. 50% d.F. leichte Zellzahlvermehrung (lymphozytäre Pleozytose) mit ≤ 50 Zellen/µl, selten Albumin und Albuminquotient leicht erhöht
- Typisch: intrathekale Synthese von Immunglobulinen, intrathekale IgG-Synthese im Reibe/Felgenhauer-Diagramm in 90% d.F.; Nachweis oligoklonaler Banden in der isoelektrischen Fokussierung in 95% d.F.

4.1.6 Prinzip der VEP!

Visueller Reiz durch Schachbrettmuster ⇒ Ableitung des EEG-Signals vom Hinterkopf, Befunde: siehe

4.1.7 Welche Zusatzuntersuchungen können bei Erstdiagnose einer MS zur Abgrenzung von Differenzialdiagnosen vorgenommen werden?

MRT, Liquoruntersuchung, Borrelien-AK in Serum und Liquor, Autoantikörpertiter (ANA, ENA, ANCA), ACE, überlangkettige Fettsäuren, Antiphospholipid-Antikörper

4.1.8 Erläutern Sie die klassische Schubtherapie der MS!

Kortikosteroid-Pulstherapie, übliches Schema: Methylprednisolon 1 g/Tag über 3 Tage i.v.

Bei Nichtansprechen ggf. Wiederholung, in Einzelfällen evtl. Plasmapherese bei ausbleibendem Effekt von Cortison

4.1.9 Was bedeutet EDSS?

Meistbenützte Skala (0-10) ist der Extended Disability Status Scale (EDSS) zur Einschätzung des Grades der Behinderung

4.1.10 Nennen Sie Differenzialdiagnosen einer Optikusneuritis!

Tumoren im Optikusverlauf (Gliom, Meningeom, Hypophysenadenom); ischämische Optikusneuropathie; Papillitis/Retrobulbärneuritis bei Borreliose, Syphilis, HIV, SLE, Sinusitiden, Leber'sche Optikusatrophie

4.1.11 Nennen Sie Auslöser für eine ADEM Akute disseminierte Enzephalomyelitis)!

Parainfektiös wenige Tage nach Virusinfektion (z.B. Masern), postvakzinal (z.B. Rabies, selten)

5. Bewegungsstörungen und degenerative Erkrankungen

5.1. Anatomie, Physiologie und Pathophysiologie

5.1.1 Welche Kerngebiete zählen zu den Basalganglien?

Ncl. cuadatus + Putamen (Striatum), Globus pallidus externus und internus, Ncl. subthalamicus und Substantia nigra sowie Ncl. accumbens und Tuberculum olfactorium

5.1.2 Welche Wirkung habenD$_1$-Rezeptoren auf Thalamus und Kortex?

D$_1$-Rezeptoren, exzitatorische Wirkung auf Thalamus und Kortex

5.2. Tremor (Zittern)

5.2.1 Beschreiben Sie verschiedene Tremorformen und ihre Charakteristika! (5)

- **Ruhetremor:** tritt bei fehlender Willküraktivität auf, Untersuchung im entspannten Sitzen, Arme im Schoß, Beine baumelnd, meist rhythmisch, alternierend, sistiert bei Durchführung einer Willkürbewegung
- **Haltetremor:** tritt bei tonischer Muskelaktivität gegen die Schwerkraft auf, Unters.: Arm- oder Beinhalteversuch
- **Bewegungstremor:** tritt bei jeder Art von Bewegung auf, Untersuchung: Wechselbewegungen (Flexion/Extension der Hände), Schriftprobe
- Sonderform: ***Intentionstremor:*** tritt bei Annäherungan ein Ziel auf, Unters.: Zeigeversuche (Finger/Naseversuch
- **„Flapping tremor":** Syn: Asterexis , kein Tremor , sondern ein „negativer" Myoklonus

5.2.2 Was lindert nach Angaben vieler Patienten das störende Zittern bei essenziellem Tremor?

Besserung durch Alkohol (kleine Mengen) bei ca. 70% der Pat.

5.3. Hykerkinesien und Dykinesien

5.3.1 Definieren Sie Hemiballismus.

Unwillkürliche, heftig schleudernde Bewegungen der Extremitäten, proximal betont

5.3.2 Nach welchen Kriterien werden Dystonien eingeteilt? (3)

Nach Genese, Alter und Verteilung

5.3.3 Nennen Sie verschiedene Formen fokaler/segmentaler Dystonien. Was versteht man unter einer „geste antagoniste"?

- Zervikale Dystonie, Blepharospasmus
- Unwillkürliche dystone Dreh-Neige-Bewegung des Kopfes,vermindert durch Berührung der nicht abgewandten Kopfseite (geste antagoniste)

5.3.4 Beschreiben Sie die Unterschiede zwischen generalisierten Dystonien im Kindes- und im Erwachsenenalter. (2)

Manifestation vor 20. Lebensjahr (80% der Fälle): Familienanamnese meist pos.; Beginn Beine>Rumpf>Arme, Generalisierung meist in 2-5 Jahren

Adulte Manifestation: Familienanamnese oft negativ; initial fokale Dystonie mit Generalisierung

5.3.5 Welches ist das ratenlimitierende Enzym der Dopaminsynthese?

Tyrosinhydroxylase

5.3.6 Welche Auslöser gibt es für Paroxysmale nicht-kinesiogene Dyskinesien (PNKD)?

Alkohol, Kaffe, Stress, Ermüdung

5.3.7 Was sind die Unterschiede zwischen einer tardiven Dyskinesie und Frühdyskinesien? (2)

- **Tardive Dyskinesie:** persisistierende, vorwiegend dystone Bewegungen (meist perioral oder im Rumpfbereich) unter oder nach Beendigung einer Langzeittherapie mit typischen Neuroleptika
- **Frühdxskinesie:** akute dystone Bewegungsstörung meist des Oropharynx (Schlundkrampf) kurz nach Einnahme eines typischen Neuroleptikums oder eines versteckten Dopaminantagonisten

5.3.8 Nennen Sie Beispiele für einen symptomatischen Myoklonus. (8)

- **Degenerativ:** M. Wilson, Alzheimer-Demenz, Chorea Huntington, MSA4
- **Medikametös:** (z.B. Penicillin)
- **Alkoholentzug**
- **Metabolisch:** Hepatisch, urämisch Enzephalopathie
- **Endokrin:** Hyper-/Hypoglykämie, Hyponatriämie
- **Traumatisch:** Schädel-Hirn-Trauma, fokale Hirnläsion, Tumor
- **Vaskulär:** posthypoxisch (Syn.: Lance-Adams-Syndrom), Apoplex
- **Infektiös:** Creutzfeldt-Jakob-Erkr., subakute sklerosierende Panenzephalitis, Enzephalitiden bei HIV-, Herpes-, Coxsackie-, Luesinfektion

5.3.9 Nennen Sie Beispiele für komplexe motorische und vokale Tics. (2)

- **Motorisch:** Kopfschütteln, Treten, Spucken, Springen, Aufstampfen, Obszöne Gesten (Kopropraxie); Nachahmen anderer (Echopraxie)
- **Vokal:** Husten, Schnalzen, Rülpsen, Würgen, Summen, fäkale Sprache (Koprolalie); Wiederholen anderer (Echolalie)

5.3.10 Nennen Sie die 5 Kriterien, die das Tourette-Syndrom definieren.

- Multiple motorische + ein oder mehrere vokale Tics im Verlauf
- Tics vielfach am Tag, täglich oder intermittierend über mehr als 1 Jahr
- Wechsel von Lokalisation, Häufigkeit, Komplexität der Tics über die Zeit
- Beginn der Tics vor dem 21. Lebensjahr, keine anderweitige erklärende Erkrankung

5.3.11 Nennen Sie ein Beispiel für eine autoimmune Erkrankung aus dem Formenkreis der choreatischen Bewegungsstörungen

Chorea minor Sydenham

5.3.12 Erläutern Sie die Pathogenese der Chorea Major Huntington.

Atrophie des Striatums, selektiver Verlust der Projektionsneurone zum Gpi und STN

5.3.13 Wie erklärt man sich die Entwicklung choreatischer Hyperkinesen nach Streptokokkeninfektion?

Kreuzallergie zwischen M-Protein der ß-hämolysierenden Streptokokken und neuronalen Antigenen im Nucleus caudatus und subthalamicus ⇒ postinfektiöse Bildung kreuzreagierender Antikörper

5.3.14 Welche Laborkonstellation ist pathognomonisch für den M. Wilson?

Labor: Zoeruloplasmin i.S.o, Kupfer im 24-h-U.m

5.3.15 Beschreiben Sie das typische Beschwerdebild bei Restless Legs. (4)

- In Ruhe (Sitzen, Liegen) und abends/nachts verstärkter Bewegungsdrang + Missempfindungen (vor allem crural)
- Ein- und Durchschlafstörungen, teilweise vermehrte Tagesmüdigkeit
- Keine unwillkürlichen Bein- oder Fußbewegungen sichtbar
- Neurologische Untersuchung bei primärem RLS unauffällig

5.4. Akinetisch-rigide Syndrome

5.4.1 Was versteht man unter Akinese und beschreiben Sie die klassische Symptomkonstellation bei M. Parkinson. (5)

- **Akinese**: verlangsamte (Bradykinese), amplitudenreduzierte (Hypokinese) Bewegungen, z.B. reduzierte Mimik (Hypomimie), kleinschrittiger Gang, monotone Sprache (Hypoprosodie), Mikrografie
- **Tremor:** typischerweise Ruhetremor 4-7 Hz, aber auch Halte- oder Bewegungstremor kommen vor
- **Rigor:** Muskelsteifigkeit durch wächserne Muskeltonuserhöhung (bei passiver Bewegung zu testen), teilweise ruckartig (Zahnradphänomen), Bahnung durch willkürliche Bewegung der Gegenseite

Posturale Instabilität durch gestörte Haltereflexe e Sturzgefahr, Propulsion

5.4.2 Erläutern Sie die Einteilung des idiopathischen Parkinson Syndroms.

Nach Ausprägung der motorischen Symptomatik:

- Äquivalenz-Typ (60%): Akinese, Rigor, Tremor etwa gleich ausgeprägt
- Akinetisch-rigider Typ (30%): Tremor fehlend oder minimal
- Tremordominanz-Typ (10%): (Ruhe-)Tremor vorherrschend; beste Prognose

5.4.3 Beschreiben Sie den „pull-Test"?

„Pull"-Test: hinter dem Pat. stehend diesen leicht an den Schultern ziehen
Normal: Abfangen im Rumpf; pathol.: Ausfallschritte oder Umfallen nach hinten (Haltungsinstabilität)

5.4.4 Erläutern Sie die medikamentöse Therapie bei M. Parkinson.

L-Dopa/ Decarboxylase-hemmer[1]	**Wm**	Levodopa penetriert Blut-Hirn-Schranke e Umwandlung zu Dopamin
	Wi	Gegen alle Kardinalsymptome, v.a. gegen Hypokinese u. Rigor, weniger geg. Tremor u. Instabilität
	Ind	Initiale Monotherapie bei Patienten > 75 J. Bei Patienten > 55 < 75 J. Kombination mit Dopaminagonist u./o. Selegilin
	NW	Übelkeit, orthostatische Hypotonie
	Ko	L-Dopa-assoziierte Dyskinesien, Wirkungsfluktuationen, Psychosen
Dopamin-agonisten[2]	**Wi**	Gegen alle Kardinalsymptome, v.a. gegen Hypokinese u. Rigor, weniger geg. Tremor u. Instabilität
	Ind	Initiale Monotherapie bei Patienten < 55 J.
	NW	Übelkeit, orthostatische Hypotonie, periphere Ödeme
Monoamino-oxidase-B-Hemmer[3]	**Wm**	Blockiert Dopaminabbau
	NW	Schlafstörung (e nicht abends geben)
Catechol-O-Methyltransferase (COMT)-Hemmer[4]	**Wm**	Blockiert Dopaminabbau ⇒ Wirkungsverlängerung und -verstärkung (20-30%) von L-Dopa
	NW	Hyperkinesen, Psychosen, Diarrhöe
Amantadin	**Wm**	Blockade striataler Glutamatrezeptoren ⇒ Azetylcholinfreisetzung ↓
	Ind	Akinetische Krise, Wirkungsfluktuationen
	NW	Exogene Psychosen, Knöchelödeme

Anticholinergika[5]	Wi	Alle Kardinalsymptome (schwach), antidyskinetisch
	NW	Verwirrtheitszustände, Blasenentleerungsstörungen
Atyp. Neuroleptika[6]	Wi	Gegen Tremor (bei Wirklosigkeit der Dopaminergika)

[1] Ws: L-DOPA/Benserazid, L-DOPA/Carbidopa [2]Ws: Cabergolin, Bromocriptin, Lisurid, Pergolid, Pramiprexol
[3]Ws: Selegilin [4] Ws: Entacapone [5]Ws: Bornaprin, Trihexiphenidyl, [6]Ws: Clozapin

5.4.5 Was versteht man unter End-of-dose-Akinese?

Verkürzung der Wirkdauer von L-DOPA, vorhersagbarer Verlust der Beweglichkeit vor nächster Einnahme

5.4.6 Welches Synonym wird häufig für die progressive supranukleäre Paralyse (PSP) verwendet und was zeichnet sie aus? (5)

- Verlangsamung vertikaler Sakkaden, Blickparese nach oben oder unten
- Frühzeitig Stand- und Gangunsicherheit mit Stürzen, v.a. nach hinten
- Axialer Rumpf- und Nackenrigor, Akinese
- Pseudobulbärparalyse mit Dysphagie, Dysarthrie
- Kognitive Störung: Apathie, Frontalhirnzeichen, subkortikale Demenz

5.4.7 Welche verschiedenen Formen von Multisystematrophien gibt es?

- MSA-P ⇒ Parkinson-S. führend; Syn: striatonigrale Degeneration
- MSA-C ⇒ Zerebelläre Sympt. führend; Syn: olivopontozerebelläre Atrophie (Shy-Drager-Syndrom ⇒ autonome Störung + PS)

5.4.8 Was versteht man unter dem „Alien- limb-Phänomen"?

„Alien-limb-Phänomen" = Körperteil gehört nicht zu mir, steht nicht unter meiner willentlichen Kontrolle

5.5. Ataxien

5.5.1 Was versteht man unter degenerativen Ataxien ?

Vielzahl erblicher und nichterblicher neurodegenerativer Erkrankungen mit dem Leitsymptom einer progressiven Ataxie

5.5.2 Nennen Sie Beispiele für autosomal rezessiv vererbte degenerative Ataxien. (7)

Morbus Friedreich (Chr 9), Ataxia teleangiectatica (Syn: Louis-Bar-Syndrom, Vitamin-E-Mangel-Ataxie, Zerebelläre Atrophie mit Lipidstoffwechselstörung, Zerebelläre A. mit Lipidspeicher-Kh., Früh beginnende zerebelläre Ataxie mit erhaltenen Muskeleigenreflexen, Früh beginnende zerebellare Ataxie mit anderen Kennzeichen)

5.5.3 Zählen Sie Ursachen symptomatischer Ataxien auf. (9)

- Alkoholabusus
- Intoxikationen: z.B. Phenytoin, Schwermetalle, Lithium
- Hypothyreose
- Funikuläre Myelose (Vit.-B12-Mangel)
- Entzündlich (Encephalitis disseminata)
- Tumoren im Kleinhirnbereich
- Zerebrovaskuläre Erkrankungen (Ischämien und Hämorrhagien der kleinhirnversorgenden Gefäße)
- Seltener paraneoplastisch (Bronchial-/Ovarial-Ca)
- Tabes dorsalis

5.5.4 Nennen Sie die Leitsymptome der Friedreich-Ataxie. (5)

- Progrediente sensible Stand- und Gangataxie, Dysarthrie, Dysdiadochokinese
- Areflexie: fehlende Muskeleigenreflexe an den Beinen, Pyramidenbahnzeichen (Babinski pos.), distal betonte atrophische Paresen
- Skelettdeformitäten: „Friedreich-Fuß" (Hohlfuß mit Hammerzehen), Kyphoskoliose
- Störung der Hinterstrangsensibilität: Lage-, Vibrationssinn
- Okulomotorikstörung, Optikusatrophie
- Nichtneurol. Manifestationen: hypertroph. Kardiomyopathie, Diab. mell. (20%)

5.6. Demenzen

5.6.1 Beschreiben Sie die im Vordergrund stehenden Störungen der Demenzformen.

Kortikale Demenz	Subkortikale Demenz	Frontale Demenz
- Gestörtes Kurzzeit- und Langzeitgedächtnis - Werkzeugleistungen (Rechnen, Benennen; Urteilsvermögen; Raumorientierung	- Psychomotorisches Tempo - Antrieb - Konzentration - Stimmung	- Sprache - Antrieb - Abstraktes, planendes Denken - Persönlichkeit

5.6.2 Beschreiben Sie das klinische Bild und den Verlauf eines M. Alzheimer. (3)

- **Kortikale Demenz:** Kurzzeitgedächtnisdefizit, visuell-räumliche Strg., Benennstrg.
- **Psychiatrisch:** Depression, Unruhe, Verkennung; erhaltene Persönlichkeit
- **Neurologisch:** in späteren Stadien Myoklonien, epileptische Anfälle

5.6.3 Wie sichern Sie die Diagnose einer vaskulären Demenz?

Bildgebung: ventrikelnah betonte, fleckige bis diffuse Hypodensitäten (CT) bzw. Hyperintensitäten (MRT), fakultativ multiple Lakunen

5.6.4 Tritt eine Persönlichkeitsstörung im Rahmen einer Pick-Erkrankung eher früh oder spät auf?

Frühzeitige Persönlichkeitsstörung

5.7. Degenerative Motoneuronerkrankungen

5.7.1 Was wird unter dem Begriff degenerative Motoneuronerkrankungen zusammengefasst?

Gruppe von Systematrophien, die das 1. Motoneuron, das 2. Motoneuron oder beide Systeme in Kombination betreffen und sich klinisch durch atrophische Paresen ohne Sensibilitätsstörungen auszeichnen

5.7.2 Was versteht man unter Faszikulationen und worauf weisen sie hin?

Faszikulationen: sichtbare, regellose Kontraktion von motorischen Einheiten ohne Bewegungseffekt als Folge der Vorderhornzelldegeneration

5.7.3 Wie therapieren Sie eine amyotrophe Lateralsklerose symptomatisch?

KG, Logopädie, Sondenernährung, Antispastika , (Baclofen, Tizanidin); ggf. künstliche Beatmung

5.7.4 Was zeichnet die spinale Muskelatrophie Typ Werdnig-Hoffmann aus?

Schwäche u. Atrophie im Beckengürtel, Muskelhypotonie (floppy infant)

6. Epilepsien

6.1. Grundlagen

6.1.1 Definieren Sie die Begriffe „epileptische Anfälle" und „Epilepsien".

Epileptischer Anfall: plötzliche, zeitlich begrenzte, rhythmische und synchrone Entladung neuronaler Zellverbände, die u.U. das gesamte Gehirn betreffen kann

Epilepsie: chronische Erkrankung, bei der es zu rezidivierenden, spontan auftretenden epileptischen Anfällen kommt

6.1.2 Welche typischen Ursachen der Epilepsien gibt es in unterschiedlichen Lebensabschnitten?

Üs

Altersabhängige Ursachen der Epilepsien	
Kleinkinder	- Missbildungssyndrome - Perinatale Hirnschädigung, Hypoxie - Neurometabolische Erkrankungen
Kindesalter und Adoleszenz	- Idiopathische Epilepsiesyndrome - Temporallappenepilepsien bei Hippokampussklerose
Erwachsenenalter	- Trauma (Contusio cerebri) - Hirntumoren, Hirnmetastasen - Zerebrovaskulär: Hirninfarkt, Hirnblutung - Entzündlich: Meningoenzephalitis, Hirnabszess
>60 Jahre	- Zerebrovaskuläre Erkrankungen: 2/3 der Fälle - Tumoren; Trauma - Degenerative Erkrankungen: z.B. Alzheimer-Demenz

6.1.3 Welche Formen epileptischer Anfälle unterscheidet man?

Eint

Epileptischer Anfälle anhand klin. Angaben und EEG-Befund nach der ILAE	
I Fokale Anfälle: zu Beginn sind die Symptome auf eine Hemisphäre beschränkt	
Einfach fokal	**Ohne Bewusstseinsstörung:** motorisch, sensibel, sensomotorisch, sensorisch, vegetativ, autonom, psych., **Sonderform:** Jackson-Anfall: Ausbreitung der Symptome, z.B. Hand ⇒ Arm ⇒ Rumpf („Jackson-March")
Komplex fokal	**Mit Bewusstseinsstrg.**: 1. Anfall mit Bewusstseinsstrg. zu Beginn oder 2. einfach fokaler Anfall gefolgt von Bewusstseinsstörung, **häuf. Form:** Temporallappenanfall
Sekundär generalisiert	(Einfach oder komplex) fokaler Beginn, anschließend Ausbreitung auf beide Hirnhemisphären
II Primär generalisierte Anfälle: Klin. Beginn weist auf gleichzeitige initiale Beteiligung beider Hirnhemisphären hin; im EEG zeigen sich bilateral synchrone Anfallsmuster	
Bsp.: Absencen, myoklonische, atonische, tonische, klonische, tonisch-klonische Anfälle	
III Nicht klassifizierbare Anfälle	

6.1.4 Welche Symptome treten beim Temporallappenanfall auf? (6)

- Aura (75%), z.B. Angst
- Orale Automatismen
- Arrest, starrer BLick
- Handautomatismen
- Komplexe Automatismen
- Postiktal Umdämmerung

6.2. Grand mal

6.2.1 Was ist eine Toddsche Parese?

Postiktale fokale Lähmung

6.3. Epilepsien und Epilepsiesyndrome

6.3.1 Wie unterteilen Sie die Epilepsiesyndrome?

Fokale Syndrome	Generalisierte Syndrome
Sind typischerweise symptom. (erworben)	Sind typischerw. idiopath. (ohne erkennb. Ät./gen. bedingt)

Es gibt jedoch auch idiopath. fokale Epilepsien (im Kindesalter) u. symptomatisch generalisierte Epilepsien

6.3.2 Was sind typische Charakteristika fokaler und idiopathischer generalisierter Epilepsien?

Charakteristika fokaler Epilepsien:

- Geringe familiäre Belastung
- Ätiologischer Hinweis in der Anamnese, z.B.: kindliche Fieberkrämpfe, Trauma
- Häufig Nachweis einer strukturellen Läsion in der MRT
- Neurologische oder neuropsychologische Defizite, die der Herdlokalisation entsprechen: z.B. Gedächtnisstörungen bei Temporallappenepilepsien
- Herdbefunde im EEG: z.B. fokale Spikes oder Sharp waves

Charakteristika generalisierter Epilepsien:

- Familiäre Häufung
- Typisches Erkrankungsalter
- Häufig tageszeitliche Bindung (Anfall v.a. nach dem Aufwachen)
- Normaler neurologischer Befund
- Normale MRT
- Provozierbarkeit der Anfälle durch Schlafentzug, Hyperventilation oder Photostimulation
- Im EEG bilateral synchrone, frontal betonte Entladungen von charakteristischen Spike-Wave-Komplexen
- Bsp.: Absencenepilepsie, juvenile Myoklonusepilepsie,

6.3.3 In welchem Alter treten das West-Syndrom und die Pyknolepsie auf?

Manifestationsalter: zwischen 4. und 7. Lebensmonat; Jungen > Mädchen

6.3.4 In welchem Lebensalter treten juvenile myoklonische Epilepsien erstmals auf?

Manifestationsalter: 12.-25. Lebensjahr

6.3.5 Nennen Sie die häufigsten Ursachen eines Status epilepticus.

Zerebrovaskuläre Erkrankungen, Hirntrauma, Hirntumor, Infektion

Bei vorbestehender Epilepsie: insuffiziente Einnahme der Antiepileptika

---

bei nicht nachweisbaren Veränderungen spricht man auch von **kryptogener Epilepsie**

6.3.6 Welche Pharmaka werden in der Therapie des Status epilepticus eingesetzt?

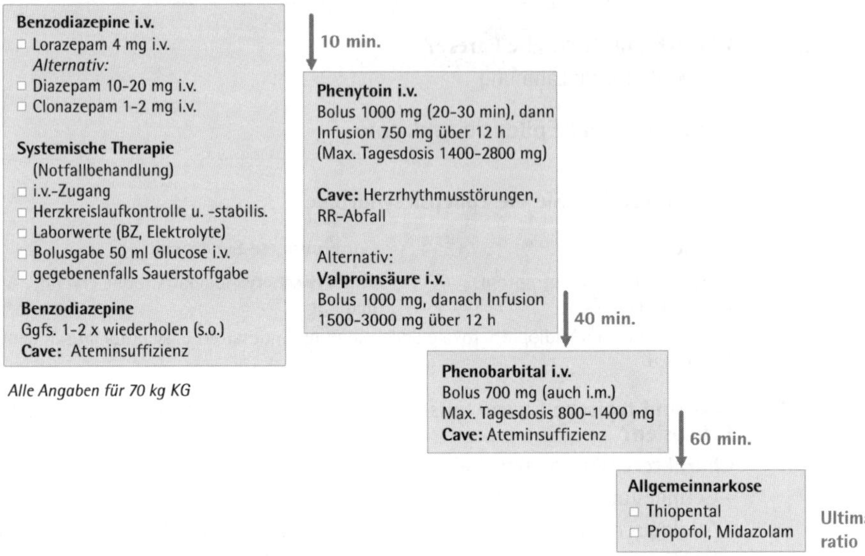

Alle Angaben für 70 kg KG

6.4. Diagnostik und Therapie

6.4.1 Welche Zusatzdiagnostik ist bei der Erstdiagnose einer Epilepsie obligat? (4)

- EEG: epilepsietypische Potentiale (kein Beweis einer E.)
- Provokations-EEG: zusätzlich Hyperventilation, Photostimulation, Schlafentzug
- MRT (Schädel): zum Nachweis morphologischer Korrelate fokaler Epilepsien (z.B. Hippokampussklerose)

6.4.2 Welche Pharmaka werden als Antiepileptika eingesetzt?

- Initiale Monotherapie mit einem Antiepileptikum:
- Bei fokalen E.: Carbamazepin, Phenytoin, Lamotrigin, Oxcarbazepin, Valproinsäure, Topiramat, Gabapentin
- Bei idiopathischen generalisierten E.: Valproinsäure od. Lamotrigin (Topiramat)

6.4.3 Welchen Wirkmechanismus haben Benzodiazepine?

Blockade spannungsabhängiger Natriumkanäle, Verstärkung der GABA-Wirkung; Hemmung glutaminerger Erregungsübertragung

6.4.4 Nennen Sie Nebenwirkungen von Phenytoin.

Exanthem, Gingivahyperplasie, Akne, Hirsutismus, Kleinhirnatrophie (selten)

6.4.5 Welche Voraussetzungen müssen zur Durchführung eines epilepsie-chirurgischen Eingriffs vorliegen? (3)

- Epilepsien fokalen Ursprungs, Medikamentöse Therapieresistenz der Epilepsien (= kein Ansprechen auf Medikamente), Durchführbarkeit der Operation ohne zusätzliches neurologisches Defizit

6.4.6 An welcher Stelle des Gehirns werden die meisten epilepsie-chirurgischen Eingriffe durchgeführt?

70% der epilepsiechirurgischen Eingriffe werden am Temporallappen durchgeführt

7. Anfallsartige Erkrankungen und Schwindel

7.1. Nichtepileptische Anfälle

7.1.1 Welche kardialen Erkrankungen führen häufig zu Synkopen? (3)

Rhythmusstörungen, Aorten-, Mitralklappenstenose

7.1.2 Wie lange dauert die postiktale Verwirrtheit bei einem epileptischen Anfall und bei einer Synkope?

5-30 min

7.1.3 Bitte erklären Sie das Chvostek- und Trousseau-Zeichen!

Chvostek-Zeichen: Beklopfen des Fazialisstammes ⇒ Zucken der mim. Muskulatur

Trousseau-Zeichen: ipsilaterale Ischämie durch Stauung am Oberarm (RR-Manschette) ⇒ Pfötchenstellung der Hand

7.1.4 Ist die Vigilanzstörung typisch bei psychogenen Anfällen?

Nein, die Vigilanz ist immer intakt.

7.1.5 Geben Sie eine Definition der Transienten globalen Amnesie!

Akut einsetzende, allmählich remittierende anterograde und retrograde Amnesie bei sonst normaler Kognition und Vigilanz

7.1.6 Erläutern Sie den Begriff der Kataplexie!

Ein Sekunden bis Minuten dauernder affektiver Tonusverlust

7.1.7 Welche Schlafparameter werden bei der Schlafpolygraphie erfasst? (5)

EEG, EMG (M. mentalis), Elektrookulographie, Registrierung des Luftflusses und der thorakalen und/oder abdominellen Atembewegungen

7.1.8 Nennen Sie Krankheitsbeispiele, bei denen ein Attackenschwindel auftritt. (8)

Häufig: Benigner peripherer paroxysmaler Lagerungsschwindel (BPPV); M. Menière; Migräne; Vestibularisparoxysmie; TIA im vertebrobasilären Stromgebiet

Selten: paroxysmale Ataxie bei MS; vestibuläre Epilepsie; episodische Ataxie

7.1.9 Nennen Sie das klinische Leitsymptom des benignen paroxysmalen Lagerungsschwindel (BPPV).

Kurze Drehschwindelattacken bei Lagewechsel des Kopfes (z.B. im Bett), Übelkeit

7.1.10 Nennen Sie die DD der Neuritis vestibularis!

- Pseudoneuritis vestibularis: MS-Plaque oder lakunärer Infarkt im Eintrittsbereich des Nervus vestibulocochlearis in den Hirnstamm
- AICA-Infarkt mit Ischämie des Labyrinths
- Virale oder bakterielle Labyrinthitis
- Herpes-Zoster-Neuritis
- Basilarismigräne
- Wallenberg-Syndrom

7.1.11 Nennen Sie die Symptom-Trias des M. Menière. (3)

- Paroxysmaler Attackenschwindel: für Min. bis Stunden ohne erkennbare Auslöser
- Fluktuierende Hörstörung mit Tinnitus
- Ohrdruckgefühl

7.1.12 Nennen Sie Ursachen für eine bilaterale Vestibulopathie. (6)

- Idiopathisch (20-50%)
- Autoimmunologisch (Cogan-Syndrom)
- Ototoxische Medikamente (Aminoglykoside)
- Meningitis, beidseitige Labyrinthitis, bilaterale Tumoren

7.1.13 Nennen Sie Ursachen für zentral-vestibuläre Schwindelformen. (6)

- Hirnstamminfarkt, TIA, Kleinhirnblutung
- MS
- Neoplasien
- Syringobulbie
- Basilarismigräne

7.1.14 Differenzieren Sie peripheren und zentralen Schwindel anhand von klinischen Symptomen und Befunden (9).

DD

Symptome und Befunde	Zentraler Schwindel	Peripherer Schwindel
Nystagmus	- Vertikal oder rotatorisch - Änderung bei Blickrichtungswechsel	- Meist horizontal, seltener rotatorisch - Unidirektional und konjugiert
Latenz und Dauer des Nystagmus	Keine Latenz, persistierend, >60 s	Tritt mit Latenz auf, schwächt ab, <60 s
Kalorische Testung	Kann normal sein	Pathologisch auf geschädigter Seite
Hirnstamm-, Hirnnervendysfunktion	Oftmals vorhanden	Nein
Hörverlust, Tinnitus	Nein	Oftmals vorhanden
Übelkeit, Erbrechen	Normalerweise fehlend	Normalerweise vorhanden
Schwindel	Normalerweise leicht	Schwer, oft Drehschwindel
Fallneigung	Häufig, zur Läsionsseite	Häufig, zur Gegenseite des Nystagmus
Fixation eines Objekts, Augenschluss	Keine Veränderung oder Zunahme der Symptome	Inhibition von Nystagmus und Schwindel

7.1.15 Nennen Sie typische Auslöser für phobischen Schwankschwindel. (5)

Menschenansammlung in Kaufhäusern, leere Räume

8. Erkrankungen des peripheren Nervensystems

8.1. Allgemeines

8.1.1 Skizzieren Sie kurz den Verlauf eines peripheren Nerven vom Rückenmark bis zu seinen sensiblen und motorischen Endigungen!

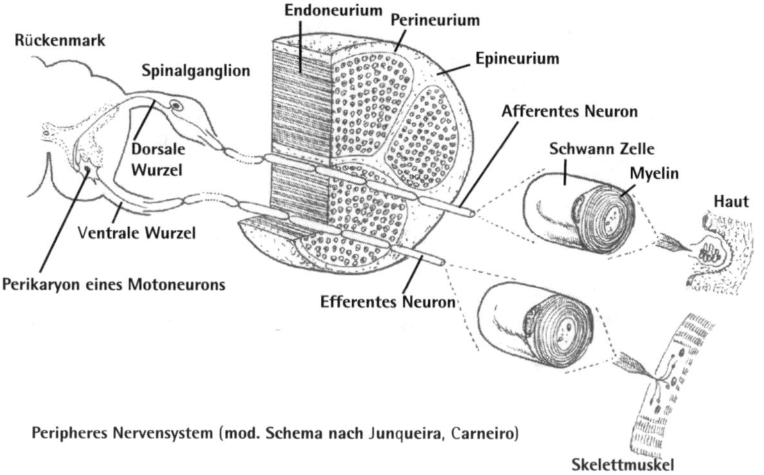

Peripheres Nervensystem (mod. Schema nach Junqueira, Carneiro)

8.1.2 Welche Schweregrade unterscheidet man bei der traumatischen Nervenläsion? An welchen Lokalisationen kann eine periphere Nervenschädigung erfolgen?

Nach Ort der Schädigung:

- Vorderhornerkrankungen (rein motorisch)
- Radikulopathien
- Plexus-Affektionen
- Periphere Läsionen: Mononeuropathien, Polyneuropathien
- Endplattenstörungen (rein motorisch), hier lassen sich 3 Schweregrade unterscheiden:
- Neurapraxie (Grad I): passagere Leitungsstörung bei erhaltener Nervenstruktur
- Axonotmesis (Grad II): Kontinuitätsunterbrechung der Axone bei erhaltenen Nervenhüllen und erhaltener Regenerationsfähigkeit
- Neurotmesis: Kontinuitätsunterbrechung von Axonen und bindegewebigen Hüllen je nach Schweregrad Endo-(Grad III), Peri-(IV) und Epineurium (V) durchtrennt

8.2. Wurzelschädigung

8.2.1 Beschreiben Sie das „sensible Areal" bei einer Schädigung der Wurzeln C7 bzw. L5.

C7: palmar ein Areal von Mittelfinger bis Hälfte Ring- und Hälfte Zeigefinger

L5: äußerer und vorderer Unterschenkel über Fußrücken bis zur Großzehe

8.2.2 Was versteht man unter „pseudo-radikulären" Schmerzen? Nennen Sie ein Beispiel.

Symptome nicht streng radikulär im engeren Sinn, z.B. Facettensyndrom

8.2.3 Beschreiben Sie die typische Symptomatik einer isolierten Läsion der Wurzel L5!

Sensibilitatsausfall: äußerer und vorderer Unterschenkel über Fußrücken bis zur Großzehe

Reflexausfall: TPR (Tibialis-posterior-Reflex)

8.3. Bandscheibenschädigung

8.3.1 Auf welche Wurzel drückt ein lateraler Prolaps LWK 4/5? Auf welche Wurzel(n) würde ein mediolateraler Prolaps drücken?

Ein lateraler Bandscheibenvorfall LWK 4/5 drückt auf die Wurzel L4, welche den Spinalkanal auf dieser Höhe durch das Foramen intervertebrale verläßt. Ein mediolateraler Bandscheibenvorfall drückt immer auf die darunterliegende Wurzel, also im Falle eines mediolateralen BS-Vorfalles auf Höhe LWK 3/4 wäre die Wurzel L4 betroffen.

8.3.2 Wodurch unterscheiden sich Bandscheiben-Protrusion und Bandscheiben-Prolaps?

Protrusion: Vorwölbung der Bandscheibe bei intaktem Anulus fibrosus

Prolaps: Vorfall des Nucleus pulposus durch den perforierten Anulus fibrosus in den Epiduralraum

8.3.3 In der Notaufnahme sehen Sie einen Patienten mit typischer Lumbago, der außerdem über einen Harnverhalt klagt. Welche therapeutischen Maßnahmen leiten Sie ein?

Operative Therapie: bei Blasen- und Mastdarmstörungen, relevanten Paresen, medullärer Schädigung und persistierendem Schmerzsyndrom trotz konsequenter Therapie über mindestens 2 Wochen

8.4. Plexusschädigung

8.4.1 Wie lassen sich klinisch Plexus- und Wurzelläsionen unterscheiden?

Abgrenzung gegenüber radikulären Läsionen:		
Befunde bei Plexusläsion		**Befunde bei Wurzelläsion**
Autonome Fasern mitbetroffen (Schweißsekretion)	↔	Autonome Fasern intakt
Paravertebrale Muskulatur unbeeinträchtigt	↔	Paravertebrale Muskulatur mitbetroffen
Sensible Neurographie: pathologisch reduziertes sensibles Nervenaktionspotential (SNAP), da Schädigung distal des Spinalganglions	↔	Normalbefund in der sensiblen Neurographie
Abgrenzung gegenüber peripheren Nervenläsionen		
Klinisch und neurophysiologisch nach Verteilungstyp		

8.4.2 Welche ist die häufigste Armplexuslähmung?

Dejerine-Klumpke, am häufigsten!

8.4.3 Nennen Sie typische Ursachen einer Beinplexusläsion! (6)

- Traumatisch
- Kompression: Psoasabszess, Hämatom
- Entzündlich
- Neoplastisch
- Radiogen
- Diabetische Schwerpunktpolyneuropathie

8.4.4 Wo befindet sich der Kompressionsort bei einem Skalenus-Syndrom?

Gefäßnervenbündel zwischen M. scalenus medius und anterior

8.4.5 Wie diagnostizieren Sie eine Neuralgische Schulteramyotrophie? (3)

- In erster Linie Anamnese und klinischer Befund
- Elektrophysiologisch axonale Läsion mit segmentaler Demelinisierung
- EMG der paravertebralen Muskulatur zur Abgrenzung einer Wurzelläsion!

8.5. Periphere Nervenschädigungen

8.5.1 Welcher Nerv ist bei der sog. Fallhand betroffen und wo liegt die Läsion?

N. radialis: mittlere Lähmung (Schädigung im Bereich des Oberarms)
⇒ Parkbanklähmung, zusätzlich Fallhand bei Lähmung des Mm. extensor carpi radialis und ulnaris und Lähmung des M. brachioradialis

8.5.2 Welche Läsion führt zu der sog. „Schwurhand"?

Läsion des N. medianus im Bereich des Ellenbogens/Oberarms durch Humerusfraktur oder Druckläsion („Paralysie des Amants", Kopf des Partners!)
⇒ komplette Medianuslähmung, nur die vom N. ulnaris versorgten Finger IV und V werden über den M. flexor digitorum profundus gebeugt (Schwurhand)

8.5.3 Wo liegt die Läsion bei der sog. „Krallenhand"?

Läsion des N. ulnaris proximal des Handgelenks:

⇒ Ausfall der Mm. lumbricales führt zu einer Überstreckung im Grundgelenk und leichten Beugung in den Mittel- und Endgelenken, die als sog. „Krallenhand" imponiert

8.5.4 Was verstehen Sie unter einer Brachialgia paraesthetica nocturna?

Kompression des Medianusastes unter dem Retinaculum flexorum mit nächtlichen, schmerzhaften, brennenden Parästhesien an der Beugeseite der ersten 3 Finger

8.5.5 Nennen Sie mögliche Ursachen einer isolierten N.-femoralis-Parese!

Vor allem Hämatome bei Marcumarbehandlung, Psoasabszess, iatrogen: durch inguinale Injektionen, Punktionen oder Hüftoperation

8.5.6 Die Läsion welches Nerven führt zum Bild des sog. „Steppergangs"?

- Drucklähmung/Durchtrennung bei distaler Oberschenkelfraktur, Unterschenkelfraktur
- Druckläsion am Fibulaköpfchen durch langes Knien („Erdbeerpflückerlähmung")

8.5.7 Beschreiben Sie die typische Klinik des Tarsaltunnelsyndroms!

Schmerzhafte Missempfindungen und Gefühlsstörungen an der Fußsohle, Parese der kleinen Fußmuskeln

8.5.8 Ein 28-Jähriger erhält beim Fußballspielen einen kräftigen Tritt gegen den linken US. Kurze Zeit später hat er starke Schmerzen und eine Schwellung am linken US. Der Hausarzt findet: eine Lähmung der Fuß- und Zehenheber links, Hypästhesie im Nahbereich des 1. Interdigitalraums. Wie lautet die Verdachtsdiagnose? Erklären Sie den pathophysiologischen Mechanismus!

Kompartmentsyndrom: Neurogene und/oder myogene Paresen durch Druckanstieg innerhalb von faszienbegrenzten Kompartimenten (Muskellogen) mit daraus resultierender Störung der Mikrozirkulation

8.5.9 Was versteht man unter der sog. Volkmann-Kontraktur?

Die Folgen eines Kompartmentsyndroms der Unterarm-Faszienloge (meist Beugerloge)

8.6. Hirnnervenläsionen

8.6.1 Über welche Beschwerden klagt der typische Patient mit einer Olfaktoriusläsion?

Patienten berichten eher über Geschmacksstörungen beim Essen, als über Riechstörungen, dabei werden einseitige Läsionen oft nicht wahrgenommen

8.6.2 Beschreiben Sie den anatomischen Verlauf des N. facialis.

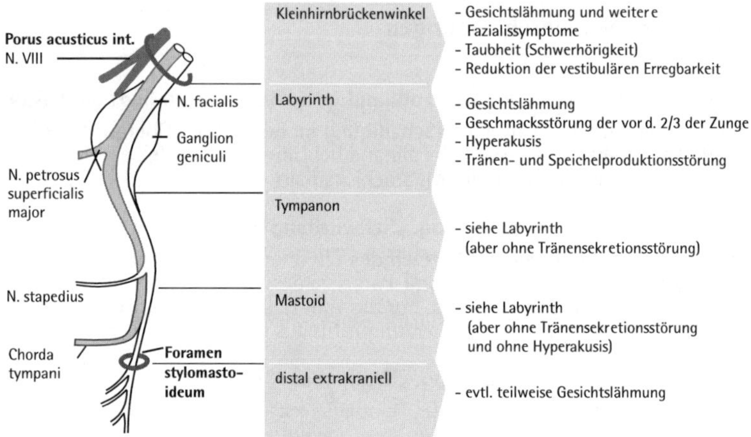

Schematische Darstellung des Verlaufs des N. facialis und der klinischen Symptomatik in Abhängigkeit von der Läsionslokalisation (modifiziert nach Delank)

8.6.3 Beschreiben Sie das typische Erscheinungsbild einer peripheren Fazialisparese!

- Hängender Mundwinkel
- Stirnrunzeln, Backenaufblasen und Pfeifen beeinträchtigt
- Unvollständiger Lidschluss (Lagophthalmus)
- Bell-Phänomen: beim Schließen der Augen wird die physiologische Drehung der Augen nach oben sichtbar
- Signe de cils::Wimpern sind bei Lidschluss auf der paretischen Seite besser sichtbar
- Hyperakusis, Geschmacksstörung, Minderung der Tränensekretion weisen auf eine Schädigung im Felsenbeinabschnitt hin

8.6.4 Nennen Sie die häufigste Ursache einer peripheren Fazialisparese.

Idiopathisch

8.6.5 Was ist die häufigste Ursache einer peripheren Fazialisparese bei Kindern?

Neuroborreliose

8.6.6 Wie unterscheiden sich der Spasmus facialis von den sog. Fazialis-Synkinesen?

Spasmus facialis/hemifacialis

- Unwillkürliche, spontan einschießende Zuckungen der vom N. facialis versorgten Muskulatur einer Seite
- Typisch am Auge, später am Mund
- Irritation der Nervenwurzel (Gefäßschlinge der A. inf. ant. cerebelli, Gefäßmalformationen analog zur Trigeminusneuralgie)
- Raumforderungen im Kleinhirnbrückenwinkel (Tumoren, vaskuläre Malformationen, Megadolichobasiliaris)
- Intrapontine Störungen (z.B. MS, ischämische Läsionen, Tumoren)
- Zustand nach idiopathischer Facialisparese, traumatischer Facialisläsion

Fazialis-Synkinesen

Durch Fehleinsprossung der Axone in falsche Muskeln nach Fazialisparese kommt es zu pathologischen Mitbewegungen, z.B. zur Mitinnervation des Mundwinkels beim Versuch, die Stirn zu runzeln, auch vegetative Fasern ⇒ „Krokodilstränen" (Tränenfluss beim Essen) oder „Geschmacksschwitzen" (⇒ Essen führt zur Schweißsekretion im Gebiet des N. auriculotemporalis)

8.6.7 Was versteht man unter dem sog. „Kulissenphänomen"?

Abweichen v. Gaumensegel u. Rachenhinterwand zur gesunden Seite beim „A"-Sagen

8.6.8 Beschreiben Sie die typische Klinik einer einseitigen Vaguslähmung!

- Sprech- und Schluckstörungen
- Ipsilateral hängendes Gaumensegel, dadurch näselnde Sprache, heisere Stimme und Dyspnoe durch Rekurrensparese
- Tachykardie und Arrhythmien

8.6.9 Wie prüfen Sie die Funktion des N. accessorius?

- Hochziehen beider Schultern gegen Widerstand (M. trapezius)
- Elevation und Abduktion des Arms
- Kopfdrehung gegen Widerstand, dabei Palpation des M. sternocleidomastoideus der Gegenseite (!)

8.6.10 Auf welche Seite zeigt die Zunge beim Herausstrecken bei einer einseitigen Hypoglossusparese?

Die intakten Muskeln der kontralateralen Seite schieben die Zunge zur kranken (!) Seite

8.6.11 Welche Nerven ziehen durch das Foramen jugulare?

N. glossopharyngeus, N. accessorius, N. vagus

8.6.12 Ein kombinierter Ausfall der Hirnnerven III, IV, V1 und VI mit Exophthalmus und Schmerz spricht für eine Läsion im Bereich des ....?

Sinus Cavernosus

8.7. Polyneuropathien

8.7.1 Nach welchen Kriterien erfolgt die klinische Beschreibung einer Polyneuropathie?

Einteilung nach klinischer Symptomatik	
Nach Beginn der Symptomatik	Akut, chronisch
Nach funktionellen Ausfällen	Isoliert motorisch - sensibel - autonom; gemischt
Nach der topischen Verteilung	Proximal - distal; symmetrisch - asymmetrisch
Mononeuropathie	Ausfälle im Versorgungsgebiet eines Nervs
Mononeuropathia multiplex	Ausfälle im Versorgungsgebiet verschiedener nicht benachbarter Nerven
Distal betonter symmetrischer Typ	Handschuh- oder strumpfförmig ⇒ am häufigsten
Schwerpunktneuropathie	Distal symm. PNP kombiniert mit Mononeuropathia multiplex
Mit oder ohne Hirnnervenbeteiligung	
Nach der Art der Nervenschädigung	Primär axonale Degeneration, primär segmental demyelinisierend, gemischt

Nach dem pathophysiologischen Mechanismus	Entzündlich (immunologisch oder erregerbedingt); metabolisch (endokrine Störungen, v.a. Diabetes mellitus; malnutritiv, v.a. Avitaminosen; Nierenfunktionsstörungen); paraneoplastisch oder paraproteinämisch, toxisch (v.a. Alkohol, Umweltgifte); hereditär

8.7.2 Nennen Sie stoffwechselbedingte Ursachen einer Polyneuropathie (PNP)!

Diabetes mellitus, Urämie, Gicht, hepatopathisch (v.a. bei Zirrhose), Hypothyreose, Critical-illness-PNP (CIP, bei bis zu 70% aller Patienten mit Sepsis oder Multiorganversagen, die länger als 2 Wo. beatmet werden! Vermutlich endogen-toxisch

8.7.3 Beschreiben Sie die typische Symptomatik einer distalen peripheren Polyneuropathie! (4)

- Schleichender Beginn mit überwiegend symmetrischen, „strumpf- bzw. handschuhförmig" verteilten, distalen, beinbetonten sensiblen und motorischen Ausfällen
- Parästhesien, evtl. Brennschmerzen, frühzeitige Verminderung des Vibrationsempfindens
- Distal betonte schlaffe Lähmungen mit Atrophie der kleinen Fuß- bzw. Handmuskeln und frühzeitigem Ausfall der entsprechenden Muskeleigenreflexe
- Im Verlauf Ausbreitung nach proximal, sowie zusätzliche autonome Störungen der Trophik (Haut, Nägel) und der Schweißsekretion

8.7.4 Nennen Sie die beiden häufigsten Ursachen einer peripheren PNP!

Die diabetische Polyneuropathie ist zusammen mit Alkoholmissbrauch die häufigste Form der Polyneuropathien (jeweils ca. 30%)

8.7.5 Welche Laborparameter bestimmen Sie bei Verdacht auf eine diabetische PNP?

BZ-Tagesprofil, HbA1c (Referenzwert > 6,5%), oraler Glucose-Toleranztest

8.8. Polyradikuloneuritiden

8.8.1 Beschreiben Sie in kurzen Worten das Guillain-Barré-Syndrom (GBS).

- Im Vordergrund stehen: motorische Defizite, initial häufig zusätzlich leichte Dys- und Parästhesien der Akren
- Paresen: beginnen typischerweise distal an den unteren Extremitäten, steigen dann symmetrisch auf und greifen auf die oberen Extremitäten über (Cave: Atemlähmung durch Zwerchfellbeteiligung!)
- Häufig von ziehenden Schmerzen in der Lumbalregion und den Extr. begleitet
- Häufig Hirnnervenbeteiligung: v.a. N. facialis (50%)
- Häufig autonome Störungen: Brady-, Tachyarrhythmien, extreme Blutdruckschwankungen, Harnverhalt und Hyponatriämie durch ADH-Mangel

8.8.2 Worin besteht die „spezifische" Therapie des GBS?

Spezifisch:

- i.v. Immunglobuline (IVIG): 1. Wahl bei schwerem progredienten Verlauf
- Plasmapherese: bei KI, Komplikationen oder Unwirksamkeit der IVIG Immunadsorption

8.8.3 Welche Trias kennzeichnet das Miller-Fisher-Syndrom?

Trias: zerebelläre Ataxie + Areflexie + Ophthalmoplegie (Anti-GQ1b-AK)

8.8.4 Wie unterscheidet sich die Therapie der CIDP vom AIDP (=GBS)?

Im Gegensatz zum GBS Kortikosteroide wirksam

9. Myopathien und neuromuskuläre Erkrankungen

9.1. Grundlagen

9.1.1 Wie ist ein myopathisches Gewebesyndrom histologisch charakterisiert?

Degeneration einzelner oder in kleinen Gruppen liegender Fasern, Kalibervariation der Muskelfasern, vermehrte zentrale Kerne

9.1.2 Bei welchen Erkrankungen können der Laktat-Ischämie-Test bzw. der Fahrradergometertest diagnostisch hilfreich sein?

- Bei Glykogenosen und isoliert fehlender Anstieg von Ammoniak bei MADA-Mangel
- Bei Mitochondriopathien pathologischer Anstieg

9.2. Dystrophische Myopathien

9.2.1 Worin liegt das wesentliche klinische Unterscheidungsmerkmal zwischen den Muskeldystrophien vom Typ Duchenne und Becker?

Becker: geringere Progredienz

9.2.2 Worauf stützt sich die Diagnostik der Dystrophinopathien wesentlich?

Klinik, Familienanamnese, Labor (CK typischerweise 10-50-fach erhöht), EMG, Muskelbiopsie mit Immunhistochemie für Dystrophine (fehlende oder stark reduzierte Expression), Westernblot, DNA-Deletionstest des Dystrophingens (PCR), keine Routine

9.2.3 Wie ist das klinische Bild der Gliedergürteldystrophien zu charakterisieren?

Paresen von Schulter- und Beckengürtel, Oberarmen und Oberschenkel variabler Ausprägung; milde und schwere Verläufe. Mögl.: Kontrakturen (Achillessehne), Hypertrophien, kardiale Beteiligung

9.2.4 Wie manifestiert sich eine Emery-Dreifuss-Dystrophie klinisch häufig zu Beginn?

Kontrakturen von Ellenbogen und Achillessehne

9.3. Nichtdystrohische Myotonien

9.3.1 Wie lässt sich klinisch eine myotone Reaktion auslösen?

Anhaltende Kontraktion nach Beklopfen der Muskulatur („Perkussionsmyotonie")

9.4. Myotonien mit multisystemischen Manifestationen

9.4.1 Welche Formen myotoner Muskeldystrophien werden unterschieden?

- Myotone Dystrophie (DM/Curschmann-Steinert-Erkrankung)
- Proximale myotone Myopathie (PROMM/Ricker-Syndrom)

9.5. Muskelsymptome im Rahmen anderer Grundleiden

9.5.1 Welche Formen dyskaliämischer Lähmungen können unterschieden werden ?

Hyper- und hypokaliämische periodische Lähmung (hyper-/hypoPP)

9.5.2 Welcher Vererbungsmodus besteht bei der überwiegenden Anzahl von Glykogenosen?

Typ IX x-chrom rez, Typ VIII aut. und x-chrom. rez., alle übrigen Typen aut. rez

9.5.3 **Wie lautet die altersabhängige klinische Einteilung der Glykogenose Typ II (Pompe)?**

Typ Pompe im Säuglingsalter:

- Progrediente Muskelschwäche, Hypotonie, Vergrößerung des Herzens, Leber und Zunge. Tod aufgrund respiratorischer oder kardialer Insuffizienz

Infantil-juveniler Typ:

- Proximal betonte Myopathie, Beteiligung der Atemmuskulatur möglich. Lebenserwartung bis 20 J.

Adulter Typ:

- Proximaler Schwerpunkt und Bevorzugung einzelner Muskeln (Oberschenkeladduktoren und M. biceps brachii), Ateminsuffizienz

9.5.4 **Wie lässt sich die Diagnose einer Glykogenose Typ V (McArdle) histologisch sichern?**

Histochemischer Nachweis des Phosphorylase-Mangels in der Muskelbiopsie

9.5.5 **Welche Formen der Muskellipidosen können pathophysiologisch unterschieden werden?**

- Substantiell: primärer Carnitinmangel (systemischz/muskulär)
- Enzymatisch: Defekt der b-Oxidation [Carnitin-Palmityl-Transferase (CPT)-Mangel]

9.5.6 **Welche klinischen Syndrome mit Muskelbeteiligung können bei den Mitochondriopathien unterschieden werden? (4)**

Häufige klinische Syndrome (mit Muskelbeteiligung):

- Chronisch progrediente externe Ophthalmoplegie: Manifestation im Erwachsenenalter mit im Vordergrund stehender Augenmuskellähmung, Dysphagie, Dysarthrie, Extremitätenschwäche
- Kearns-Sayre-Syndrom (KSS): chronisch progredient verlaufende neuromuskuläre Erkrankung mit Ophthalmoplegie, Retinitis pigmentosa, Manifest. vor dem 20. Lj.; häufige akzessorische Sympt.: kardiale Reizleitungsstrg., Ataxie, endokrine Strg.
- Mitochondriale Enzephalomyelopathie mit Laktat-Azidose und schlaganfallähnlichen Symptomen (MELAS): Manifestation im Kindes- oder Erwachsenenalter. Entwicklungsverzögerung, Kleinwuchs, belastungsabhängige Muskelschwäche, epileptische Anfälle, Demenz, Hypakusis, Retinitis pigmentosa und schlaganfallähnliche Episoden
- Myoklonus Epilepsie mit „Ragged Red Fibers" (MERRF): Manifestation im Kindes- und frühen Erwachsenenalter. Myokloni, Ataxie, Epilepsie, Myopathie mit RRF, seltener Taubheit und Demenz

9.5.7 **Bei welcher endokrinen Erkrankung findet sich eine Tetanie als muskuläres Leitsymptom?**

Hypoparathyreoidismus: Steigerung der neuromuskulären Erregbarkeit (Tetanie) im Rahmen der assozierten Elektrolytstörungen (Hypokalzämie, Hyperphosphatämie und oft Hypomagnesiämie)

9.5.8 **Welches sind die häufigsten Ursachen toxischen Myopathien?**

Steroide, Cholesterin- und Lipidsenker (z.B. Lovastatin), Succinylcholin, toxisch vornehmlich durch Alkohol und andere Drogen

9.5.9 **Was sind die häufigsten Komplikationen der Rhabdomyolyse?**

- Niereninsuffizienz bzw. akutes Nierenversagen ("crush Niere"), Hyperkaliämie, Hypocalcämie

9.6. Myositiden

9.6.1 Nennen Sie 3 Formen von entzündlichen Muskelkrankheiten.

- Polymyositis (PM)
- Dermatomyositis (DM)
- Einschlusskörperchenmyositis (IBM)

9.6.2 Nennen Sie Laborparameter, die bei entzündlichen Muskelerkrankungen verändert sein können. (5)

- K (bis auf das 50fache der Norm, bei > 90% der Patienten pos.); Aktivitätsparameter
- BSG fakultativ erhöht
- Myositis-assoziierte Ak vornehmlich bei Overlap-Syndromen,
- Jo-1 Ak ⇒ Antisynthetasesyndrom (häufigste Form)
- PM-Scl ⇒ Sklerodermie
- U1 RNP ⇒ Crest-Syndrom

9.6.3 Wie ist die Prognose der PM, DM bzw. der IBM einzuschätzen?

Polymyositis und Dermatomyositis:

- Remission bei > 90 % unter Steroiden
- Rezidive meist innerhalb der ersten 5 Jahre
- Bei schweren Verläufen selten Defektheilungen

Einschlusskörperchenmyositis (IBM):

- Langsam progredienter Verlauf
- Immobilisierung meist 10-15 Jahre nach Diagnosestellung

9.6.4 Wie entwickelt sich typischer Weise die klinische Symptomatik der Polymyalgia rheumatica?

Subakut auftretende symmetrische Muskelschmerzen, häufig proximal betont

9.7. Myastenia gravis und andere myastheniforme Syndrome

9.7.1 Erläutern Sie die Pathophysiologie der Myasthenia gravis.

Antikörperbildung gegen nikotinerge Acetylcholinrezeptoren der postsynaptischen Region der motorischen Endplatte ⇒ a) Komplement-abhängige Lyse der postsynaptischen Membran b) Cross-link von Rezeptoren durch bivalente Antikörper ⇒ kompensatorischer Anstieg der AChR-Synthese

9.7.2 Welcher pharmakologische Test dient der Diagnose der Myasthenie?

Tensilon-Test: Gabe eines kurz wirksamen ACh-Esterase-Hemmers führt zu transienter Rückbildung der Symptome

9.7.3 Wie lässt sich ein Lambert-Eaton Syndrom diagnostisch von einer Myasthenia gravis unterscheiden?

Anstieg des Muskelsummenaktionspotential bei Hochfrequenzstimulation (50 Hz, Inkrement). Bei Einzelreizung i.d.R. amplitudengemindert, aber nach kurzer tonischer Anspannung deutlicher Anstieg, Nachweis der spezifischen Antikörper (anti-VGCC), neg. Tensilon-Test, Tumorscreening

10. Neuroonkologie und Fehlbildungen

10.1. Neoplasien

10.1.1 Was bedeutet der Karnofsky-Index?

Aktivitätsindex, der den klinischen Zustand von Tumorpatienten beschreibt

10.1.2 Nennen Sie die Methode der Wahl zur Darstellung von Hirntumoren!

CT, kraniale Kernspintomographie: jeweils ohne und mit KM

10.1.3 Welche sind die häufigsten Hirntumoren bei Erwachsenen und bei Kindern?

Erw: Glioblastome (~$^1/_3$), Astrozytome (~$^1/_3$), Meningeome (~$^1/_5$),
Kinder: pilozytisches Astrozytom, primitive neuroektodermale Tumore (PNET)

10.1.4 Nennen Sie symptomatische Therapiemaßnahmen bei Hirntumoren!

Bei sympt. Anfällen med. Anfallsprophylaxe: z.B. Carbamazepin, Valproinsäure,
Ödem-Th: Kortikosteroide e vasogenes Hirnödem ↓ und Glyzerinsaft p.o.

Sonstige: externe Ventrikeldrainage bei Liquoraufstau, psychische Betreuung, Aufklärungsgespräch, regelmäßige Tumornachsorge

10.1.5 Wann kann es zu einer akuten Verschlechterung der Symptomatik eines spinalen Tumors kommen?

Bei Einblutung und akuten tumorinduzierten Durchblutungsstörung

10.1.6 Nennen Sie die häufigsten Primärtumoren bei zerebralen Metastasen!

Bronchialkarzinom ⇒ Primärtumor bei ca. 30%, Mammakarzinom (30%), Nierenzellkarzinom (20%), malignes Melanom (15%), Lymphome, Leukosen, Schilddrüsen-, Kolon-, Prostata-, Hoden-, Harnwegs-tumoren (5%)

10.1.7 Nennen Sie die häufigsten Primärtumoren bei Meningeosen!

Mammakarzinom, Bronchialkarzinom, malignes Melanom, akute lymphatische Leukämie, (Non-)Hodgkin-Lymphome

10.1.8 Bei welchen Tumoren treten paraneoplastische Syndrome am häufigsten auf?

Am häufigsten bei kleinzelligem Bronchialkarzinom und gynäkölogischen Tumoren

10.2. Fehlbildungen

10.2.1 Nennen Sie Differenzialdiagnosen einer Syringomyelie!

Intraspinale Tumoren (Ependymome, Gliome), Hämatomyelie, Multiple Sklerose

10.2.2 Nennen Sie die beiden Hauptläsionen beim von-Hippel-Lindau-Syndrom!

Kapilläre Hämangiome der Retina, Hämangioblastome des Kleinhirns

10.2.3 Nennen Sie die typischen Symptome einer tuberösen Sklerose!

Trias: epileptische Anfälle (80%, Beginn häufig im Säuglingsalter), Minderbegabung, Adenoma sebaceum

10.2.4 Nennen Sie eine mit den Arnold-Chiari-Malformationen assoziierte Erkrankung!

Syringomyelie

10.3. Liquorzirkulationsstörungen

10.3.1 Ursachen für einen Hydrocephalus occlusivus?

Tu des III. Ventrikels (z.B. Kolloidzyste), Aquäduktblockade/-stenose, Foraminae Luschkae u. Magendii-Blockade (tumor- oder entzündungsbedingt), Kleinhirninfarkte/-blutungen, Fehlbildungen (Arnold-Chiari-Malformation), Foramen-Monroi-Blockade (e Seitenventrikelaufstau)

10.3.2 Nennen Sie die klassische klinische Trias des Normaldruck-Hydrozephalus!

Typische Trias: Gangstörung (breitbasig, kleinschrittig, unsicher ⇒ Gangapraxie), Demenz, Blasenstörungen

10.3.3 Nennen Sie eine Risikogruppe für die Entwicklung eines Pseudotumor cerebri.

Adipöse junge Frauen

11. Metabolisch-toxische Erkrankungen

11.1. Enzephalopathien

11.1.1 Nennen Sie Beispiele für Erkrankungen innerer Organe und systemische Erkrankungen, die Ursachen einer metabolischen Enzephalopathie sein können. (9)

- Hepatische Enzephalopathie
- Urämische Enzephalopathie
- Pankreatische Enzephalopathie
- Endokrine Dysfunktion: Hypo- und Hyperglykämie
- Hypo- und Hyperthyreose
- M. Addison, M. Cushing
- Hypo- und Hyperparathyreoidismus
- Elektrolytstörungen
- Fieber
- Infektionen und Sepsis
- Porphyrie
- Malnutrition, z. B. Vitaminmangelerkrankungen

11.1.2 Nennen Sie psychopathologische Auffälligkeiten, die im Rahmen einer metabolischen Enzephalopathie auftreten können. (6)

- Konzentrations- und Merkfähigkeitsstörung
- Desorientiertheit
- Störungen in Antrieb und Affekt
- Formale und inhaltliche Denkstörungen
- Halluzinationen
- Delir, Verwirrtheit und psychomotorische Erregungszustände

11.1.3 Welche Erkrankungen führen zu einer hepatischen Enzephalopathie?

Leberzirrhose, akutes Leberversagen (z.B. Hepatitis, Knollenblätterpilzvergiftung)

11.1.4 Welche Basistherapie leiten Sie bei einem Patienten mit hepatischer Enzephalopathie ein?

Ausgleich von Störungen des Elektrolyt- und Flüssigkeitshaushalts, Therapie der Grunderkrankung (z.B. Hepatitis, Intoxikation), Beseitigung der auslösenden Ursache (z.B. Alkohol), Meiden lebertoxischer Medikamente

11.1.5 Worauf müssen Sie bei einer antikonvulsiven Therapie, z.B. mit Phenytoin bei Dialyse-Patienten achten?

Aufgrund eines verminderten Eiweißspiegels werden bei Phenytoin und Valproat trotz hohen Anteils freier Wirksubstanz nur niedrige Plasmaspiegel gemessen (Hypalbuminämie, nichtalbumingebundener Anteil vergrößert

11.1.6 Wie kommt es zum Dialyse-Dysäquilibrium-Syndrom?

Zu rasch durchgeführte Dialyse ⇒ Elektrolytverschiebungen, Liquorazidose verzögerte Harnstoffelimination ⇒ Hirnödem (meist 1 Tag nach Dialyse)

11.1.7 Beschreiben Sie Frühsymptome einer Dialyse-Enzephalopathie.

Sprech- und Sprachstörung

11.1.8 Mäusekotartiger Körpergeruch bei blonden und blauäugigen Kindern kann ein Hinweis auf welche Stoffwechselerkrankung sein?

Phenylketonurie

11.2. Elektrolytstörungen

11.2.1 Nennen Sie internistische Symptome, die bei einer Hyperkaliämie (5) oder einer Hypokaliämie (8) auftreten können.

Akute Herzinsuffizienz, orthostatische Hypotonie, Arrhythmien, Kammerflimmern, Obstipation, Paralyse, Polyurie, Isosthenurie

11.3. Hypovitaminosen

11.3.1 Kennen Sie Hypervitaminosen, die neurologische Symptome verursachen können?

Vit. A (Pseudotumor cerebri), B6 (PNP, Ataxie) + D (Kopfschmerz, Epilepsie)

11.3.2 Unterscheiden Sie die drei wesentlichen klinischen Verlaufsformen bei Vit.-B_1-Mangel

- Beriberi: akrodistal betonte, symmetrische, sensomotorische Polyneuropathie (PNP) vom aszendierenden Typ mit Dysästhesien und Schmerzen;
  kardiovaskulär: Tachykardie, Herzinsuffizienz
- Wernicke-Enzephalopathie
- Strachan-Syndrom: Trias aus Optikusatrophie, sensorischer spinaler Ataxie, Innenohrschwerhörigkeit

11.3.3 Nennen Sie die typische klinische Trias bei Patienten mit einer Wernicke-Enzephalopathie.

Klassische Trias: Okulomotorikstörung, Stand- und Gangataxie + hirnorganisches Psychosyndrom

11.3.4 Kennen Sie Gründe eines Vitamin-B_6-Mangels? (3)

- Ungenügende Zufuhr: Säuglinge mangelernährter stillender Mütter, Alkoholismus, Anorexia nervosa
- Pyridoxin-Antagonisten: INH, Hydralazin, Penicillamin
- Mangelhafte intestinale Resorption: chronische Darmerkrankungen mit Malabsorption, Leberzirrhose

11.3.5 Bei welcher klinischen Symptomkonstellation denken Sie an eine Vit.-B_{12}-Hypovitaminose (3)?

Bei Kombination von Hinterstrang-Symptomen, Pyramidenbahnzeichen und Paresen mit verminderten/fehlenden Reflexen

11.3.6 Was ist der FIGLU-Test?

Histidinbelastungstest (FIGLU): orale Gabe von Histidin ⇒ ↑ Ausscheidung von N-Formiminoglutamat i. U. bei Folsäuremangel

11.4. Alkoholfolgeerkrankungen

11.4.1 Nennen Sie das typische Leitsymptom der Alkoholhalluzinose.

Akustische Halluzinationen

11.4.2 Erläutern Sie kurz die allgemeinen Therapieschritte beim Entzugsdelir.

Überw. d. Vitalparameter, d.r Kalorienzufuhr, des Flüssigkeits- und E'lythaushaltes, langsame Korrektur der Hyponatriämie, bei Ammoniak-Erhöhung: Laktulose

11.4.3 Wie gleichen Sie eine Hyponatriämie aus und worauf müssen Sie achten?

Ausgleich Serum-Na ≤ 5-10 mmol/Tag und < 24 mmol/l/Tag; regelmäßige Kontrolle des Na-Spiegels (Gefahr der zentralen pontinen Myelinose)

11.5. Porphyrien

11.5.1 Nennen Sie typische neuro-psychologische Symptome der akuten intermittierenden Porphyrie.

Polyneuropathie, Paresen, Hirnnervenbeteiligung (Fazialisparese, Dysphagie, Augenmuskelparesen, Neuritis nervi optici), Adynamie, Psychose

11.6. Mitochondrale Erkrankungen

11.6.1 Warum werden mitochondriale Erkrankungen immer von der Mutter vererbt?

Während die mütterliche Eizelle viele Mitochondrien enthält, steuert das väterliche Spermium keine Mitochondrien bei. Krankheiten, die auf Mutation der mitochondrialen DNA beruhen, werden daher nur von der Mutter übertragen

11.6.2 Nennen Sie Therapieoptionen bei mitochondrialen Erkrankungen. (4)

Metabolisch: Einzelberichte zu positiven Effekten von Vit. C, Coenzym Q10, Kreatin; größere Studien fehlen oder sind widersprüchlich

Symptomatisch:

- Bei höhergradigem AV-Block: Schrittmacherimplantation
- Bei Epilepsie: Carbamazepin1 Cave: Valproat2
- Bei Ptose: ggf. operative Lidraffung

12. Neurotraumatologie

12.1. Schädel-Hirn-Trauma

12.1.1 Unterscheiden Sie die Commotio von der Contusio cerebri.

- Commotio cerebri: SHT Grad I mit Vigilanzstörung <1 h, Amnesie <1 h, evtl. postkommotioneller Verwirrtheitszustand < 24h
- Contusio cerebri: SHT Grad II/III mit traumatischer Hirnsubstanzschädigung, mit Vigilanzstörung >1 h, Amnesie >1 h, Verwirrtheitszustand >24h, fokalneurologischen Ausfällen und/oder Nachw. der Hirnsubstanzschädigung im EEG oder Bildgebung >24h nach Trauma

12.1.2 Wann sehen Sie ein CCT bei einem Schädel-Hirn-Trauma zur Erstdiagnostik als indiziert an?

CCT: bei V.a. Schädelfraktur bzw. zum sicheren Ausschluss, sekundärer Verschlechterung, progredienter Symptomatik, fokalneurologischen Ausfällen (z.B. Anisokorie, Halbseitensymptomatik, Hirnnervenläsionen), bei anhaltender Vigilanzstörung (GCS <15), Gerinnungsstörungen

12.1.3 Was verstehen Sie unter einem „persistierendem vegetativem Status"?

	Schlaf-wach-Rhythmus	Motorische Funktion	Atmung	EEG	Evozierte Potentiale
Persistierender vegetativer Status (Defekt des Neokortex)	Intakt	Keine gezielten Bewegungen	Normal	Allgemein verändert	SEP meist ausgefallen; AEP variabel

12.2. Wirbelsäulen- und Rückenmarksverletzungen

12.2.1 Oberhalb welches HWKs werden Schädigungen meistens nicht überlebt?

Schädigungen oberhalb des 4. HWK werden meist nicht überlebt

12.2.2 Wie kommt es zu der Komplikation der Atem- und Kreislaufinsuffizienz?

Ödembildung ⇒ spinaler Druck ↑⇒ M.-oblongata-Kompression

12.2.3 Was ist der Unterschied zwischen hard disc und soft disc?

Hard disc: Osteophyten, Soft disc: echter Diskusprolaps

12.2.4 Erläutern Sie das Schädigungsmuster eines medialen Bandscheibenprolapses.

Kompression des Markraums und damit Druckschädigung des Rückenmarks bzw. der Fasern der Cauda equina

12.2.5 Nennen Sie die Areale, in denen eine Sensibilitätsstörung auftritt bei einem Bandsscheibenvorfall auf der Höhe LWK2/3.

Ventraler OS vom Trochanter major bis zum medialen Knie

12.2.6 Was ist die diagnostische Methode der Wahl bei V.a. Protrusio und Prolaps?

CT, MRT, ggf. Myelographie

12.2.7 Beschreiben Sie das paradoxe Lasègue-Zeichen.

Flexion des „gesunden" Beines im Hüftgelenk ⇒ Schmerzauslösung auf der „kranken" Seite

12.2.8 Nennen Sie Indikationen für eine operative Therapie eines lumbalen Wurzelkompressionssyndroms. (3)

- Kauda- und Konus-Syndrom
- Zunehmende neurologische Ausfälle
- Erfolgloser konservativer Therapieversuch von mehr als 6 Wo Dauer

12.2.9 Was ist ein spinaler Schock? (3)

Spinaler Schock: schlaffe Lähmung und fehlende Muskeleigenreflexe bei akutem Querschnitt (innerhalb von Std.-Min.)

Initial (spinaler Schock): schlaffe, danach spastische Para-, Tetraparese, sensible Querschnittssymptomatik, evtl. radikuläre Ausfälle/Schmerzen

12.2.10 Mit welchen Komplikationen müssen Sie nach traumatischer Schädigung der Wirbelsäule evtl. rechnen?

- Thrombose
- Pneumonie (z.B. durch Hypoventilation und/oder Aspiration)
- Paralytischer Ileus
- Magen-Darm-Ulzera
- Dekubitus

12.2.11 Nennen Sie vier posttraumatische Begleit- oder Subsyndrome bei HWS-Distorsionstrauma.

Schmerz-Syndrom	Vegetatives Syndrom	Neurasthenisches Syndrom	Depressives Syndrom
Zervikalsyndrom	Orthostat. Dysregulation	Irritabilität	Antriebsreduktion
Zervikzephalgie	Hyperhidrose	Schlafstörung	Affektlabilität
Zervikobrachialgie	Schwindel	Erschöpfbarkeit	Stimmungsreduktion
	Tinnitus	Leistungsminderung	Angst
	Tremor	Konzentrationsminderung	Reduzierte Befindlichkeit

12.2.12 Nennen Sie Prädiktoren für einen ungünstigen Verlauf nach HWS-Distorsion. (5)

- Initial ausgeprägte Kopf- / Nackenschmerzen
- Rotierter Kopf beim Aufprall
- Unvorhergesehener Unfall
- Stehendes Fahrzeug
- Prätraumatische Erkrankung: chronische Kopfschmerzen, Z.n. SHT

12.3. Hirntod

12.3.1 Nennen Sie drei obligate Hirntodzeichen.

- Lichtstarre Pupillen
- Fehlende Tagesrhythmik der Temperatur
- Fehlende Reaktion auf Karotis- und Bulbusdruck sowie 2 mg Atropin

12.3.2 Welche technischen Hilfsuntersuchungen kennen Sie, die den Beobachtungszeitraum bei Verdacht auf Hirntod verkürzen?

- EEG: fehlende bioelektrische Großhirnaktivität in kontinuierlich mindestens 30-minütigem standardisiertem EEG (doppelte Verstärkung, Zeitkonstante 1,5)
- Evozierte Potentiale (EP): fehlende AEP oder SEP bei primär supratentorieller oder sekundärer Hirnschädigung
- Doppler: fehlende Hirnzirkulation bei zweimaliger dopplersonographischer Untersuchung im Abstand von > 30 min

13. Neurologische Schmerzsyndrome

13.1. Allgemeines

13.1.1 Was sollte in der Schmerzanamnese erfragt werden?

Lokalisation, Ausstrahlung, Dauer, Beginn und Verlauf, Qualität, Stärke, Quantität, provozierende, verschlimmernde und lindernde Faktoren, Begleitsymptome, Verhalten beim Schmerz, bisherige Therapieversuche, warum gerade jetzt Arztbesuch?

13.2. Kopfschmerzen

13.2.1 Geben Sie eine kurze Beschreibung der Migräne.

Anfallsartige, pulsierende, meist einseitige (Hemikranie) periodisch auftretende Kopfschmerzen, die zwischen 4 und 72 Stunden andauern und oft mit vegetativen (Übelkeit, Erbrechen, Lärm- und Lichtscheu), visuellen oder neurologischen Symptomen einhergehen

13.2.2 Wie therapieren Sie eine Migräneattacke?

- Leichte Attacke: Metoclopramid 10-20 mg p.o. + ASS/Paracetamol 1000 mg oder Ibuprofen 400-800 mg p.o., rektal, Diclofenac 50-100 mg
- Schwere Attacke: Metoclopramid 20 mg rektal + Serotonin-Rezeptoragonisten (= Triptane, z.B. Sumatriptan 25-100 mg p.o., 6 mg s.c., 20mg Nasenspray) oder Ergotaminpräparate
- Stationär: Metoclopramid 10mg i.v. + ASS 1000 mg i.v.

13.2.3 Auf was sollten Sie bei Patienten mit Spannungskopfschmerz stets achten?

Unkontrollierte Schmerzmitteleinnahme mit Entwicklung eines Analgetikaabusus und analgetikainduzierten Kopfschmerzes

13.2.4 Beschreiben Sie das klinische Bild und mögliche Auslöser einer Clusterkopfschmerzattacke.

- Plötzliche, unerträgliche, bohrend-brennende, streng einseitige (supra)orbitale und/oder temporale, seitenkonstante Schmerzen
- Oft nächtliche Attacken von 15-180 min Dauer, 1-3-(8)x / d, Häufung im Frühjahr / Herbst, Periodendauer 4-12 Wo., freies Intervall 7-12 Mon.
- Ipsilaterale konjunktivale Injektion, Lakrimation, Rhinorrhoe, Horner-Syndrom (Miosis, Ptosis, Enophthalmus), periorbitales Ödem, Unruhe
- Auslöser: Alkohol, Relaxation, Flackerlicht, Höhenaufenthalte, körperliche Anstrengung, Nitroglyzerin

13.2.5 Nennen Sie Substanzen, die häufig Kopfschmerzen auslösen.

Nitrate, Kalziumantagonisten (Nifedipin), Theophyllin, Antihistaminika, Herzglykoside, Barbiturate, Ergotamine, Triptane, Analgetika

13.3. Neuralgien

13.3.1 Erläutern Sie die Pathogenese der idiopathischen Trigeminusneuralgie.

Pathologischer Gefäß-Nervenkontakt ⇒ fälschliche Impulsübertragung von Berührungs- zu Schmerzfasern (Ephapsen)

13.3.2 Beschreiben Sie Anatomie, Verlauf und Versorgungsgebiet des betroffenen Nervs bei Meralgia paraesthetica.

Neuralgie im Versorgungsbereich des N. cutaneus femoris lateralis. Rein sensibler Nerv (L2-L3), läuft entlang M. psoas u. M. iliacus, tritt medial von Spina iliaca ant. sup. durch das Leistenband, sens. Innervation des lat. ant. Oberschenkel

13.3.3 Was versteht man unter einem Tolosa-Hunt-Syndrom und wie kommt es zustande?

Gesichtsneuralgie mit einseitigen retrobulbären Schmerzen und Parese eines oder mehrerer der Hirnnerven III, IV, VI

PPh: Granulomatöse Entzündung im Bereich der Orbita

13.3.4 Skizzieren Sie kurz die Klinik der Post-Zoster Neuralgie.

- Kontinuierlicher tiefer brennender Schmerz, ca. 4 Wochen nach akuter Erkrankung einsetzend
- Paroxysmal einschießender spitzer, stechender Schmerz
- Hyperästhesien und Allodynie bei Berührung oder Druck
- Hautveränderungen im betroffenen Dermatom, meist thorakal (10-20% I. Trigeminusast)

13.4. Schmerzsyndrome

13.4.1 Was verstehen Sie unter einem Morbus Sudeck?

- Brennende, über das Versorgungsgebiet einzelner Nerven hinausgehende Dauerschmerzen
- Hypo-/Hyperthermie, Ödem, rötlich-livide Verfärbung, An-/Hyperhidrosis, Atrophie der Finger- oder Zehennägel
- Allodynie, Hyperpathie, Dysästhesie, Hypästhesie
- Paresen, Feinmotorikstörung, Tremor

13.4.2 Was versteht man unter einem Facettensyndrom und wie kommt es vermutlich zustande?

Pseudoradikuläres Schmerzsyndrom, ausgehend von den Gelenkfacetten der kleinen Wirbelgelenke

PPh: Über freie Nervenendigungen von Gelenkkapsel, Synovia und Periost vermittelte Schmerzen bei oft arthrotisch bedingten Gelenkdistorsionen

1. Neurologische Diagnostik

1.1. Körperliche neurologische Untersuchung

1.1.1 **Neurologische Untersuchung im Überblick** Kopf, Hirnnerven, Muskulatur und Motorik, Sensibilität, Psyche, Vegetativum

1.1.2 **Meningeale Reizungszeichen** PPh, Meningismus, Brudzinski-Zeichen, Lhermitte-Zeichen

1.1.3 **Lumbale Nervendehnungszeichen** Häufigste Ursachen, Lasègue-Zeichen, Kernig-Zeichen, Bragard-Zeichen, Umgekehrtes Lasègue-Zeichen

1.1.4 **Unklare Vigilanzstörung** Vorgehen bei Vigilanzstörungen unklarer Genese, Glasgow-Coma-Scale (GCS)

1.1.5 **Muskulatur und Motorik** Allg, Beurteilung der Muskelkraft, Armvorhalteversuch (AVV), Beinvorhalteversuch (BVV), Schematische Beurteilung der Muskelkraft; Allg, Spastik, Rigor, Zahnradphänomen

1.1.6 **Muskeleigenreflexe und physiologische Fremdreflexe** Anm, Wichtige physiologische Fremdreflexe

1.1.7 **Pathologische Fremdreflexe** Wichtige path. Fremdreflexe, Pyramidenbahnzeichen

1.1.8 **Klinisch wichtige Muskeln und ihre Innervation** Obere Extremität, Untere Extremität

1.1.9 **Sensibilitätsprüfung** Allg, Sensibilitätsstörungen, Schema aszendierender Bahnen, Hautnerven, Dermatome

1.1.10 **Koordinationsprüfung** Prüfung, Stand, Gang, Rebound-Phänomen, Finger-Nase-Versuch, Knie-Hacken-Versuch, Prüfung, Bárány-Zeige-Versuch, Diadochokinese, Feinbewegungen

1.1.11 **Sehstrahlung** Lokalisation der Schädigung -Gesichtsfeldausfall

1.1.12 **Neuroophthalmologische Untersuchung** Okulomotorikprüfung; Internukleäre Ophthalmoplegie (INO): Def, Ät, Vork, Anm; Eineinhalbsyndrom: Def, Kli, Vork, Merke; Augenmuskelnerven; Äußere Augenmuskeln, Befunde bei Doppelbildern/Paresen, Merke

1.2. Neuropsychologischer Befund

1.2.1 **Neuropsychologischer Befund - Grundlagen**
Apraxie Neuropsychologischer Befund - Üs; Apraxie: Def, Eint, Läsion

1.2.2 **Agnosie, Neglect** Agnosie: Def, Form, Sondf; Neglect: Def, Form, Läsion

1.2.3 **Amnesie** Anm, Eint, Ät

1.2.4 **Aphasien** Def, Anm, Beurteilung, Sympt

1.2.5 **Sprechstörungen (Dysarthrie), Phonationsstörungen** Sprechstörungen (Dysarthrie), Läsion, Kli; Phonationsstörungen. Kli

1.2.6 **Die wichtigsten aphasischen Syndrome** Broca-Aphasie, Wernicke-Aphasie, Globale Aphasie, Amnestische Aphasie, Leitungsaphasie, Transkortikale Aphasien

1.2.7 **Differenzialdiagnose aphasischer Syndrome** Tabelle

1.3. Apparative Diagnostik - Bildgebung

1.4. Liquordiagnostik

2. Neurovaskuläre Erkrankungen

2.1. Anatomie und Physiologie

2.2. Zerebrale Durchblutungsstörungen

2.2.1 **Pathophysiologie der Ischämie** Globale Ischämie, Def, Folgen, Anm, Fokale Ischämie, Def, Folgen, Anm

2.2.2 **Terminologie der zerebralen Durchblutungsstörung** Schlaganfall, TIA, PRIND, Amaurosis fugax, Ischämie, Oligämie, Hirninfarkt

2.2.3 **Ischämie** Def, Pg, Eint, Ät, Rif, Üs - Beeinflussbare Risikofaktoren (RF), geordnet nach relativem Risiko (RR), Anm, Kli, Üs - Gefäßverschluss, CCT (kraniale Computertomographie), CMRT (kraniale Magnetresonanztomographie), Anm, Di, Merke, Akut-Th, Spezifische Th, Akuttherapie (Lyse): Ind, Kl, Ergebnis, Ko, Proc

2.2.4 **Sekundärprävention nach TIA und Schlaganfall** Risiko, Maßnahmen der Sekundärprävention

2.2.5 **Stenosen und Verschlüsse der hirnversorgenden Arterien** Pg, Eint, PPH, Di, Th, Anm

2.2.6 **Kardiale Emboliequellen** Epi, Anm, kardiale Erkrankungen mit hoher Embolierate, Di, Th

2.2.7 **Zerebrale Mikroangiopathie** Def, Form - Lok - Kli - Epi, RF, Pat, Lok, Di , Th , Anm

2.2.8 **Maligner Mediainfarkt** Def, Pg, Cave, Kli, Di, Th, Pro

2.2.9 **Akuter Verschluss der A. basilaris** Merke, Ät, Kli, Sondf, Di, Th

2.2.10 **Dissektionen** Def, Epi, Ät, Anm, Lok, Kli, Di, Th, Pro

2.2.11 **Zerebrale Vaskulitiden** Def, Epi, Eint - primär - sekundär, Kli, Labor, Di, Th, Prg

2.2.12 **Sinus-Venen-Thrombose** Def, Eint, Sondf, Rif, Pg, Kli, Di, Th, Anm

2.3. Intrakranielle Blutungen

2.3.1 **Übersicht (intrakranielle Blutungen)** Üs

2.3.2 **Spontane intrazerebrale Blutungen** Def, Epi, Eint - nach Ätiologie - häufigste Ursache nach Altersgruppen, Pg/Path, Kli, Di, Th, Prg

2.3.3 **Subarachnoidalblutung** Epi, Eint - nach der Ursache - nach dem klinischen Schweregrad, Kli, Anm, Di, Th, Ko, Komplikationen; Rezidivblutung: Häu, Pro; Gefäßspasmen: Häu, Verl, Ät, Kli, Di, Th; Hydrocephalus communicans: Häu, Ät, Di, Th

2.3.4 **Subdurale und epidurale Blutungen** Form: Epidural-, Subduralhämatom, Ät, Pg, Kli, Form: Epidural-, Subduralhämatom, Di, Th, Anm

2.4. Zerebrale Gefäßmissbildungen

2.4.1 **Intrakranielle Aneurysmen** Def, Epi, Ät, Eint, Lok, Kli, Di, Th

2.4.2 **Sonstige Gefäßmissbildungen** arteriovenöses Angiom: Def, Kli, Th; arteriovenöse Durafistel: Def, Pg, Kli, Th; Kavernom: Def, Di, Häu, Th; venöses Angiom („Developmental venous anomaly"): Def

2.5. Vaskuläre Erkrankungen des Rückenmarks

2.5.1 **Spinale Durchblutungsstörungen und Gefäßfehlbildungen** Ana, spinale Durchblutungsstörung: Epi, Ät, Kli; Epi-, subdurale Blutungen: Kli, Th; AV-Malformation: Eint, Epi, Kli, Di, DD

3. ZNS-Infektionen

3.1. Bakterielle Infektionen

3.1.1 **Differenzialdiagnose des Liquorbefundes** Erkrankung, Liquorzellzahl, (Zellen/µl), Eiweiß (mg/dl), Glukose (mg/dl), Bemerkung, Anm

3.1.2 **Bakterielle Meningitis** Ät, Kli, Cave, Pneumokokken, Meningokokken, Listeria monocytogenes, B-Streptokokken, Err - Häu - Kli, Verlauf - Th, Diagnostisches Vorgehen, Th, Pro

3.1.3 **Hirnabszess** Err, Ät, Kli, Di, Th

3.1.4 **Tuberkulöse Meningitis** Epi, Kli, Di, Lok, Th, Ko

3.1.5 **Seltene bakterielle Erkrankungen** Q-Fieber: Err, Kli, Di, Th; zerebraler Morbus Whipple: Err, Kli, Di, Th; Botulismus: Err, Kli, Di

3.1.6 **Neuroborreliose** Err, Kli, Anm, Di, Th

3.1.7 **Neurosyphilis** Err, Kli, Di, Th

3.2. Virale Infektionen des ZNS

3.2.1 **Akute virale Meningitis** Err, Häu, Kli, Di, Th, Sondf

3.2.2 **Herpes-simplex-Enzephalitis** Err, Lok, Kli, Di, Th, Prg

3.2.3 **Frühsommer-Meningoenzephalitis (FSME)** Inf, Endemiegebiete, Kli, Di, Verl, Th, Pro

3.3. HIV-Infektion

3.3.1 **Auswirkungen einer HIV-Infektion auf das Nervensystem** Vork; akute HIV-Meningitis/Meningoenzephalitis: Kli, Di, DD; HIV-Enzephalopathie: Def, Lok, Kli, Di, Epi; HIV-Myelopathie: Lok; HIV-Myopathie; HIV-Polyneuropathie: Häu, Kli, DD

3.3.2 **Opportunistische ZNS-Infektionen bei HIV-Infektion** Form; Toxoplasmose des ZNS: Inf, Kli, Di, Th; progressive multifokale Leukencephalopathie (PML): Def, Vork, Kli, Di, Prg; Kryptokokken-Meningitis, weitere häufige opportunistische Erkr. bei HIV-Patienten: Pilze, Bakt, Viren

3.4. Pilzinfektionen des ZNS

3.4.1 **Pilzinfektionen des ZNS** Vork, Kli, Di; Aspergillose, Candidamykose, Kryptokokkose; Vork - Kli - Di - Th - Prg

3.5. Erkrankungen durch Prionen

3.5.1 **Prionerkrankungen** PPh; Creutzfeldt-Jakob-Erkrankung (CJD): Syn, Epi, Di, Th; Variante der Creutzfeldt-Jakob-Erkrankung (nvCJD): Inf , Kli, Di; Gerstmann-Sträussler-Syndrom; Fatale familiäre Insomnie

4. Demyelinisierende Erkrankungen

4.1. Multiple Sklerose

4.1.1 **Multiple Sklerose** Epi, Ät, Verl, Mak, Mik, Kli, Paroxysmale Symptome bei MS; Uhthoff-Phänomen: Üs: Symptom - zu Kh-Beginn - im Verlauf, Di, DD, Th, Beurteilung des Ausmaßes der Behinderung bei MS: Prg

4.1.2 **Optikusneuritis** Def, Kli, Di, Prg, DD

4.1.3 **MS-Varianten** Akute disseminierte Enzephalomyelitis (ADEM): Ät, Kli, Di; Neuromyelitis optica (Devic-Syndrom): Def, Pat, Kli, Di

5. Bewegungsstörungen und degenerative Erkrankungen

5.1. Anatomie, Physiologie und Pathophysiologie

5.1.1 **Basalganglien** Anat, Phy, PPh

5.1.2 **Pathophysiologie hypo- und hyperkinetischer Krankheitsbilder** PPhys

5.2. Tremor

5.2.1 **Tremor (Zittern)** Def, Eint, Üs: Form - Anm

5.2.2 **Essenzieller Tremor** Def, Epi, Kli, Di, DD, Th, Pro

5.3. Hyperkinesien und Dyskinesien

5.3.1 **Akathisie, Athetose, Hemiballismus (Ballismus)** Akathisie: Def, Urs
Athetose: Def, Anm; Hemiballismus (Ballismus): Def, Urs, Kli, Anm

5.3.2 **Dystonie** Def, PPh, Pat, Eint, Epi

5.3.3 **Fokale und segmentale Dystonien** Def; Torticollis spasmodicus: Ät, Kli, Di; Blepharospasmus: Kli; Oromandibuläre Dystonie: Syn, Def; Schreibkrampf: Def, Th, Anm

5.3.4 **Generalisierte Dystonie** Kli, Di, Th, Pro;
L-Dopa-responsive Dystonie (Segawa Syndrom): Def, Ät, Pg, PPh, Kli, Di, Th, Pro; Paroxysmale Dyskinesien: Def, Di, Form, Kli, Th

5.3.5 **Tardive Dyskinesie** Tardive Dyskinesie: Def, Häu, Pro, Kli, Th

5.3.6 **Myoklonus** Def, Eint, Th; Negativer Myoklonus: Syn, Vork

5.3.7 **Tics** Def, Eint, Ät, Epi, Th, Anm

5.4. Akinetisch-rigide Syndrome

5.5. Ataxien

5.6. Demenzen

5.7. Degenerative Motoneuronerkrankungen

6. Epilespien

6.1. Grundlagen

6.1.1 **Definitionen und Epidemiologie** Üs: epileptischer Anfall, Epilepsie, Gelegenheitsanfall, Epi, Prg

6.1.2 **Häufige Ursachen entsprechend dem Alter** Ursachen der Epilepsien entsprechend der Altersabhängigkeit

6.1.3 **Klassifikation epileptischer Anfälle** Eint: nach Klinik, EEG-Befund, Anm

6.1.4 **Topographische Zuordnung fokaler Anfälle** Lokalisation

6.2. Grand mal

6.2.1 **Generalisierter tonisch-klonischer Anfall (Grand mal)** Def, Form, Kli

6.3. Epilepsien und Epilepsiesyndrome

6.3.1 **Klassifikation der Epilepsien und Epilepsiesyndrome** Eint: fokal, generalisiert, nicht klassifiziert

6.3.2 **Fokale und idiopathische generalisierte Epilepsien** Üs, Charakteristika fokaler Epilepsien, Charakteristika idiopath. generalisierter E.

6.3.3 **Altersgebundene generalisierte Epilepsiesyndrome** West-Syndrom: Ät, Epi, Kli, Di, Prg, Absencen-Epilepsie (Pyknolepsie): Ät, Epi, Kli, Di, Prg, Juvenile myoklonische Epilepsie, Ät, Epi, Kli, Di, Prg

6.3.4 **Status epilepticus** Def, Epi, Urs, Eint, Prg, Th

6.3.5 **Behandlung des Status epilepticus** Th

6.4. Diagnostik und Therapie

6.4.1 **Anamnese und Diagnostik** Di

6.4.2 **Therapeutische Prinzipien** Ind, Procedere

6.4.3 **Antiepileptika** Wm, Pharmakokinetik, NW, Therapieschemata wichtiger Antiepileptika

6.4.4 **Epilepsiechirurgie** Allg, Prächirurg. Epilepsiediag., Operative Verfahren und Ergebnisse

7. Anfallsartige Erkrankungen und Schwindel

7.1. Nichtepileptische Anfälle

7.1.1 **Synkope** Def, Us: Form, Bsp., Ursache, Kli, Di, DD, Th

7.1.2 **DD Synkope - generalisierter tonisch-klonischer Anfall** DD: Synkope, generalisierter tonisch-klonischer Anfall

8.3.2 **Bandscheibenerkrankungen** Üs Formen: Bandscheiben-Protrusion, Bandscheiben-Prolaps, Bandscheiben-Sequester, rein symptombeschreibend: Lumbago (Lumbalgie); Lumboischialgie; Zervikobrachialgie, Di, Th

8.4. Plexusschädigung

8.4.1 **Plexusläsionen - Allgemeines** DD und Abgrenzung gegenüber: radikulären Läsionen, peripheren Nervenläsionen

8.4.2 **Armplexusläsionen** Ät, Üs: Läsion - sensible Ausfälle

8.4.3 **Beinplexusläsionen** Ät, Üs: Läsion - motorische Ausfälle - sensible Ausfälle/ Schmerzen

8.4.4 **Engpasssyndrome der oberen Thoraxapertur** Syn, Kli, Üs Kompressionsort - Provokationsmanöver: Skalenus-Syndrom, Halsrippensyndrom, Kosto-Klavikular-Syndrom, Hyperabduktionssyndrom

8.4.5 **Neuralgische Schulteramyotrophie** Syn, Ät, Kli, Lok, Di, Th

8.5. Periphere Nervenschädigungen

8.5.1 **Läsionen einzelner peripherer Nerven der oberen Extremität** Nerv (N. suprascapularis, N. thoracicus longus, N. axillaris, N. radialis), Innervation, Klinik (Ausfälle); N.-medianus-Läsionen; N.-ulnaris-Läsion

8.5.2 **Karpaltunnelsyndrom (CTS)** Ät, Häu/Epi, Präd, Kli, Di, Th

8.5.3 **Läsionen einzelner peripherer Nerven der unteren Extremität** Üs, N. cutaneus femoris lat.: Ät, Kli, Epi, Di; N. femoralis: Inv, Kli, Ät; N. ischiadicus: Ana, Kli, Epi, Ät; Üs; N. peronaeus com.: Ana, Ät, Kli, Merke; N. tibialis: Inv, Ät, Kli; Üs;(Hinteres) Tarsaltunnelsyndrom: PPh, Ät, Kli, Di, Th; Morton-Metatarsalgie: Def, Kli, Th

8.5.4 **Kompartmentsyndrome** Def, Vork, Kli, Di, Th, Üs: betroffene Loge - Nerv - Ursachen

8.6. Hirnnervenläsionen

8.6.1 **N. olfactorius (I)** Ana, Ät, Kli, Üs: Symptom (Hyposmie/Anosmie, Parosmie, Kakosmie, Ageusie) - Definition, Di, Th

8.6.2 **N. facialis (VII)** Üs periphere Fazialisparese: Lok, Kli, DD, Ät; ideopathische Fazialisparese (Bellsche Lähmung): Häu, Ät, Kli, Di, Th; periphere Fazialisparese bei Zoster oticus: Kli, Th; periphere Fazialisparese bei: Neuroborreliose: Kli, Di, Th; Sarkoidose (Heerfordt-Syndrom): Kli; Guillain-Barré-Syndrom: Kli; Melkersson-Rosenthal-Syndrom: Kli; weitere Differenzialdiagnosen; Spasmus facialis/hemifacialis: Def, Lok, Ät; Fazialis-Synkinesen: Kli

8.6.3 **N. glossopharyngeus (IX)** Austritt, Fkt, Kli, Sondf

8.6.4 **N. vagus (X)** Fkt, Kli

8.6.5 **N. accessorius (XI)** Fkt, Ät, Kli, Di

8.6.6 **N. hypoglossus (XII)** Fkt, Kli

8.6.7 **Schädelbasis** Loch, Durchtritt von

8.6.8 Ausgewählte multiple Hirnnervensyndrome
Syndrome: Foster-Kennedy-Syndrom; Fissura-orbitalis-superior-Syndrom; Orbitaspitzen-Syndrom; Sinus-cavernosus-Syndrom; Gradenigo-Syndrom; Kleinhirnbrückenwinkel-Syndrom; Tolosa-Hunt-Syndrom; Foramen-jugulare-Syndrom

8.7. Polyneuropathien

8.7.1 Polyneuropathien - Grundlagen Def, Einteilung nach klinischer Symptomatik, Ät, typische Klinik distal symmetrischer PNP, Basisdiagnostik

8.7.2 Diabetische Polyneuropathie Häu, Kli; Diabetische Radikulopathie; Diabetische Amyotrophie; Kraniale Mononeuropathie: Di, Th

8.8. Polyradikuloneuritiden

8.8.1 Akute inflamm. demyelinisierende Polyradikulopathie Abk, Syn, Ät, Häufige Vorgeschichte, Kli, Zweifel an GBS, DD, Di, Th

8.8.2 Varianten des GBS Miller-Fisher-Syndrom; Polyneuritis cranialis; Elsberg-Syndrom; Akute Pandysautonomie; Akute motorische axonale Neuropathie (AMAN); Akute motorisch-sensible axonale Neuropathie (AMSAN); Inz, Th

8.8.3 Chronisch inflammatorische demyelin. Polyradikuloneuropathie Inz, Abk, Syn, Pat, Kli, Th

9. Myopathien und Neuromuskuläre Erkrankungen

9.1. Grundlagen

9.1.1 Myopathie, neuromuskuläre Erkrankungen - Allgemeines Def, Kli, Zielfragen und Leitsymptome, Eint: Paresegrad, Di

9.2. Dystrophische Myopathien

9.2.1 Dystrophinopathien Duchenne u. Becker Def, Form, Häu, Pg, Kli

9.2.2 Muskeldystrophien (Dystrophinopathien Duchenne u. Becker) Di, Th, Ko, Anm

9.2.3 Muskeldystrophien (Gliedergürteldystrophien/LGMD) Def, Vererbung, Erkrankung, Proteindefekt, , Kli, Di, Pro

9.2.4 Andere Muskeldystrophien Üs: Typ - Erbgang - Manifestation - Paresen/Dystrophien

9.3. Nicht-dystrophische Myotonien

9.3.1 Nicht-dystrophische Myotonien (genetische Ionen-Kanal-Erkrankung) Def, Form, Ät, Pg, Kli, Di, Th, Anm

9.4. Myotonien mit multisystemen Manifestationen

9.4.1 Myotone Muskelerkrankungen mit multisystemen Manifestationen Form, Pg, Kli: DM - PROMM, Di, Prg

9.5. Muskelsymptome im Rahmen anderer Grundleiden

9.5.1 **Dyskaliämische periodische Lähmungen** Def, Form, Ät, PPh, Kli, Di, Th

9.5.2 **Glykogenosen** Def, Ät, Typ: Enzymdefekt - Klinik und Verlauf

9.5.3 **Glykogenose Typ II (Pompe)** Ät, PPh, Kli, Di, Th

9.5.4 **Glykogenose Typ V (Mc Ardle)** Ät, PPh, Kli, Di, Th, Anm

9.5.5 **Muskellipidosen 9.5.6Purinstoffwechselstörungen** Muskellipidosen: Def, Form, Kli, Ko, Di, Th, Purinstoffwechselstörungen: Def

9.5.7 **Mitochondriopathien** Def, Form, Di, Th

9.5.8 **Endokrine Myopathien** Def, Eint: Erkrankung, Klinik, Häu, Di, Th

9.5.9 **Medikamentös-toxische Myopathien, Steroidmyopathie, Alkoholmyopathie** Medikamentös-toxische Myopathien, Urs, Form, Steroidmyopathie, Form, Alkoholmyopathie, Form

9.5.10 **Rhabdomyolysen** Def, Ät, Ko, Di, Th, Anm

9.6. Myositiden

9.6.1 **Entzündliche Muskelkrankheiten** Def, Form, Assoziierte Erkrankungen, Kli, Di, DD, Th, Prg

9.6.2 **Polymyalgia rheumatica** Def, Ät, Kli, Di, Th, Anm

9.7. Myastenia gravis und myastheniforme Syndrome

9.7.1 **Myasthenia gravis** Def, Ät, PPh, Form, Kli, Cave, Di, Th, DD, Prg

9.7.2 **Lambert-Eaton-Syndrom** Def, Ät, PPh, Kli, Di, Th, Prg

10. Neuroonkologie und Fehlbildungen

10.1. Neoplasien

10.1.1 **Hirntumoren** Epi, Kli, Merke, Karnofsky-Index, Di, Eint, Häu, Pat/Epi, WHO-Klassifikation von Gehirn-Tumoren, Einteilung nach Zülch, TNM-Klassifikation, His, Th

10.1.2 **Spinale Tumoren** Epi, Eint, Kli, Di, DD, Th,

10.1.3 **Metastasen** Form, Ät, Di, Th, Prg, Meningeosis neoplastica (leptomeningeale Metastasen), Def, Ät, Kli, Di, DD, Th, Prg

10.1.4 **Paraneoplastische Syndrome** Def, Anm, Ät, Di, Kli, Th

10.2. Fehlbildungen

10.2.1 **Syringomyelie** Def, Kli, Ät, DD, Di, Th

10.2.2 **Phakomatosen (Neurokutane Syndrome)** Morbus Recklinghausen (Neurofibromatose = NF): Ät - Kli; von-Hippel-Lindau-Syndrom: Syn - Ät - Pat; Sturge-Weber-Syndrom (enzephalofaziale Angiomatose): Pat - Kli ; Morbus Bourneville-Pringle (tuberöse Sklerose): Vork - Pat - Kli

10.2.3 **Phakomatosen (Fehlbildungen des kraniozervik. Übergangs)** Arnold-Chiari-Malformation: Def - Typ I, Typ II - Th- Anm

10.3. Liquorzirkulationsstörungen

10.3.1 **Hydrocephalus** Def, Pg, Kli, Th, Normaldruckhydrozephalus (= kommunizierender Hydrozephalus): Eint - Kli - Di - Th

10.3.2 **Pseudotumor cerebri** Def, Ät, Kli, Di, Th

11. Metabolisch-toxische Erkrankungen

11.1. Enzephalopathien

11.1.1 **Metabolische Enzephalopathie** Wichtige Ursachen metabolischer Enzephalopathien: Zerebrale Hypoxie, Zerebrale Ischämie, Erkrankungen innerer Organe und systemische Erkrankunen, Toxische Substanzen, Klinische Symptomatik bei metabolischen Enzephalopathien, Zerebrale Allgemeinsymptome, Fokalneurologischen Symptome

11.1.2 **Hepatische Enzephalopathie** Def, Urs, PPh, Kli, Stadien - Symptom, Di, Th

11.1.3 **Urämische Enzephalopathie** Ät, PPh, Kli, Di, DD, Th, Anm, Verl

11.1.4 **Dialyse-Dysäquilibrium-Syndrom (DDS)** Ät, Kli, Di, Th, Pro Anm

11.1.5 **Dialyse-Enzephalopathie** Def, Ät, Eint, Kl, Di, Th

11.1.6 **Enzephalopathien bei wichtigen Stoffwechselstörungen** Üs, Aminosäurenstoffwechselstörung; Kohlenhydratstoffwechselstörung; Lipidspeicherkrankheiten

11.2. Elektrolytstörungen

11.2.1 **Elektrolytstörungen** Neurologische / internistische Symptome bei Elektrolytstörungen

11.3. Hypovitaminosen

11.3.1 **Übersicht neurologisch relevante Hypovitaminosen** Vit. (A, B_1, Niacin, B_6, B_{12}, D, E, Folsäure), Klinik, Diagnostik, Therapie, Anm

11.3.2 **Vitamin B1-Mangel** Ät, Pg, Kli, Di, Th

11.3.3 **Wernicke-Enzephalopathie** Ät, Pat, Kli, Di, Th, Verl, Anm

11.3.4 **Vitamin B6-Mangel** Ät, Pat, Kli, Di,Th

11.3.5 **Vitamin B12-Mangel (Funikuläre Myelose)** Ät, Pat, Epi, Kli, Di, Th, Anm

11.3.6 **Folsäuremangel** Ät, Kl, Di, Th

11.4. Alkoholfolgeerkrankungen

11.4.1 **Alkoholfolgeerkrankungen - Übersicht** Klinik, Therapie

11.4.2 **Alkoholentzugsdelir** Def, Epi, Kli, Di, Th

11.4.3 **Zentrale pontine Myelinolyse** Def, Ät, PPh, Urs, Kli, Di, DD, Th, Anm

11.5. Porphyrien

11.5.1 **Akute intermittierende Porphyrie** Def, PPh, Kli, Di, Th, Pro

11.6. Mitochondriale Erkrankungen

11.6.1 **Mitochondriale Erkrankungen** Epi, Gen, Pat, Kli: chronische progressive externe Ophthalmoplegie - Kearns-Sayre-Syndrom - MELAS-Syndrom - MERRF-Syndrom - Morbus Leigh, Lab, Di, Th

12. Neurotraumatologie

12.1. Schädel-Hirn-Trauma

12.1.1 **Schädel-Hirn-Trauma (SHT)** Def, Ät, Eint: nach Dauer und Art der Schädigung, Di, Th, Ko

12.1.2 **Folge von Schädel-Hirn-Verletzungen** Üs, DD: persistierender vegetativer Status; Epiduralhämatom; Subduralhämatom; Subarachnoidalblutung, Anm

12.2. Wirbelsäulen- und Rückenmarksverletzungen

12.2.1 **Rückenmarksverletzungen - Einführung** Ät, Anat, Kli, CAVE, Ko, Di, Th

12.2.2 **Rückenmarkskompressionssyndrome** Üs, Def, Ät/Pg, Eint, Kli, Di, DD, Th

12.2.3 **Bandscheibenleiden** Anat, Phy, PPh

12.2.4 **Höhendiagnostik** C5, C6, C7, C8, L3, L4, L5, S1

12.2.5 **Radikuläre Dermatome**

12.2.6 **Zervikale Bandscheibenvorfälle** PPh, Kli, Di, Th

12.2.7 **Lumbale Wurzelkompressionssyndrome** Ät, Kli, Ko, Di, Th

12.2.8 **Traumatische Schädigung von Wirbelsäule und Rückenmark** Def, Kli, Di, Th, Ko

12.2.9 **Halswirbelsäulendistorsion** Syn, CAVE, Kli, Di, Th, Pg, Anm

12.3. Hirntod

12.3.1 **Hirntod** Def, Di, Hirntodzeichen

12.3.2 **Hirntoddiagnostik** Üs

13. Neurologische Schmerzsyndrome

13.1. Allgemeines

13.1.1 Terminologie Def, Form, Anam

13.2. Kopfschmerzen

13.2.1 Migräne Def, Epi, PPh, Ät, Eint: Form, Merkmale, DD, Th, Pro

13.2.2 Spannungskopfschmerz Def, PPh, Kli, DD, Th, Pro, Cave

13.2.3 Clusterkopfschmerz Syn, Def, Epi, PPh, Kli, DD, Th, Pro

13.2.4 Medikamenteninduzierter Kopfschmerz Def, Epi, Ät, Kli, Di, Th, Ko, Prg

13.3. Neuralgien

13.3.1 Trigeminusneuralgie Def, PPh, Kli, Di, Th,

13.3.2 Glossopharyngeusneuralgie, Meralgia paraesthetica Glossopharyngeusneuralgie: Def, PPh, Kli, Di, Th; Meralgia paraesthetica: Def, Anat, Ät, Kli, Di, Th

13.3.3 Tolosa-Hunt-Syndrom Def, PPh, Ät, Kli, Di, DD, Th

13.3.4 Post-Zoster-Neuralgie Def, Epi, Urs, Kli, Th, Präv

13.4. Schmerzsyndrome

13.4.1 Komplexes regionales Schmerzsyndrom Typ I (M. Sudeck) Syn, Def, PPh, Rif, Kli, Di, Th

13.4.2 Komplexes regionales Schmerzsyndrom Typ II (Kausalgie) Facettensyndrom Def, Anm; Facettensyndrom: Def, PPh, Kli, Di, Th

Weiterführende Literatur

Adams R D, Victor M: Principles of Neurology. McGraw-Hill 1993.
Berlit P: Klinische Neurologie. Springer 1999.
Bradley WG, Daroff RB, Fenickel GM, Marsden C: Neurology in Clinical Practice. Butterworth-Heinemann 2000.
Brandt T, Dichgans J, Diener HC: Therapie und Verlauf neurologischer Erkrankungen. Kohlhammer 1998.
Delank WD, Gehlen W: Neurologie. Enke 1999.
Goldt R, Riekmann P: Pathogenese und Therapie der Multiplen Sklerose. Uni-Med-Verlag 2000.
Hamann GF, Siebler M, von Scheidt. Schlaganfall. Eco Med 2002.
Hufschmidt A, Lücking C.H.: Neurologie compact. Thieme 1999.
Ilg R, v. Stuckrad-Barre S: Neurologie pocketcard. Börm Bruckmeier Verlag 2001.
Kunze K: Praxis der Neurologie. Thiem 2000.
Klingelhöfer J, Spranger M: Klinikleitfaden Neurologie/ Psychiatrie. Fischer 1997.
Masuhr KF, Neumann M: Neurologie. Hippokrates 1996.
Pfefferkorn et al: Stroke pocketcard. Börm Bruckmeier Verlag 2001.
Pfister HW: Meningitis. Kohlhammer Verlag 20002.
Poeck K, Hacke W: Neurologie. Springer 1998.
Reichel G, Sörgel HJ: Leitfaden der neurologischen Unersuchung. Edition Wötzel 1996.
RolakLA, Wiendl H: Fragen und Anworten zur Neurologie "Neurology Secrets". Verlag Hans Huber 2000.
Schwab S, Krieger D, Müllges W: Hamann G, Hacke W: Neurologische Intensivmedizin. Springer 1999.
Stöhr M, Brandt T, Einhäupl KM: Neurologische Syndrome in der Intensivmedizin. Kohlhammer 1998.
Ziles K, Rehkämper G: Funktionelle Neuroanatomie. Springer 1994.
Lehmann-Horn F, Struppler A: Therapieschemata Neurologie. Urban und Fischer 2000.
Mumenthaler M, Mattle H: Neurologie. Thieme 1997.
Mumenthaler, M: Neurologische Differentialdiagnostik. Thieme 1997.
Mummenthaler M, Schliack H, Stöhr M: Läsionen peripherer Nerven und radikuläre Syndrome. Thieme 1998.
Wallesch CW, Diener HC, Felgenhauer K, Wilgand F: Aktuelle Neurologie Sonderband. Fortbildungsakademie der 72. Jahrestagung der Deutschen Gesellschaft für Neurologie. Thieme 1999.
Dichgans J, Diener HC, Felgenhauer K, Wallesch CW, Busch E: Aktuelle Neurologie Sonderband. Fortbildungsakademie der 73. Jahrestagung der Deutschen Gesellschaft für Neurologie. Thieme 2000.

A

B

C

E

F

G

H

M

N

O

P

Q

R

U

V

W

X

Z

bestellung / feedback

Bitte senden Sie mir gegen Rechnung die umseitig markierten Titel:

Name ____________________

Anschrift ____________________

____

Tel. ____________________ **E-Mail** ____________________

____________________ ____________________

Datum **Unterschrift**

Wir möchten das **neurologie pur arbeitsskript** gerne verbessern und freuen uns auf Ihre Anregungen und Kritik.

feedback

Bestellung an:

Börm Bruckmeier Verlag, Nördliche Münchner Str. 28, 82031 Grünwald
oder **Fax: 089 – 69 77 81 28**

pur karteikarten

- ☐ anästhesiologie pur EUR 25,46 (ISBN 3-929785-16-1)
- ☐ chirurgie pur 1 EUR 29,80 (ISBN 3-89862-303-3)
- ☐ chirurgie pur 2 EUR 29,80 (ISBN 3-89862-304-1)
- ☐ gynäkologie pur EUR 22,80 (ISBN 3-89862-312-2)
- ☐ hno pur, zmk pur EUR 18,80 (ISBN 3-89862-307-6)
- ☐ innere medizin pur 1 EUR 22,80 (ISBN 3-89862-310-6)
- ☐ innere medizin pur 2 EUR 22,80 (ISBN 3-89862-311-4)
- ☐ mikrobiologie, immuno pur EUR 29,80 (ISBN 3-89862-308-4)
- ☐ neurologie pur EUR 29,80 (ISBN 3-929785-23-4)
- ☐ ophthalmologie pur EUR 17,79 (ISBN 3-929785-29-3)
- ☐ orthopädie pur EUR 20,35 (ISBN 3-929785-18-8)
- ☐ pathologie pur EUR 29,80 (ISBN 3-89862-306-8)
- ☐ pharma pur EUR 22,80 (ISBN 3-89862-313-0)
- ☐ psychiatrie pur EUR 19,80 (ISBN 3-89862-305-X)
- ☐ urologie pur EUR 14,80 (ISBN 3-89862-309-2)
- ☐ Helit EUR 5,01 (Nr. 604)
- ☐ book-box EUR 4,80 (Nr. 611)

pockets

- ☐ Anamnese & Untersuchung EUR 14,80 (ISBN 3-89862-213-4)
- ☐ Anatomie fast EUR 12,80 (ISBN 3-89862-222-3)
- ☐ Arzneimittel pocket 2005 EUR 16,80 (ISBN 3-89862-237-1)
- ☐ Arzneimittel Wirkungen EUR 16,80 (ISBN 3-89862-204-5)
- ☐ Arzneimittel Therapie pocket EUR 14,80 (ISBN 3-89862-229-0)
- ☐ Arzneimittel pocket plus 2005 EUR 24,80 (ISBN 3-89862-238-X)
- ☐ Biologie fast EUR 12,80 (ISBN 3-89862-232-0)
- ☐ Chirurgie fast EUR 16,80 (ISBN 3-89862-227-4)
- ☐ Chirurgische Notfälle pocket EUR 14,80 (ISBN 3-89862-228-2)
- ☐ Differenzialdiagnose pocket EUR 14,80 (ISBN 3-89862-236-3)
- ☐ EKG pocket EUR 14,80 (ISBN 3-89862-221-5)
- ☐ GK 3 Termini pocket EUR 12,80 (ISBN 3-89862-226-6)
- ☐ Heilpraktiker Kompaktwissen EUR 12,80 (ISBN 3-89862-220-7)
- ☐ Infektionen pocket EUR 14,80 (ISBN 3-89862-216-9)
- ☐ Klinische Chemie pocket EUR 14,80 (ISBN 3-89862-215-0)
- ☐ Normalwerte pocket EUR 12,80 (ISBN 3-89862-230-4)
- ☐ Notaufnahme Innere Medizin EUR 9,80 (ISBN 3-89862-217-7)
- ☐ Psychiatrie fast EUR 12,80 (ISBN 3-929785-93-5)

G&L pockets

- ☐ Bach-Blüten pocket EUR 14,80 (ISBN 3-89862-710-1)
- ☐ Homöopathie pocket EUR 14,80 (ISBN 3-89862-703-9)
- ☐ Homöopathie für Kinder pocket EUR 14,80 (ISBN 3-89862-711-X)
- ☐ Meine Schwangerschaft pocket EUR 14,80 (ISBN 3-89862-704-7)
- ☐ Mondphasen pocket EUR 13,80 (ISBN 3-89862-701-2)
- ☐ Naturheilmittel pocket EUR 12,68 (ISBN 3-929785-59-5)
- ☐ Pillen pocket EUR 18,80 (ISBN 3-89862-700-4)
- ☐ Vornamen pocket EUR 8,80 (ISBN 3-89862-705-5)

pur arbeitsskripte

- ☐ chirurgie pur EUR 26,80 (ISBN 3-89862-501-X)
- ☐ gynäkologie pur EUR 24,80 (ISBN 3-89862-507-9)
- ☐ innere medizin pur EUR 29,80 (ISBN 3-89862-505-2)
- ☐ mikrobio, immuno pur EUR 24,80 (ISBN 3-89862-502-8)
- ☐ neurologie pur EUR 24,80 (ISBN 3-89862-503-6)
- ☐ pharma pur EUR 24,80 (ISBN 3-89862-506-0)

pocketcards

- ☐ Alpine Notfall EUR 3,30 (ISBN 3-89862-012-3)
- ☐ Anamnese & Untersuchung EUR 3,30 (ISBN 3-929785-84-6)
- ☐ Anästhesie-Intensiv Set EUR 7,70 (ISBN 3-929785-042-5)
- ☐ Antibiotika 2005 EUR 3,30 (ISBN 3-89862-044-1)
- ☐ Antimykotika EUR 3,30 (ISBN 3-89862-021-2)
- ☐ Bach-Blüten EUR 3,30 (ISBN 3-89862-004-2)
- ☐ Benzodiazepine EUR 3,30 (ISBN 3-929785-85-4)
- ☐ EKG EUR 3,30 (ISBN 3-929785-72-2)
- ☐ EKG Auswertung EUR 3,30 (ISBN 3-929785-36-6)
- ☐ EKG Lineal EUR 3,30 (ISBN 89862-011-5)
- ☐ EKG Set EUR 7,70 (ISBN 89862-015-8)
- ☐ Elektrolytstörungen EUR 3,30 (ISBN 3-89862-002-6)
- ☐ Erste Hilfe EUR 7,70 (ISBN 3-89862-014-X)
- ☐ Lungenfunktion EUR 3,30 (ISBN 3-929785-75-7)
- ☐ Medizin im Internet EUR 3,30 (ISBN 3-89862-025-5)
- ☐ Nephro Antibiotics EUR 3,30 (ISBN 3-929785-39-0)
- ☐ Nephro Meds EUR 3,30 (ISBN 3-929785-38-2)
- ☐ Neugeborenes EUR 3,30 (ISBN 3-929785-25-0)
- ☐ Neurologie EUR 5,50 (ISBN 3-929785-88-9)
- ☐ Normalwerte EUR 3,30 (ISBN 3-929785-73-0)
- ☐ Notfall-Meds 1 EUR 3,30 (ISBN 3-929785-79-X)
- ☐ Notfall-Meds 2 EUR 3,30 (ISBN 3-929785-80-3)
- ☐ Pädiatrie Development EUR 3,30 (ISBN 3-929785-82-X)
- ☐ Pädiatrie Notfall EUR 3,30 (ISBN 3-929785-81-1)
- ☐ Periodensystem EUR 3,30 (ISBN 3-929785-28-5)
- ☐ Physikalische Größen EUR 3,30 (ISBN 3-89862-020-4)
- ☐ Reanimation EUR 3,30 (ISBN 3-89862-009-3)
- ☐ Reflexzonen EUR 3,30 (ISBN 3-89862-000-X)
- ☐ Säure-Basen EUR 3,30 (ISBN 3-929785-37-4)
- ☐ Sehproben EUR 3,30 (ISBN 3-89862-013-1)
- ☐ Skelettmuskulatur EUR 5,50 (ISBN 3-89862-010-7)
- ☐ Stroke EUR 5,50 (ISBN 3-89862-001-8)
- ☐ Terminologie EUR 5,50 (ISBN 3-89862-003-4)
- ☐ The English Patient EUR 5,50 (ISBN 3-929785-86-2)
- ☐ TNM EUR 3,30 (ISBN 3-89862-023-9)
- ☐ Vergiftungen EUR 3,30 (ISBN 3-89862-024-7)